Enfermagem de Reabilitação

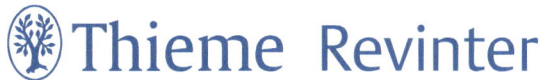

Soraia Dornelles Schoeller
Enfermeira
Professora do Departamento de Enfermagem e do Programa de Pós-Graduação em Enfermagem da Universidade Federal de Santa Catarina (UFSC)
Doutora pelo Programa de Pós-Graduação em Enfermagem da UFSC
Pós-Doutora em Enfermagem de Reabilitação na Escola Superior de Enfermagem do Porto, Portugal
Líder do Grupo de Pesquisa (Re)Habilitar da UFSC

Maria Manuela Ferreira Pereira da Silva Martins
Enfermeira Especialista em Enfermagem de Reabilitação
Professora Coordenadora na Escala Superior de Enfermagem do Porto
Investigadora no NursID
Inovação e Desenvolvimento em Enfermagem do Centro de Investigação em Tecnologias e Serviços de Saúde da Faculdade de Medicina da Universidade do Porto (CINTESIS-FMUP)

Fabiana Faleiros
Professora Associada da Escola de Enfermagem de Ribeirão Preto da Universidade de São Paulo (USP)
Líder do Núcleo de Pesquisa Neurorehab
Graduada em Enfermagem pela Universidade Estadual Paulista (Unesp)
Mestre pela Universidade Federal de Minas Gerais (UFMG)
Doutora pela Faculdade de Ciências da Reabilitação da Universidade de Dortmund (Alemanha) e Pós-Doutora pela Universidade de Michigan (EUA)
Enfermeira de Reabilitação durante 11 anos na Rede SARAH de Hospitais de Reabilitação

Nohemi Ramirez Gutierrez
Enfermería en Rehabilitación do Instituto Nacional de Rehabilitación
Licenciatura en Enfermería y Obstetricia
Postécnico en Enfermería en Rehabilitación
Coordinadora de la Especialidad en Enfermería en Rehabilitación
Enfermera Jefe de Servicio de Artroscopia
Enfermera General
Coordinadora de la Especialidad en Enfermería en Rehabilitación

Enfermagem de Reabilitação

Soraia Dornelles Schoeller
Maria Manuela Martins
Fabiana Faleiros
Nohemi Ramirez

ERRATA

Nos autores do Capítulo 4, *Teorias e Modelos Teóricos de Enfermagem para o Cuidado dos Enfermeiros na Reabilitação*
Onde se lê: Maria Salomé Martins Ferreira
Leia-se: Eunice Salomé Alves Sobral de Souza

Thieme
Rio de Janeiro • Stuttgart • New York • Delhi

Dados Internacionais de Catalogação na Publicação (CIP) de acordo com ISBD

S713e

Schoeller, Soraia Dornelles
    Enfermagem de Reabilitação/Soraia Dornelles Schoeller ... [et al.]. - Rio de Janeiro: Thieme Revinter Publicações Ltda, 2021.

    240 p.: il.: 16cm x 23cm.
    Inclui bibliografia
    ISBN   978-65-5572-105-8
    eISBN 978-65-5572-104-1

    1. Medicina. 2. Enfermagem. 3. Enfermagem de Reabilitação. I. Schoeller, Soraia Dornelles. II. Martins, Maria Manuela. III. Faleiros, Fabiana. IV. Ramirez, Nohemi. V. Título.

                                  CDD: 610.73
2021-2969   CDU: 616.08

Elaborado por Vagner Rodolfo da Silva – CRB-8/9410

Contato com a autora:
Soraia Dornelles Schoeller
soraia.dornelles@ufsc.br

© 2021 Thieme. All rights reserved.

Thieme Revinter Publicações Ltda.
Rua do Matoso, 170
Rio de Janeiro, RJ
CEP 20270-135, Brasil
http://www.ThiemeRevinter.com.br

Thieme USA
http://www.thieme.com

Design de Capa: © Thieme
Créditos Imagem da Capa: Tree life concept © stories/br.freepik.co

Impresso no Brasil por Forma Certa Gráfica Digital Ltda.
5 4 3 2 1
ISBN 978-65-5572-105-8

Também disponível como eBook:
eISBN 978-65-5572-104-1

Nota: O conhecimento médico está em constante evolução. À medida que a pesquisa e a experiência clínica ampliam o nosso saber, pode ser necessário alterar os métodos de tratamento e medicação. Os autores e editores deste material consultaram fontes tidas como confiáveis, a fim de fornecer informações completas e de acordo com os padrões aceitos no momento da publicação. No entanto, em vista da possibilidade de erro humano por parte dos autores, dos editores ou da casa editorial que traz à luz este trabalho, ou ainda de alterações no conhecimento médico, nem os autores, nem os editores, nem a casa editorial, nem qualquer outra parte que se tenha envolvido na elaboração deste material garantem que as informações aqui contidas sejam totalmente precisas ou completas; tampouco se responsabilizam por quaisquer erros ou omissões ou pelos resultados obtidos em consequência do uso de tais informações. É aconselhável que os leitores confirmem em outras fontes as informações aqui contidas. Sugere-se, por exemplo, que verifiquem a bula de cada medicamento que pretendam administrar, a fim de certificar-se de que as informações contidas nesta publicação são precisas e de que não houve mudanças na dose recomendada ou nas contraindicações. Esta recomendação é especialmente importante no caso de medicamentos novos ou pouco utilizados. Alguns dos nomes de produtos, patentes e design a que nos referimos neste livro são, na verdade, marcas registradas ou nomes protegidos pela legislação referente à propriedade intelectual, ainda que nem sempre o texto faça menção específica a esse fato. Portanto, a ocorrência de um nome sem a designação de sua propriedade não deve ser interpretada como uma indicação, por parte da editora, de que ele se encontra em domínio público.

Todos os direitos reservados. Nenhuma parte desta publicação poderá ser reproduzida ou transmitida por nenhum meio, impresso, eletrônico ou mecânico, incluindo fotocópia, gravação ou qualquer outro tipo de sistema de armazenamento e transmissão de informação, sem prévia autorização por escrito.

PREFÁCIO

A enfermagem de reabilitação permite que as pessoas alcancem o máximo de independência de acordo com suas habilidades, sendo um desafio no campo da assistência de enfermagem. Ensinar, orientar, acompanhar a pessoa, o cuidador principal, a família para se adaptar às novas situações de vida não é uma situação menor. As transições de vida, com problemas de saúde genéticos ou adquiridos, ou em consequência de infecções ou acidentes, são frequentemente acompanhadas por problemas de mobilidade e autocuidado, reintegração profissional, retomada da vida familiar e do parceiro, assumindo um papel parental ou continuando seu crescimento no caso de pessoas mais jovens. Os problemas de saúde que requerem a reabilitação da enfermagem são um nó imperativo neste mundo globalizado onde o fundamental é o respeito à vida e à dignidade das pessoas que vivem com deficiência motora, sensorial, intelectual, mental ou múltipla.

Promover, ensinar e cuidar por meio de situações de avaliação da pele, músculos e ossos, bem como a mobilidade, focam-nos na restauração das perdas funcionais, reduzindo a dor, evitando a deterioração e garantindo que tanto as pessoas afetadas como os seus familiares tenham melhor adaptação à deficiência.

A presença da enfermagem, desde a criação de grandes teorias, teorias de médio alcance ou microteorias, permite ao profissional de enfermagem e ao profissional especializado prestar cuidados de qualidade e calorosos. Por outro lado, a utilização de instrumentos de avaliação também é uma ferramenta indispensável para diagnosticar e resolver gradativamente problemas de marcha, mobilidade de membros, força, dor, adaptação a próteses e órteses etc.

É assim que este livro permite ao profissional do cuidado inserir e definir metas no cuidado à pessoa que necessita de atenção especializada em reabilitação. Da mesma forma, o desenvolvimento e a fundamentação desse cuidado são um nicho de pesquisa para gerar novos conhecimentos que permitam que a enfermagem de prática avançada esteja a serviço de nosso país.

Dra. Gandhy Ponce Gómez
Chefe da Divisão de Pós-Graduação e Pesquisa
Escola Nacional de Enfermagem e Obstetrícia
Universidade Nacional Autônoma do México

PREFÁCIO

A obra que tenho o prazer e a honra de prefaciar – *Enfermagem de Reabilitação* –, cujos autores muito prezo pela sua craveira de investigadores, professores e enfermeiros, dirige a sua atenção global para o cuidar do corpo humano e suas exigências; um olhar para a dimensão total do ser na sua essência existencial, mediante uma consciencialização do importante papel que desempenhamos como enfermeiros e como enfermeiros especialistas em reabilitação, ao interferir no espaço de privacidade das pessoas dependentes das nossas intervenções, o que acontece quando apresentam deficiência física.

O enfermeiro, profissional altamente qualificado para o "atendimento do ser humano, enquanto ser bio – psico – social e espiritual", desenvolve um conjunto de papéis que ao longo da obra vai sendo abordado nas suas várias dimensões, especificamente: educacional, de gestão, de coordenação, de planeamento, de monitorização, de cuidar o ser humano e família e a comunidade. Costumamos resumir tudo isto em uma palavra singela: Cuidar. A poesia ajuda a percebê-la: *E tu Enfermeira, frágil como a gente / Cuidas a gente que o mundo pariu / Abraças a vida que sopra no ventre / Afagas com graça o seu lamento / Cuidas, cuidando eternamente!*

As tuas mãos, Enfermeira,
Param o tempo em mim.
Na finitude das tuas mãos,
Prenhes de amor e de dons
Eu encontro o meu sim,
Num coro imenso de sons.

A Enfermagem de Reabilitação é um processo dinâmico cujas implicações se repercutem no nascer, no viver o trabalho, o emprego com direito à inclusão. A Enfermagem trilha os seus caminhos para muito além da sua finalidade curativa: os papéis de prevenção e de reabilitação, passando pela sua intervenção educativa, reportam o processo dinâmico que pretende estimular e potenciar a pessoa incapacitada para atingir seu maior nível possível de funcionamento físico, mental, espiritual, social e econômico.

Como refere Marcel Proust: "Para fazer mudanças não é preciso buscar novas paisagens. Basta apenas olhar com novos olhos". Acreditamos que a obra que agora nos é apresentada, na sua gênese, traz os olhares especializados dos autores dos diversos capítulos: seu conhecimento e maturidade de reflexão sobre cada um dos temas, as suas vontades férreas de participarem nesta mudança a que o século XXI, em tempos de Pandemia Sars-CoV-2, nos desafia – dar mais humanidade ao cuidado, cuidando com mais humanidade.

Enfermagem de Reabilitação surge como uma lufada de ar fresco em tempos de pandemia: sucedem-se os capítulos e os seus temas muito diversificados, mas sempre focados no essencial. A ordem e/ou agrupamento em que os apresentaremos neste prefácio não tem qualquer significado especial, apenas surgem da leitura atenta que fizemos e do respeito que cada um e seus autores nos merecem. Sou apenas uma leitora atenta, uma enfermeira dedicada à causa da Enfermagem e, particularmente, à da Enfermagem de Reabilitação, cuja camisola nunca deixamos de vestir.

A História da Enfermagem de Reabilitação e cenário internacional. Uma perspectiva interessante sobre a história desta especialidade que pode remontar a períodos anteriores à própria história formal da Enfermagem. Sua vitalidade, interesse mundial e continuidade revestem-se de variadíssimas formas e medidas, algumas das quais se visualizam por meio das associações profissionais específicas e outras surgem entrosadas em outros movimentos profissionais, visando ao objetivo global da melhoria contínua da qualidade de cuidados e diversidade de respostas.

Fundamentos de Reabilitação/Conceitos Básicos e Fundamentos para a intervenção em reabilitação. Manter a funcionalidade com o ambiente segundo as necessidades é um conceito simples e abrangente, contudo as modernas correntes de Enfermagem de Reabilitação são bem mais largas e exigentes: "um processo educativo e assistencial, multiprofissional, que prima pela busca compartilhada do desenvolvimento de capacidades, prevenção do agravamento de incapacidades e do aparecimento de complicações...". Longe vão os tempos em que pensar em Enfermagem de Reabilitação era pensar na recuperação de deficiências adquiridas na guerra, numa perspectiva essencialmente médica, o que, em grande escala, permitiu, por exemplo, a construção de unidades de reabilitação aí focadas. A sustentabilidade da intervenção profissional requer fundamento e exige que os profissionais regulamentem sua própria intervenção, para além da ética, em princípios que se apresentem consentâneos com o direito internacional das pessoas, de modo a não só encontrarem as respostas mais adequadas à sua situação, dentro da sua heterogeneidade, como os próprios profissionais serem "capazes de atuar nesta perspectiva holística da prestação dos cuidados uma vez que suas competências e conhecimentos específicos lhes permitem reconhecer as características individuais de cada pessoa em particular e do todo em geral".

Teorias de Enfermagem em Reabilitação. As diferentes visões teóricas desenvolvidas sobre os diversos ramos da ciência sustentam-se quer na perspectiva de obter sustentabilidade científica às suas intervenções, quer ainda na procura da exequibilidade que permita reler seus resultados, quer comparando-os, quer sustentando asserções evolutivas sobre a área da reabilitação com "grande foco em utilizar teorias e modelos que abranjam, e atuem, com a diversidade social e cultural, em busca de interações que são influenciadas pelos fatores socioculturais das pessoas envolvidas no cuidado de reabilitação, enfermeiras e pacientes"; em suma: a teoria de enfermagem consubstancia-se no binômio ciência/artística e arte/científica.

Reintegração social e laboral e reabilitação baseada na comunidade e Redes de Apoio. Conceitos, como capacitação para o trabalho, avaliação funcional, emprego protegido/apoiado e outros inúmeros conceitos, são apresentados ao longo deste capítulo como o corolário para o que se pode considerar um dos direitos fundamentais da pessoa com deficiência; a felicidade passa pela realização pessoal e pelo direito ao trabalho, e, para tal, inúmeras estratégias podem ser utilizadas, entre elas, o rompimento das inúmeras barreiras que impedem a qualidade de vida no trabalho das pessoas em processo de reabilitação.

Considerando a abrangência do conceito "reabilitação" será difícil imaginar que a mesma seja ou se resuma a uma incursão isolada ou monodisciplinar, seja tendo como porta de entrada o sistema de saúde, seja tendo como alicerce a resposta a problemas de natureza vária, de alguém que naturalmente faz parte integrante de um contexto familiar e comunitário; "a reabilitação baseada na comunidade utiliza as redes de apoio como ferramenta essencial para promoção do cuidado à pessoa com deficiência, assim como dos familiares e dos profissionais de saúde envolvidos nesse processo"; são o garante do seu sucesso.

Principais ações de cuidado em reabilitação e pedagogia do cuidar. Reabilitar é um processo pluridimensional cuja mensuração faz sentido na perspectiva da pessoa em reabilitação. São inúmeras as técnicas e cuidados que são referidos pelos autores, com finalidades diversas, mas todas dirigidas ao mesmo objetivo: permitir ao indivíduo em deficiência ou carente de determinado cuidado alcançar o limite das suas capacidades e retirar do mesmo a resposta à sua necessidade, pelo que técnicas como a acupuntura, eletroestimulação etc. podem ser fatores preditivos de sucesso.

Cenários da Enfermagem de Reabilitação: da teoria à prática, do cuidado primário ao cuidado terciário. A reabilitação está presente desde que a humanidade existe. De fato, à medida que o ser humano evolui, sua readaptação às diversas circunstâncias que a vida lhe apresenta ou que é confrontado na doença, o homem procura respostas para poder continuar a viver e a ser feliz, o que determina sua procura da cura e da reabilitação, quer como lenitivo para as suas dores, quer como capacidade para alcançar os limites das atividades quotidianas.

Referem as autoras que "No que se refere à Enfermagem, desde que Florence Nightingale atendeu os feridos da Guerra da Crimeia, surgiram as primeiras referências à reabilitação e, gradativamente, nos tempos modernos, os enfermeiros especializados nesta área têm-se posicionado na equipe de saúde como elementos primordiais na reabilitação das pessoas, nas diferentes áreas de atenção". O Enfermeiro de Reabilitação avalia, testa, investiga, utiliza e reinvestiga os resultados de uma grande plêiade de escalas, testes e exercícios etc., no sentido de procurar e encontrar sempre a melhor evidência de cuidados especializados em reabilitação, minimizando os danos e os riscos. Detentores de elevados conhecimentos e competências, os Enfermeiros de Reabilitação, além de colaborarem na detecção precoce de alterações potencialmente graves, são cruciais na avaliação contínua do doente, despistando, atempadamente sinais e sintomas tradutores de agravamento e instabilidade, bem como agindo ágil e lucidamente no sentido da melhor reabilitação possível.

O desafio da educação global em Enfermagem de Reabilitação, neste contexto de mudança (aprofundamento da natureza do ser humano e suas implicações, ética dos doentes e suas expectativas, padrões globais do ensino em cuidados de saúde, trans e interdisciplinaridade em saúde), deve-se, em larga medida: i) ao aumento exponencial do conhecimento em grande parte paralelo ao das tecnologias da informação; ii) as novas expectativas dos utilizadores em relação aos cuidados de saúde em reabilitação e às alterações nos padrões de patologias; iii) à profissionalização dos sistemas de prestação de cuidados e correspondente alteração do desempenho dos profissionais, com a inerente multiprofissionalidade; iv) aos desafios da mobilidade no espaço europeu e mundial, agora alicerçados em competências profissionais (*competence based*) tendendo a alargar novos horizontes para o ensino de enfermagem.

É tempo de duvidar; de tudo aprender; de seletivamente experimentar; a formação, mais do que certezas, ajudará a sistematizar as dúvidas; o homem educado (global) é o que aprendeu a aprender, a fazer e a duvidar. O livro *Enfermagem de Reabilitação* nisso nos inicia: a cada leitor um percurso a fazer. Todos nós estamos matriculados nesta escola da vida, onde o Mestre é o Tempo. A ciência como a vida só podem ser compreendidas se olharmos para trás, mas só podem ser vividas se olharmos para frente, se imaginarmos. E à minha mente vem de novo o mundo da poesia:

Nas asas da borboleta,
Deus desenhou geometricamente a beleza.
E com extrema singeleza
Coloriu as asas em tons de violeta
Amarelo, azul, vermelho e tinta preta.
Cuidou amavelmente o céu estrelado
Consertou, pé ante pé, o inacabado
Fez e desfez... e deu vida ao não esperado!

A poesia muito ajuda a perceber onde estamos e para onde caminhamos, o que somos e o que queremos ser; afinal, a identidade que temos nos caminhos que traçamos e percorremos. Os cuidados de reabilitação são o nosso presente identitário como enfermeiros de reabilitação, mas certamente marcarão um futuro, não como engenheiros de uma utopia, mas como participantes ativos de uma transformação social e do renascimento do espírito humano.

Enfermagem de Reabilitação leva-nos ao sentido da existência, do seu conserto e conservação; vai para além do quotidiano e desenha-se e é desenhada por homens e mulheres que vão construindo o dia a dia no realismo crescente das suas vidas e de ajuda à vida dos outros.

Falar no significado do "Cuidar em Enfermagem Reabilitação" é falar nas novas competências de enfermagem, reconstruídas em contextos diferentes e por vezes adversos aos caminhos anteriormente percorridos. Trabalho, reflexão, pesquisa e experiência surgem como polarizadores de novos desenvolvimentos da reabilitação.

Um bem haja a cada um dos autores e autoras pelo que construíram; um agradecimento antecipado pelo contributo que dão a cada um que vai ler, consultar ou simplesmente visitar este livro, pois será, certamente, um encontro inesperado; um obrigada especial pelo que aprendi com a sua leitura e pela forma como senti que os meus 71 anos se tornaram mais ricos: como pessoa e como Enfermeira de Reabilitação.

Maria Arminda Mendes Costa, RN, PhD.

PREFÁCIO

É um prazer escrever o prefácio do primeiro livro brasileiro sobre enfermagem em reabilitação. Nas últimas décadas acompanhei de perto a estruturação, o desenvolvimento e o aprimoramento dessa área tão relevante da enfermagem, na construção de uma abordagem baseada em evidências científicas, na relação empática com cada pessoa acolhida pelas equipes interdisciplinares e na inclusão de suas famílias e comunidades no contexto do tratamento.

No final dos anos 1970, o pequeno Centro de Reabilitação Sarah Kubitscheck, em Brasília, preparava-se para inaugurar um moderno hospital de 280 leitos voltados para reabilitação, hoje parte da Rede Sarah de Hospitais de Reabilitação - o Sarah Centro. Para a implantação deste projeto tive a oportunidade de participar de um grupo interprofissional jovem, que trabalhou na concepção de novos princípios em reabilitação, entendendo este processo como aprendizagem mútua. Com base nos conceitos psicogenéticos de educação e desenvolvimento, propostos e comprovados pelo epistemiologista suíço Jean Piaget, de que a aprendizagem se constrói pela ação ativa do sujeito, propusemos um modelo de reabilitação centrado na pessoa que vem se reabilitar. Não há mais o "paciente" e sim o **sujeito ativo**, que participa da avaliação, elaboração de objetivos e etapas de seu tratamento junto com a equipe de profissionais de saúde, de igual para igual. Todo processo de reabilitação consiste em aprendizagem que, para ser efetiva, implica em coconstrução: sujeito ativo e equipe interdisciplinar. Desaparece a velha ideia de que nós, profissionais, temos as soluções para os "pacientes".

Cada pessoa que tratamos está inserida em um grupo familiar, uma comunidade, uma sociedade. Aprendizagem e desenvolvimento também dependem fortemente do contexto do indivíduo. Como assinala o psicólogo russo Lev Vygotsky, crescemos na interação com o outro. A família e a sociedade precisavam ser acolhidas nessa equipe mais ampla. Nesse sentido, reservamos tempo para ouvir a família, aprender com ela, descobrir e compartilhar muitas experiências que não constavam nos livros acadêmicos, o que nos qualificou e, consequentemente, aprimorou a assistência e a pesquisa. O envolvimento da família e da comunidade permite que a reabilitação ultrapasse as fronteiras dos hospitais e centros especializados e seja incluída no contexto, na vida real e cotidiana de cada pessoa, o que a torna mais sustentável e eficaz.

Para ocupar o novo hospital, novos conceitos e equipamentos só fariam sentido se focados na formação e qualificação de novos profissionais. Em 1980, iniciou-se a primeira residência multidisciplinar em reabilitação no Brasil, preparando médicos, enfermeiros, fisioterapeutas, terapeutas ocupacionais, psicólogos e assistentes sociais.

Ao longo dos anos, a Rede Sarah vem formando enfermeiros em reabilitação e acompanhando suas trajetórias. Profissionais fundamentais, que atuam em diversas frentes como: prevenção, assistência, qualidade do cuidado, apoio às famílias e às comunidades, formação profissional, pesquisa e geração de valor por meio da produção de conhecimento.

Hoje, conceitos como ação da equipe de saúde centrada na pessoa, inclusão da família e da sociedade no tratamento, atuação empática e baseada em evidências são consenso em muitos países, e os enfermeiros de reabilitação têm o papel de multiplicadores destes conceitos.

Lucia Willadino Braga, PhD
Presidente da Rede Sarah de Hospitais de Reabilitação
Professor – University of Massachusetts Medical School (UMMAS)

COLABORADORES

AMANDA NICÁCIO VIEIRA
Enfermeira
Mestre em Enfermagem pelo Programa de Pós-Graduação em Enfermagem da Universidade Federal de Santa Catarina (PEN/UFSC)
Doutoranda em Enfermagem pelo PEN/UFSC
Enfermeira da Maternidade Carmela Dutra – Florianópolis
Membro do Laboratório de Pesquisas da História do Conhecimento em Enfermagem e Saúde (GEHCES)

ADAIR ROBERTO SOARES SANTOS *(in memoriam)*
Farmacêutico
Mestre e Doutor em Farmacologia pela Universidade Federal de Santa Catarina (UFSC)
Professor Titular da Universidade Federal de Santa Catarina (UFSC), Centro de Ciências Biológicas (CCB)
Coordenador do Laboratório de Neurobiologia da Dor e Inflamação LANDI)/UFSC

ADRIANA BISPO ALVAREZ
Enfermeira Graduada pela Escola de Enfermagem Anna Nery da Universidade Federal do Rio de Janeiro (UFRJ)
Especialista em Estomaterapia pela Universidade do Estado do Rio de Janeiro (UERJ)
Mestre e Doutora em Enfermagem pela Escola de Enfermagem Anna Nery da UFRJ
Professora do Instituto de Enfermagem do Centro Multidisciplinar UFRJ-Macaé
Pesquisa na Área de Enfermagem em Estomaterapia e Enfermagem em Reabilitação
Membro do Grupo de Pesquisa (Re)Habilitar da Universidade Federal de Santa Catarina (UFSC)
Coordena Projetos de Extensão e Pesquisa em Enfermagem em Estomaterapia (UFRJ-Macaé)

ADRIANA CORDEIRO
Enfermeira
Mestre em Ciências
Especialista em Saúde da Família e Gerenciamento em Enfermagem
Doutoranda em Enfermagem na Escola de Enfermagem de Ribeirão Preto da Universidade de São Paulo (USP)

ANA DA CONCEIÇÃO ALVES FARIA
Enfermeira Especialista em Enfermagem de Reabilitação na Administração Regional de Saúde do Norte, Portugal
Mestre em Enfermagem de Reabilitação pela Escola Superior de Enfermagem do Porto, Portugal
Doutoranda em Ciências de Enfermagem pelo ICBAS/Universidade do Porto

ANDRÉ FELIPE BRITTO DE MESQUITA
Acadêmico do Curso de Graduação em Enfermagem da Universidade Federal de Santa Catarina (UFSC)
Bolsista de Extensão do Programa de Excelência Acadêmica (PROEX)

COLABORADORES

BELMIRO MANUEL PEREIRA DA ROCHA
Enfermeiro Especialista em Enfermagem de Reabilitação de Portugal
Mestrando em Gestão e Economia da Saúde na Faculdade de Economia da Universidade de
Coimbra – Programa de Alta Direção de Instituições de Saúde (PADIS)
Funções de Chefia no Serviço de Pneumologia e Cinesiterapia Respiratória do
Centro Hospitalar de Vila Nova Gaia/Espinho EPE/Portugal, com a Categoria de Enfermeiro Chefe
Coordenador da Associação Portuguesa de Enfermagem de Reabilitação

BENTO AMARAL
Engenheiro Enólogo
Atleta Paraolímpico – Modalidade Vela Adaptada
Oficial da Ordem do Infante D. Henrique pela República Portuguesa

CARLA SILVIA FERNANDES
Enfermeira Especialista em Enfermagem de Reabilitação
Professora na Escala Superior de Enfermagem do Porto
Investigadora no no NursID: Inovação e Desenvolvimento em Enfermagem do Centro de
Investigação em Tecnologias e Serviços de Saúde – FMUP

CAROLINE PORCELIS VARGAS
Enfermeira da Unidade de Pronto Atendimento (UPA 24 horas) de Itajaí
Mestre em Enfermagem pela Universidade Federal de Santa Catarina (UFSC)
Doutoranda do Programa de Pós-Graduação em Enfermagem da UFSC
Participante do Grupo de Pesquisa (Re)Habilitar da Enfermagem UFSC

CRISTINE MORAES ROOS
Enfermeira
Graduada em Enfermagem pela Universidade Regional do Noroeste do Estado do
Rio Grande do Sul (Unijuí)
Especialista em Saúde Mental Coletiva pelo Ministério da Saúde – BRASIL
Programa de Pós-Graduação em Educação da Universidade Federal do Rio Grande do Sul (UFRGS) e
Universitat Rovira i Virgili, Espanha
Doutora e Mestre em Enfermagem pela UFRGS
Professora do Departamento de Enfermagem da Universidade Federal de Santa Catarina(UFSC)
Pesquisadora do Laboratório de Ensino, Pesquisa, Extensão e Tecnologia em Enfermagem, Saúde e
Reabilitação (Re)Habilitar da UFSC

DANIELLA KARINE SOUZA LIMA
Bióloga
Enfermeira
Especialista em Estomaterapia
Mestre e Doutora em Biologia Experimental pela Universidade Federal de Rondônia (UNIR)
Doutora em Enfermagem pela Federal de Santa Catarina (UFSC)
Professora Substituta do Departamento de Enfermagem da UFSC
Vice-Líder do Laboratório de Ensino, Pesquisa, Extensão e Tecnologia em Enfermagem, Saúde e
Reabilitação (Re)Habilitar da UFSC

DEISIMERI ALVES
Estudante de Graduação em Enfermagem da Universidade Federal de Santa Catarina (UFSC)
Membro do Laboratório de Ensino, Pesquisa e Extensão em Saúde, Enfermagem e
Reabilitação (Re)Habilitar da UFSC

DHAYANA LOYSE DA SILVA
Enfermeira Especialista em Saúde do Idoso
Mestre em Saúde Coletiva pela Universidade Federal de Santa Catarina (UFSC)
Membro do Laboratório de Pesquisa, Ensino e Tecnologia sobre Saúde, Enfermagem e Reabilitação (Re)Habilitar da UFSC

FILIPE GUSTAVO LOPES
Enfermeiro da Rede SARAH de Hospitais de Reabilitação
Mestre em Reabilitação e Desempenho Funcional pela Universidade Federal dos Vales do Jequitinhonha e Mucuri (UFVJM)
Doutorando em Neurociências pela Universidade Federal de Minas Gerais (UFMG)

GELSON AGUIAR DA SILVA MOSER
Enfermeiro Especialista em Saúde Coletiva e Epidemiologia pela Universidade de Brasilia (UnB)
Mestre em Enfermagem na Área Clínica/Cirúrgica pela Universidade Federal do Ceará (UFC)
Doutor em Enfermagem pela Universidade Federal de Santa Catarina (UFSC)
Docente da Universidade Federal da Fronteira Sul (UFFS)
Líder do Grupo de Pesquisa Grupo de Pesquisa em Gestão, Cuidado e Educação em Saúde e Enfermagem (GEPEGECE)

INDIANA ACORDI
Enfermeira Apoiadora de Território da Prefeitura Municipal de Florianópolis
Graduada pela Universidade Federal de Santa Catarina (UFSC)
Especialista em Educação na Saúde para Preceptores no SUS pelo Instituto Sírio-Libanês de Ensino e Pesquisa (IEP/HSL)
Especialista em Saúde da Família pela Faculdade do Imigrante (FAVENI)
Especialista em Urgência e Emergência pela Faculdade Unyleya
Mestranda do Programa de Pós-Graduação em Enfermagem da Universidade Federal de Santa Catarina (UFSC)
Membro do Laboratório de Ensino, Pesquisa Extensão e Tecnologia em Enfermagem, Saúde e Reabilitação (Re)Habilitar da UFSC

JOÃO MIGUEL ALMEIDA VENTURA-SILVA
Licenciado em Enfermagem
Especialista em Enfermagem de Reabilitação
Doutorando em Ciências de Enfermagem
Enfermeiro Atuante no Centro Hospitalar Universitário São João/Universidade do Porto, Portugal

JOSÉ MIGUEL DOS SANTOS CASTRO PADILHA
Enfermeiro Especialista em Enfermagem de Reabilitação
Professor Coordenador na Escola Superior de Enfermagem do Porto Investigador no NursID: Inovação e Desenvolvimento em Enfermagem – CINTESIS – Centro de Investigação em Tecnologias e Serviços de Saúde – FMUP, Portugal

JOSEFINA RUIZ ARIAS
Enfermeira Especialista em Enfermagem de Reabilitação pela Universidade Nacional Autônoma do México
Atua no Instituto Nacional de Reabilitação LGII, México

KARINA DE FÁTIMA BIMBATTI
Graduada em Enfermagem e Mestranda pela Escola de Enfermagem de Ribeirão Preto da Universidade de São Paulo (USP)
Membro do Núcleo de Pesquisa Neurorehab

KARINATI ROCHA DA SILVA
Estudante de Graduação em Enfermagem da Universidade Federal de Santa Catarina (UFSC)
Membro do Laboratório de Ensino, Pesquisa e Extensão em Saúde, Enfermagem e Reabilitação (Re)Habilitar do PEN/UFSC
Professora Voluntária do Curso Pré-Vestibular Social Einstein Floripa

LISIANE CAPANEMA BONATELLI
Pedagoga
Graduada pela Universidade Federal de Santa Catarina (UFSC)
Especialista em Educação Especial e Práticas Inclusivas pela Faculdade de Pinhais (FAPI)
Especialista em Atenção a Saúde do Idoso pela UFSC
Mestre em Enfermagem pela UFSC
Coordenadora Pedagógica na APAE Florianópolis
Membro do Laboratório de Ensino, Pesquisa, Extensão e Tecnologia em Enfermagem, Saúde e Reabilitação (Re)Habilitar da UFSC

LUCIANA NEVES DA SILVA BAMPI
Graduada em Enfermagem e Obstetrícia pela Universidade Federal do Rio Grande (FURG)
Mestre e Doutora em Ciências da Saúde pela Universidade de Brasília (UnB)
Estágio Pós-Doutoral na Universidade Complutense de Madrid, Espanha
Professora Associada do Departamento de Enfermagem e da Residência Multiprofissional em Saúde do HUB e Orientadora do Programa de Pós-Graduação em Enfermagem da UnB
Membro do Laboratório de Pesquisa, Ensino, Extensão e Tecnologia em Saúde e Enfermagem e Reabilitação (Re)Habilitar da Universidade Federal de Santa Catarina (UFSC)

MAIARA MAZERA
Enfermeira
Mestre em Enfermagem pelo Programa de Pós-Graduação em Enfermagem da Universidade Federal de Santa Catarina (PEN/UFSC)
Doutoranda em Enfermagem pelo PEN/UFSC
Membro do Laboratório de Pesquisa da História do Conhecimento em Enfermagem e Saúde (GEHCES)
Membro do Laboratório de Pesquisa sobre Trabalho, Ética, Saúde e Enfermagem (Práxis)

MARCELO AUGUSTO FERRAZ RUAS DO AMARAL RODRIGUES
Enfermeiro pela Universidade Federal de Minas Gerais (UFMG)
Especialização em Enfermagem em Unidade de Terapia Intensiva pela Universidade Redentor/Associação Brasileira de Medicina Intensiva
Mestre em Saúde Coletiva pela Universidade Federal do Maranhão (UFMA)
Enfermeiro no Programa de Reabilitação Neurológica da Rede Sarah de Hospitais de Reabilitação – Unidade São Luís, MA
Membro do Departamento de Enfermagem em Neurorreabilitação da Associação Brasileira de Enfermagem em Neurologia e Neurocirurgia (ABENEURO)
Membro do Grupo de Pesquisa (Re)Habilitar da Universidade Federal de Santa Catarina (UFSC)

MARCOS LISBOA NEVES
Fisioterapeuta Especialista em Acupuntura e com Formação em Terapia Manual Miofascial
Pós-Graduado em Dor e Medicina Paliativa pela Universidade Federal do Rio Grande do Sul (UFRGS)
Mestre e Doutorando em Neurociências pela Universidade Federal de Santa Catarina (UFSC)
Pesquisador do Laboratório de Neurobiologia da Dor e Inflamação (LANDI/UFSC)

MARIA ANGEL ORJUELA DE JONGBLOED
Pesquisadora em Saúde Pública, Sociologia da Saúde e Comunicação para a Mudança Social a partir de Uma Perspectiva de Gênero
Doutoranda da Dortmund University, Alemanha
Mestre em Sociologia pela Universidade Federal de Minas Gerais (UFMG)
Profissional em Ciências da Comunicação pela Universidad del Norte, Colômbia

MARIA ITAYRA PADILHA
Doutora pela Escola Anna Nery da Universidade Federal do Rio de Janeiro (UFRJ)
Pós-Doutor pela Lawrence Bloomberg Faculty of Nursing at University of Toronto – Canadá
Professora Titular Aposentada, Voluntária do Programa de Pós-Graduação em Enfermagem da Universidade Federal de Santa Catarina (PEN/UFSC)
Professora Visitante da Universidade Federal de São Paulo (Unifesp)
Vice-Líder do Laboratório de Pesquisa em História do Conhecimento em Enfermagem e Saúde (GEHCES/UFSC)
Pesquisadora do CNPq

MARIA SALOMÉ MARTINS FERREIRA
Enfermeira Especialista em Enfermagem de Reabilitação
Mestre em Ciências da Educação
Doutora em Psicologia, Área da Psicologia da Saúde
Licenciada em Medicina Tradicional Chinesa pela Universidade de Medicina Chinesa em Portugal e pela Universidade de Chengdu, China
Investigadora da UICISA:E
Professora na Escola de Saúde – IPVC – Viana do Castelo

MICHELLHE MARCOSSI CINTRA
Enfermeira Graduada pela Escola de Enfermagem de Ribeirão Preto da Universidade de São Paulo (USP)
Mestranda pelo Departamento de Enfermagem Fundamental da USP
Membro do Grupo Neuroreab

MILENA AMORIM ZUCHETTO
Enfermeira Graduada pela Universidade Federal de Santa Catarina (UFSC)
Especialista em Neurologia Clínica e Intensiva pelo Hospital Albert Einstein
Mestre e Doutoranda em Enfermagem pela UFSC
Enfermeira de Educação Continuada no Hospital Baía Sul e Clínica Imagem – Florianópolis, SC
Membro do Grupo de Pesquisa (Re)Habilitar da UFSC

MORGANA DUARTE DA SILVA
Fisioterapeuta com Especialização em Acupuntura
Mestre e Doutora em Neurociências pela Universidade Federal de Santa Catarina (UFSC)
Professora de Ciências Fisiológicas da UFSC
Vice-Coordenadora do Laboratório de Neurobiologia da Dor e Inflamação (LANDI)/UFSC

NAIRA FAVORETTO
Graduada em Enfermagem pela Uniara
Mestre pela Universidade Federal de São Carlos (UFSCar)
Doutora pela Faculdade de Ciências da Reabilitação da Universidade de Dortmund, Alemanha
Enfermeira de Reabilitação na Rede SARAH de Hospitais de Reabilitação Belo Horizonte, Minas Gerais
Membro do Núcleo de Pesquisa Neurorehab

NICHOLAS ROBERTO DRABOWSKI
Engenheiro de Controle e Automação Especialista em Telemedicina, Inteligência Artificial e P&D de Produtos Médicos pela Universidade Federal em Santa Catarina (UFSC)
Mestre em Deep Brain Stimulation
Gerente de Produto na Portal Telemedicina

OLGA MARIA PIMENTA LOPES RIBEIRO
Enfermeira
Especialista em Enfermagem de Reabilitação
Pós-Doutora em Ciências de Enfermagem
Doutora em Ciências de Enfermagem pela Universidade do Porto – Instituto de Ciências Biomédicas Abel Salazar
Investigadora no Centro de Investigação em Tecnologias e Serviços de Saúde
Professora Adjunta na Escola Superior de Enfermagem do Porto, Portugal

OSWALDO FERREIRA BARBOSA JUNIOR
Graduado em Ciências Contábeis
Mestre e Doutor em Administração pela Pontifícia Universidade Católica de Minas Gerais (PUC-Minas)
Professor Associado da Fundação Dom Cabral
Presidente da Anea da Associação Nacional do Emprego Apoiado
CEO da *Startup* Gestão de Oportunidades

PAULA ROSA PINTO MONTEIRO
Enfermeira, Cadeirante, Unidade Saúde da Família do Doro, Centro de Saúde do Peso da Régua
Mestranda de Enfermagem de Saúde Familiar na Universidade de Trás-os-Montes e Alto Doro, UTAID-Vila Real, Portugal

RAQUEL ALEXANDRA TEIXEIRA DA SILVA
Enfermeira Especialista em Enfermagem de Reabilitação no Centro Hospitalar Universitário de São João
Mestre em Enfermagem de Reabilitação
Autora do Programa de Enfermagem de Reabilitação com Integração do Ritmo
Autora de Artigos na Área da Enfermagem de Reabilitação

RUTE PEREIRA
Enfermeira Especialista em Enfermagem de Reabilitação no Instituto Português de Oncologia (IPO)
Assistente Convidada da Escola Superior de Enfermagem do Porto
Mestre em Enfermagem de Reabilitação
Investigadora no NursID: Inovação e Desenvolvimento em Enfermagem do Centro de Investigação em Tecnologias e Serviços de Saúde da Faculdade de Medicina da Universidade do Porto (CINTESIS-FMUP)

SANDRA URBANO DOS SANTOS
Enfermeira Graduada em Enfermagem pela Universidade do Oeste de Santa Catarina
Pós-Graduação em Gestão em Saúde pelo Instituto Federal de Santa Catarina (IFSC)
Pós-Graduação em Gestão em Serviços de Saúde pela Universidade do Oeste de Santa Catarina (UNOESC)
Pós-Graduação em Gestão em Saúde da Família pela Universidade Federal de Santa Catarina (UFSC)
Mestranda do Programa de Pós-Graduação em Enfermagem da UFSC
Docente da Faculdade Senac de Santa Catarina – Videira
Membro do Grupo de Pesquisa (Re)Habilitar da UFSC

TONY ELY OLIVEIRA CUNHA
Psicólogo pelo Centro Universitário Luterano de Manaus, Amazonas
Mestre em Saúde e Gestão do Trabalho pela Universidade do Vale do Itajaí (UNIVALI)
Doutorando no Programa de Pós-Graduação em Enfermagem da Universidade Federal de Santa Catarina (UFSC)
Bolsista PROEX-CAPES
Integrante e Psicólogo Técnico do Grupo de Pesquisa do Laboratório de Pesquisa, Ensino, Extensão e Tecnologia em Saúde, Enfermagem e Reabilitação – (Re)Habilitar da UFSC

WILIAM CÉSAR ALVES MACHADO
Enfermeiro, Paraparético, Cadeirante
Doutor em Ciências da Enfermagem pela Escola de Enfermagem Ana Nery da Universidade Federal do Rio de Janeiro (ESAN/UFRJ)
Professor no Programa de Pós-Graduação em Enfermagem e Biociências pela Universidade Federal do Estado do Rio de Janeiro (UNIRIO)

SUMÁRIO

APARÊNCIA xxi

LISTA DE SIGLAS xxiii

INTRODUÇÃO xxv

1 FUNDAMENTOS DA REABILITAÇÃO 1
Luciana Neves da Silva Bampi ▪ Marcelo Augusto Ferraz Ruas do Amaral Rodrigues
Maria Manuela Ferreira Pereira da Silva Martins ▪ Soraia Dornelles Schoeller

2 HISTÓRIA DA ENFERMAGEM DE REABILITAÇÃO E CENÁRIO INTERNACIONAL 13
Maria Itayra Padilha ▪ Belmiro Manuel Pereira da Rocha ▪ Maiara Mazera
Amanda Nicácio Vieira ▪ Karinati Rocha da Silva ▪ Deisimeri Alves

3 FUNDAMENTOS PARA A INTERVENÇÃO EM REABILITAÇÃO 25
Maria Manuela Ferreira Pereira da Silva Martins ▪ Cristine Moraes Roos
Carla Silvia Fernandes ▪ Rute Pereira ▪ André Felipe Britto de Mesquita

4 TEORIAS E MODELOS TEÓRICOS DE ENFERMAGEM PARA O CUIDADO DOS ENFERMEIROS NA REABILITAÇÃO 39
Caroline Porcelis Vargas ▪ Maria Manuela Ferreira Pereira da Silva Martins ▪ Naira Favoretto
Maria Salomé Martins Ferreira

5 REABILITAÇÃO BASEADA NA COMUNIDADE E NAS REDES DE APOIO 59
Adriana Bispo Alvarez ▪ Maria Salomé Martins Ferreira ▪ Indiana Acordi
Maria Angel Orjuela de Jongbloed ▪ Josefina Ruiz Arias

6 REABILITAÇÃO LABORAL DA PESSOA COM DEFICIÊNCIA: CONCEITOS, DIREITOS E MÉTODO INCLUSIVO DO EMPREGO APOIADO 73
Fabiana Faleiros ▪ Tony Ely Oliveira Cunha ▪ Rute Pereira
Karina de Fátima Bimbatti ▪ Oswaldo Ferreira Barbosa Junior

7 PRINCIPAIS AÇÕES DE CUIDADO EM REABILITAÇÃO – ABORDAGENS RELACIONADAS AO CORPO, À SEXUALIDADE E À ESPIRITUALIDADE 89
Adair Roberto Soares Santos (in memoriam) ▪ Adriana Cordeiro ▪ Daniella Karine Souza Lima
Filipe Gustavo Lopes ▪ Marcos Lisboa Neves ▪ Morgana Duarte da Silva

8 A ENFERMAGEM DE REABILITAÇÃO NOS NÍVEIS DE ATENÇÃO PRIMÁRIA, SECUNDÁRIA, TERCIÁRIA E QUATERNÁRIA; ENFERMAGEM DE REABILITAÇÃO NA URGÊNCIA E EMERGÊNCIA 135
Olga Maria Pimenta Lopes Ribeiro ▪ Nohemi Ramirez Gutierrez ▪ Gelson Aguiar da Silva Moser
Raquel Alexandra Teixeira da Silva ▪ João Miguel Almeida Ventura-Silva

9 TECNOLOGIAS ASSISTIVAS NA REABILITAÇÃO 161
Ana da Conceição Alves Faria ▪ Dhayana Loyse da Silva
Michellhe Marcossi Cintra ▪ Nicholas Roberto Drabowski

10 AÇÃO PEDAGÓGICA COMO PROCESSO EMANCIPATÓRIO 177
Milena Amorim Zuchetto ▪ Lisiane Capanema Bonatelli ▪ Soraia Dornelles Schoeller
José Miguel dos Santos Castro Padilha ▪ Sandra Urbano dos Santos

11 CUIDADO DE ENFERMAGEM DE REABILITAÇÃO NA PERSPECTIVA DA PESSOA COM DEFICIÊNCIA ADQUIRIDA – CONSIDERAÇÕES SOBRE AS REAIS NECESSIDADES DE REABILITAÇÃO A PARTIR DA PERCEPÇÃO DA PESSOA COM DEFICIÊNCIA – EXPERIÊNCIAS PESSOAIS E PROPOSTAS 187
Wiliam César Alves Machado ▪ Paula Rosa Pinto Monteiro ▪ Bento Amaral

ÍNDICE REMISSIVO 207

APARÊNCIA

O México tem, ao longo dos anos, criado instituições de saúde com enfoque reabilitador, desde o início das ações governamentais de Reforma para a reabilitação: em 1847, o Hospital Juárez de México empreende o desenvolvimento da fisioterapia ou medicina física; em 1861, inaugura a Escola Nacional de surdos-mudos; em 1905, o Hospital General de México já tinha áreas de hidroterapia, mecanoterapia e eletroterapia; em 1871, criou a Escola Nacional para cegos; em 1947, a clínica de línguas e treinamento em terapia ocupacional; em 1951, Dr. Tohen Zamudio, laboratório de pesquisa em neurofisiologia e cirurgia experimental voltada à deficiência e reabilitação; em 1952, cursos de treinamento e treinamento de pessoal de reabilitação.

Houve um avanço significativo até os dias atuais, com várias instituições de saúde pública, como o Infantil do México, o Hospital Colonia (agora pertence ao Instituto Mexicano de Segurança Social), o Hospital Militar Central, o Sistema Nacional para o Desenvolvimento Integral da Família (DIF), o Instituto Nacional de Reabilitação LGII e instituições pertencentes à segurança social, como o Instituto Mexicano de Segurança Social (IMSS) e o Instituto de Segurança Social e Serviços para Trabalhadores do Estado (ISSSTE); além disso, a partir da participação de instituições de assistência privada, como a Associação de Pessoas com Paralisia Cerebral (APAC) e os Centros de Reabilitação Infantil Telethon (CRIT), surgem em cada um deles seus espaços de reabilitação para o atendimento de pessoas com deficiência que necessitam de reabilitação.

O México, como todos os países do mundo, enfrenta um déficit de pessoal especializado em reabilitação, principalmente na área de Enfermagem, que são profissionais que cuidam de pessoas 24 horas por dia, sendo uma parte muito importante no atendimento oportuno de cuidados necessários para que a pessoa com deficiência temporária, parcial ou permanente retorne às suas atividades de vida diária em conjunto com a equipe multiprofissional.

É importante destacar que a Organização Mundial da Saúde (OMS) menciona: "A enfermagem compreende o cuidado autônomo e colaborativo prestado a pessoas de todas as idades, famílias, grupos e comunidades, doentes ou não, em todas as circunstâncias. Inclui a promoção da saúde, a prevenção de doenças e os cuidados prestados aos doentes, deficientes e pessoas em situação de terminalidade".

A enfermagem teve um grande *boom* ao longo dos anos, envolveu ótimo trabalho de profissionalização de auxiliar de enfermagem, em geral a enfermeiras especializadas, com mestrado e até doutorado, hoje em dia.

A Enfermagem de Reabilitação surge como uma necessidade no grupo de profissionais de saúde de cuidados continuados no campo da reabilitação perante a sociedade. Seus antecedentes remontam a 1936, no Hospital Colonia (Ferrovias Nacionais do México), onde também se encontra a 1ª unidade de reabilitação com 84 leitos como 1ª residência em Reabilitação, por sua vez formando fisioterapeutas, incluindo a formação de enfermeiros. A implementação do curso de Enfermagem Pós-Técnica de Reabilitação foi decidida em 1971; em 1988, o Instituto Nacional de Ortopedia ministrou o Curso de Enfermagem de Pós-Técnica de Reabilitação apenas com o reconhecimento da instituição, e, em 1996, obteve o reconhecimento e aval da Escola Nacional de Enfermagem e Obstetrícia (ENEO) da Universidade Nacional Autônoma do México (UNAM). Nesse mesmo ano o Instituto Nacional de Ortopedia inicia o Projeto do Plano Único de Especialização em Enfermagem que, uma vez aprovado, passa a ser a sede da especialização com reconhecimento de pós--graduação e, no ano de 2000, licenciou-se a 1ª geração de Especialização em Enfermagem de Reabilitação, e até a presente data o Instituto Nacional de Reabilitação LGII é sede e continua com a formação de Especialistas em Enfermagem de Reabilitação.

A Enfermagem em Reabilitação no México teve um longo caminho a percorrer para se posicionar no setor de saúde público, privado e independente desde o seu início nas diferentes instituições que foram criadas para tratar a deficiência até o momento, criando um perfil acadêmico e profissional onde isso está detalhado: "Ele é um profissional especializado no atendimento a pessoas com deficiência física. Utiliza tecnologias para avaliação, diagnóstico e tratamento de agravos à saúde que requerem reabilitação e, em conjunto com a equipe multiprofissional e a família, projeta e avalia os resultados. Seu escopo de atuação é em instituições de saúde, públicas ou privadas; em serviços de reabilitação hospitalar e ambulatorial, bem como na prática privada como especialista independente" (ENEO-UNAM).

Portanto, a enfermagem reabilitadora tem como principal objetivo ajudar, orientar, ensinar e acompanhar o portador de deficiência a alcançar sua máxima independência de acordo com as demais capacidades, promovendo o autocuidado, aliado à atualização contínua, criando espaços em diferentes níveis de cuidado, como pesquisador, administrador e prestador de cuidados em nível individual, familiar ou comunitário. Daí a necessidade de se continuar criando recursos de enfermagem especializada para prestar atendimento especializado na área da reabilitação como um bem à sociedade que tanto o exige.

LISTA DE SIGLAS

ABEN	Associação Brasileira de Enfermagem
AFO	Órtese Tornozelo-Pé
AHA	Associação Americana do Coração
AIRR	Associação de Enfermeiros de Reeducação e Reabilitação França
APER	Associação Portuguesa de Enfermagem de Reabilitação
APS	Atenção Primária em Saúde
ARN	Associação de Enfermeiros de Reabilitação Estados Unidos da América
ARNA	Associação de Enfermeiros de Reabilitação da Australásia
AVC	Acidente Vascular Cerebral
AVDs	Atividades da Vida Diária
AVE	Acidente Vascular Encefálico
AVs	Atividades de Vida
BVRV	Associação Belga de Enfermagem de Reabilitação
CARN	Associação Canadense de Enfermeiros de Reabilitação
CER	Centro Especializado de Reabilitação
CFN	Currículo Funcional Natural
CIDDM	Classificação Internacional das Deficiências, Atividades e Participação
CIF	Classificação Internacional de Funcionalidade
CNA	Associação Chinesa de Enfermagem
COFEN	Conselho Federal de Enfermagem – Brasil
CP	Caderno Pedagógico
EUSTAT	Capacitando Usuários por Meio de Tecnologia Assistiva
FES	Estimulação Elétrica Funcional
IASP	Associação Internacional para o Estudo da Dor
ICN	Conselho Internacional de Enfermagem
IDDC	Consórcio Internacional de Deficiência e Desenvolvimento
INESC-TEC	Instituto de Engenharia de Sistemas e Computadores, Tecnologia e Ciência é um Laboratório Associado da Universidade do Porto

INSS	Instituto Nacional de Seguridade Social – Brasil
KASReN	Sociedade Acadêmica Coreana de Enfermagem de Reabilitação
MMSS	Membros Superiores
MMII	Membros Inferiores
MTC	Medicina Tradicional Chinesa
NMES	Eletroestimulação Neuromuscular ou Estimulação Elétrica Neuromuscular
NPO	Sociedade Japonesa de Enfermagem de Reabilitação
OARN	Associação de Enfermeiros de Reabilitação de Ontário
OE	Ordem dos Enfermeiros – Portugal
OIT	Organização Internacional do Trabalho
OMS	Organização Mundial da Saúde
OPAS	Organização Pan-Americana de Saúde
PAMC	Associação de Enfermeiros da Rússia
PCD	Pessoa com Deficiência
PGM	Ponto-Gatilho Miofascial
PRP	Programas de Reabilitação Profissional
QV	Qualidade de Vida
RAS	Redes de Atenção à Saúde
RBC	Reabilitação Baseada na Comunidade
RP	Reabilitação Profissional
RPER	Revista Portuguesa de Enfermagem de Reabilitação
SDM	Síndrome Dolorosa Miofascial
SUS	Sistema Único de Saúde
TA	Tecnologias Assistivas
TEAM	Teoria da Experiência de Aprendizagem Mediada
TMCE	Teoria da Modificabilidade Cognitiva Estrutural
UNESCO	Organização das Nações Unidas para a Educação, Ciência e Cultura
VFP/APSI	Associação Suíça para Ciências de Enfermagem

INTRODUÇÃO

A literatura define o termo reabilitação de forma fragmentada, à medida que, historicamente, é relacionada com intervenções parciais que variam da melhoria de funções biocorporais, mentais e sociais até medidas mais abrangentes associadas ao bem-estar e à qualidade de vida. Porém, reabilitação é um processo multidimensional e cujos pilares estão fundamentados na prática educativa, na persistência dos sujeitos envolvidos (centro do processo a pessoa e sua família e agentes) e em propósitos estabelecidos individual e conjuntamente por todos e cada um.

A reabilitação é compreendida como um processo, por fundamentar-se num fenômeno incessante que permeia a vida humana do nascimento até a morte. É difícil traçar de forma clara o início e o fim do processo de reabilitação considerando que muitas vezes ele se inicia de forma incipiente e prolonga-se até o fim do ciclo de vida. O segredo do processo está na essência da manutenção da qualidade na busca inquieta pelo bem viver por meio do *devir*. O *devir* da reabilitação é reconstruído a partir da elaboração, planejamento, execução e avaliação de cada meta/propósito a curto, médio ou longo prazos. Meta essa construída de forma coletiva – sujeitos reabilitadores e em reabilitação e por eles compartilhada.

A reabilitação necessita da atuação multiprofissional e transdisciplinar, e os profissionais de saúde devem compreender sua atividade laboral como uma rede de sustentação para o melhor desempenho do cuidado. Portanto, quando se trabalha em equipe e há o compartilhamento de tomada de decisões, a pessoa em reabilitação e sua família e o ambiente são referenciados como o centro do cuidado e, a partir disso, constrói-se a reabilitação de forma processual, personalizada e coletiva.

Historicamente, a reabilitação teve visibilidade somente após grandes guerras, com os heróis de guerra feridos e com algum grau de incapacidade. Inicialmente, objetivava a reinserção destes soldados em atividades laborais, mas, com as alterações demográficas e as comorbidades e consequências das novas doenças, verificamos que, com o passar do tempo, a perspectiva social de inclusão, valor da dignidade humana e o respeito pela liberdade individual passou a ser o pano de fundo para uma luta pelo exercício da cidadania.

Atualmente, em muitos países do mundo - América do Norte, Europa e Oceania - a reabilitação é reconhecida como especialidade multiprofissional e de Enfermagem, considerada essencial no trabalho em saúde. Porém, países como o Brasil ainda não a reconhecem no contexto da Enfermagem. O cenário nacional revela que a especialidade não existe e que os estudos são insuficientes e incipientes. Os enfermeiros que trabalham nesta área são de diversas especialidades, menos reabilitação. Em contrapartida, a realidade brasileira, com o envelhecimento da população aliado à violência urbana, gera milhares de pessoas que necessitarão realizar reabilitação em algum momento da vida.

Embora esteja convencionado que as intervenções em saúde se operem a cinco níveis de prevenção (Nível I Promoção da saúde, Nível II Proteção especifica, Nível III Diagnóstico e tratamento precoce, Nível IV Limitação do dano e Nível V Reabilitação), de fato, em todos os níveis, há necessidade de se intervir com o objetivo de reabilitar para o bem viver e para o sucesso no constrangimento que advém das características e condições de cada um.

Ressaltamos que já há algumas redes de reabilitação nas quais a presença do enfermeiro é essencial para a reabilitação: Rede Sarah de Hospitais de Reabilitação - de caráter nacional; Rede Lucy Montoro - articulada ao Estado de São Paulo; Associação de Assistência à Criança Deficiente – AACD – caráter nacional. É importante salientarmos também que os governos estaduais elaboraram os Planos de Ação para o cuidado da pessoa com deficiência, a partir do ano de 2012, através do programa viver sem limites.

Nas universidades brasileiras há alguns movimentos, ainda esparsos, originados na última década, com a formação de grupos de pesquisa sobre Enfermagem de Reabilitação. O Laboratório de Pesquisa, Ensino e Tecnologia sobre Saúde, Enfermagem e Reabilitação, grupo (Re)Habilitar, é vinculado ao Departamento de Enfermagem do Centro de Ciências da Saúde da Universidade Federal de Santa Catarina e tem como membros pesquisadores de caráter interdisciplinar. A intenção desse grupo é provocar a comunidade a refletir para onde caminham os profissionais de enfermagem enquanto for negligenciada a reabilitação de caráter multiprofissional e transdisciplinar.

Nesse sentido, diante da diversidade de pesquisadores sobre a temática, foi necessário delinear os fundamentos para a intervenção em reabilitação para que o discurso sobre a temática fosse alinhavado de maneira concisa. São questões como diversidade e participação social, reconstrução e ressignificação pessoal, acesso, funcionalidade e identidade, esperança, respeito, empatia, autodeterminação e amor. Todos esses termos são parte do processo de reabilitação.

A diversidade e a participação social são elementos importantes no que concerne à discussão de direitos, deveres, civilidade e dignidade. Essas são premissas importantes da especialidade em questão por apresentarem, essencialmente, o respeito às diferenças e o exercício da solidariedade. A repercussão final de uma reabilitação bem-sucedida é, de fato, a construção da inclusão social e participação na comunidade.

A reconstrução e a ressignificação, por sua vez, são conceitos muitas vezes confundidos na literatura. A ressignificação na perspectiva da psicologia construtivista dá valor à identidade inacabada e em transformação constante do ser humano. Já a reconstrução ancora-se na filosofia, psicologia e sociologia como uma prática social do reconhecimento de justiça e igualdade, fundamentando-se na liberdade e na ética.

Outros conceitos como funcionalidade, acessibilidade, esperança, respeito, empatia, autodeterminação e amor são elementos transversais para a elaboração bem-sucedida da identidade social do sujeito em reabilitação. Entende-se, com esses termos, que a pessoa em reabilitação engloba a corporalidade, a oportunidade, a intencionalidade, o valor ao diferente, a escuta qualificada, a tomada de decisão e a confiança, bem como fica evidente que a autorrealização do sujeito depende de inter-relações codependentes e compartilhadas de parceria e protagonismo.

Além desses conceitos que atravessam e sustentam a Enfermagem de Reabilitação, há três pilares essenciais para o exercício da especialidade. Na Figura 1, a seguir, é apresentado o Mapa Conceitual que guia as impressões teóricas do (Re)Habilitar, estabelecendo como o primeiro pilar a Práxis, que envolve o conhecimento voltado às relações sociais, para a sociedade, para o âmbito político, econômico e moral. O segundo pilar é intitulado *Intersubjetividade*, que significa o conflito estruturante da realidade social desenvolvido a partir da luta por reconhecimento, tanto social quanto individual, e por sucessivas etapas de reconciliação pela autopreservação e autorrealização. E o terceiro pilar, denominado *Bem Viver*, simboliza a dimensão final de retroalimentação vivencial da reabilitação, influenciando a qualidade do cotidiano e a experiência da diversidade social.

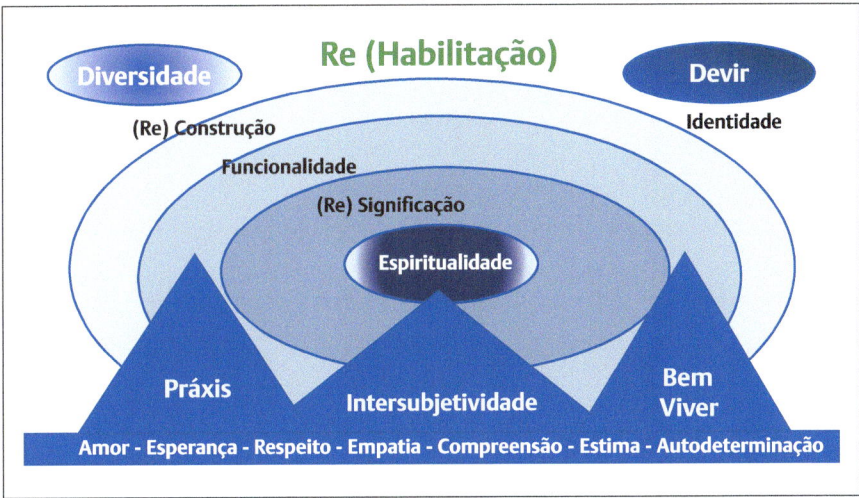

Todo o fundamento teórico para compreender a Enfermagem de Reabilitação é a chave-mestra para captar a essência da especialidade e tornar possível realizá-la concretamente na realidade de saúde. Afinal, onde há vida, há possibilidade de reabilitar, e pensar dessa forma proporciona a ampliação de paradigmas e mudanças da forma de fazer reabilitação e enfermagem de reabilitação.

Uma mudança clara de paradigmas é o reflexo do processo de reabilitação no viver humano. A finalidade principal desse processo é a emancipação: proporcionar às pessoas vida digna, libertadora, de qualidade e com oportunidades. Para isso é preciso estabelecer entre sujeito em reabilitação e reabilitador relações intersubjetivas, valorizando o *eu no outro* como uma construção mútua e recíproca para o bem viver. A autorrealização de cada envolvido neste processo depende do sucesso do outro.

A Enfermagem de Reabilitação abre possibilidades de mudanças paradigmáticas sobre saúde, doença, bem-estar, autonomia, independência e qualidade de vida. Essas transformações são permeadas por Teorias de Enfermagem, perspectivas sociológicas e filosóficas que alicerçam a experimentação na realidade social e laboral. Portanto, esse livro se compromete em abrir novas possibilidades de conhecimento sobre a Enfermagem de Reabilitação e do trabalho de reabilitação e atributos necessários ao cuidado integral da pessoa humana.

Enfermagem de Reabilitação

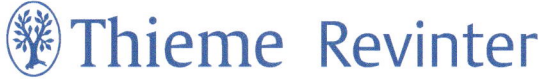

FUNDAMENTOS DA REABILITAÇÃO

CAPÍTULO 1

Luciana Neves da Silva Bampi
Marcelo Augusto Ferraz Ruas do Amaral Rodrigues
Maria Manuela Ferreira Pereira da Silva Martins ▪ Soraia Dornelles Schoeller

INTRODUÇÃO

Nos últimos 30 anos a reabilitação, como outras especialidades relacionadas com a saúde, teve que se adaptar a mudanças políticas e sociais, assim como as demandas e as necessidades dos usuários. A reabilitação, como especialidade, com fundamento acadêmico e científico, nasceu no século XX direcionada a adultos, sob a influência de dois fatores: as guerras e os acidentes de trabalho. O objetivo era dar resposta sanitária a pessoas com limitações físicas, com deficiência, em instituições especializadas, e devolvê-las à sociedade com a melhor capacidade funcional possível.[1]

O principal reflexo da renovação foi a descentralização do cuidado de reabilitação. O que pressupôs abandonar a doença, a lesão ou a limitação física para centrar-se no sujeito e na família e terminar focando-se na comunidade. A reabilitação vem saindo dos hospitais e dos centros e instituições especializadas para aproximar-se da atenção primária, da comunidade. Como em toda a mudança, durante essa transformação o conceito foi se modificando e foram se produzindo distintos modelos e formas de aplicação derivadas das peculiaridades dos distintos países, políticas e incrementos tecnológicos. O objetivo final é que a reabilitação alcance uma visão integral do indivíduo, todas as suas necessidades, buscando um cuidado continuado de qualidade, baseado nas melhores evidências científicas, mas ajustado a cada pessoa.[2]

DEFICIÊNCIA

Para compreender melhor o mundo da reabilitação faz-se necessário um primeiro olhar para os indivíduos para os quais esse saber foi destinado primeiramente, as pessoas com deficiência (PcD).

Alterações físicas e/ou intelectuais, deformações congênitas, lesões traumáticas, doenças graves e de consequências incapacitantes, de natureza transitória ou permanente, são tão antigas quanto a própria humanidade.[3] O conceito de deficiência foi cunhado na primeira metade do século XX, para caracterizar coletivamente indivíduos com alterações físicas, sensoriais e cognitivas. É um conceito com conotação biológica, de saúde, mas também ética e relacionada com os direitos humanos e civis.[4]

Ao longo da história é possível identificar a evolução do reconhecimento da PcD, passando pelo misticismo, abandono, extermínio, caridade, segregação, exclusão, integração e, atualmente, inclusão.[3] Para compreender a deficiência e os caminhos que levaram a situação atual das PcDs, faz-se necessário conhecer o percurso histórico dessa experiência. Os modelos de análise conceitual da deficiência foram influenciados histórica e contemporaneamente pela sociedade.[5,6]

MODELOS DE ANÁLISE CONCEITUAL DA DEFICIÊNCIA

O **modelo caritativo** teve início durante a Era Cristã, sendo científica e moralmente aceito. Esse modelo percebia a PcD como vítima merecedora de caridade e de ajuda. Atuava em benefício dela, que era vista como vítima de sua incapacidade, tendo uma vida trágica e sofrida. Os não deficientes deveriam ajudá-la no que fosse possível. Nesse contexto, surgiram diferentes instituições sociais: orfanatos, asilos e hospícios, que ofereciam atendimento aos indivíduos necessitados. Esse modelo reforçou aspectos negativos, a percepção da PcD como impotente, necessitada e dependente de outras pessoas para o cuidado e a proteção, contribuindo para estereótipos equivocados e nocivos.[6]

Durante o século XVIII, a deficiência passou a ser vista como um problema médico, o discurso religioso perdeu força e o corpo atípico passou a ser diagnosticado como patológico. A ciência e a sociedade começaram a compreender a deficiência desassociando-a de bruxarias e de outras explicações místicas, observando a relação de causa-efeito e buscando descobrir a cura para as patologias existentes.[5] No **modelo médico**, a deficiência é vista como um problema de saúde/doença que reside no indivíduo. É um defeito ou uma falha de um sistema/função corporal e como tal inerentemente anormal e patológica. As metas de intervenção incluem cura, melhoria da condição física, na medida do possível, e reabilitação.[6]

O **modelo social**, década de 1960, Reino Unido, estruturou-se em oposição ao modelo médico, apontou criticamente para o modo como a sociedade se organizava, desconsiderando a diversidade das pessoas e excluindo os deficientes de meios sociais e políticos.[5] A ideia fundamental do modelo social é que a deficiência não deve ser compreendida como um problema individual, mas uma questão do convívio em sociedade, o que transfere a responsabilidade pelas desvantagens das limitações corporais do indivíduo para a incapacidade da sociedade em prever e se ajustar à diversidade.[7] A deficiência, para essa corrente de pensamento, é uma condição socialmente construída, de modo que cabe à sociedade reorganizar-se, para garantir a acessibilidade a PcD a todos os espaços, equipamentos, serviços e organizações. Portanto, a sociedade deve buscar alternativas e desenvolver estratégias que viabilizem a participação de todas as pessoas de forma equânime.[6-8]

REABILITAÇÃO
Conceito
No Relatório Mundial sobre Deficiência, a Organização Mundial da Saúde (OMS) conceituou reabilitação como "o conjunto de medidas que ajudam pessoas com deficiência ou prestes a adquirir deficiência a terem e manterem uma funcionalidade ideal na interação com seu ambiente".[9] Embora o conceito seja amplo, não englobou tudo que diz respeito a deficiência. A reabilitação, no relatório, visa a melhoria da funcionalidade individual, por exemplo, melhorando a capacidade de uma pessoa comer e beber sem auxílio. Ela também inclui intervenções no ambiente, a instalação de uma barra de apoio no banheiro, por exemplo, contudo, iniciativas para remover barreiras no âmbito social, que reduzam ou impeçam a discriminação e a segregação e impulsionem a inclusão não foram consideradas no relatório.[9] Vale ressaltar, que as dificuldades de acesso da PcD, não se limitam

apenas às barreiras físicas, existem outros obstáculos que impedem a inclusão, dentre eles, talvez o mais importante, a forma de pensar e agir da sociedade.

Conceitos mais amplos de reabilitação referem que é um processo educativo e assistencial, multiprofissional, que prima pela busca compartilhada do desenvolvimento de capacidades, prevenção do agravamento de incapacidades e do aparecimento de complicações.[10-14] Ao incluir a educação, a reabilitação fomenta a inclusão social, porque trabalha para modificar a forma de pensar e agir das pessoas. Ao ser exercida por equipe multiprofissional obtém maior eficácia e custo econômico comparável em relação a abordagens de um único profissional.[12,13] Ao ser compartilhada, envolver o sujeito em reabilitação, a família e a comunidade além dos profissionais da área, passa a respeitar direito de escolha e autonomia, sobre seu corpo e sua saúde. Assim como, integra a família e a comunidade no processo decisório relacionado com a saúde, reconhecendo a realidade de cada família e de cada grupo social e as influências destes entes na biografia das pessoas. Em vez de abordar somente a doença, a lesão, a sequela ou a limitação física (foco do modelo médico) trabalha capacidades, potencialidades, que são diferentes em cada indivíduo, introduzindo o conceito de diferença, de diversidade humana, preconizado pelo modelo social da deficiência. Este modelo, emergente, caminha na direção contrária ao modelo médico, compreendendo a deficiência como decorrente da ambiência.[13] Nesse sentido, as barreiras vivenciadas nos contextos sociais operam como obstáculos para o pleno exercício da liberdade e da participação,[5,7] trazendo à tona a marginalização e reivindicando intervenções para mudança social e inclusão, e não somente ajustes individuais.[6,7]

Outra questão importante é que o processo de reabilitação, nesse contexto mais abrangente, pode ser desenvolvido em espaços de saúde diversos: hospitais com diferentes níveis de complexidade, clínicas e instituições especializadas, centros de saúde, na atenção primária, e, inclusive, no domicílio das pessoas, na comunidade.[11,14] A reabilitação abrangente é redefinida como um *continuum* de cuidados à saúde ao longo da vida da população.[11]

Modelos

As primeiras ideias oficiais da OMS sobre reabilitação foram colocadas em informes de 1958 a 1969.[15] Os documentos foram redigidos por especialistas dos Estados Unidos da América e da Europa. Os autores enfocaram as necessidades e os recursos disponíveis em seus próprios países, com a esperança de irradiar o modelo para o máximo de nações desenvolvidas ou em vias de desenvolvimento. Os documentos clássicos determinavam os fundamentos da reabilitação moderna, que, à época, estava baseada em estruturas hospitalares ou institucionais especializadas,[15] o que convencionou-se chamar **reabilitação baseada em instituições**.[2] Esse modelo contava com equipe de trabalho multiprofissional e multidisciplinar, constituída por médicos, enfermeiros, fisioterapeutas, terapeutas ocupacionais, entre outros, todos com formação específica e altamente qualificados.[14] Os programas de reabilitação eram específicos e rígidos direcionados a sequelas ou a complicações de patologias ou de lesões, a exemplo de acidentes vasculares cerebrais e de lesões da medula espinhal.[14] A estrutura física dispunha de salas para eletroterapia, ortopedia e ginásios para a prática de exercícios e fisioterapia.[14]

A reabilitação baseada em instituições consiste em um circuito de assistência aguda, subaguda ou crônica, cuidados qualificados, que a pessoa pode receber ao longo da vida e que se aplicam de acordo com suas necessidades. Os objetivos dessa modalidade de assistência são restaurar funções, firmar potencialidades e cuidar a longo prazo, em especial, de indivíduos com limitações severas, com necessidades de saúde complexas e com apoio social insuficiente para atenção comunitária.[2]

As primeiras ideias de descentralizar a reabilitação surgem por volta de 1974, com a própria OMS. Outros especialistas em reabilitação, durante o trabalho de campo, deram-se conta das insuficientes respostas dadas pelo modelo baseado em instituições, que trazia funestas consequências, dentre elas: a inaplicabilidade nos países não desenvolvidos por sua complexidade e dificuldade de financiamento. Nesses países, nos quais era muito necessária a reabilitação, pois a prevalência de doenças ou de lesões era maior, o cuidado não era acessível a todos que precisavam.[14]

Os serviços de reabilitação nos países não desenvolvidos eram praticamente inexistentes e não havia comunicação e coordenação entre as poucas unidades de saúde com papel reabilitador (saúde, educacional, laboral e social). O trabalho se concentrava em hospitais, com índices de admissão e de rotatividade muito baixos e custos muito altos.[14] Nesse contexto, de falha ou de inadequação do modelo de alta especialização, institucional, incapaz de chegar à maioria dos indivíduos que necessitavam de reabilitação, surgem o conceito e a proposta de um modelo de **reabilitação baseada na comunidade**, também conhecida como reabilitação comunitária.

A reabilitação baseada na comunidade é composta por serviço hospitalar ou internação-dia, terapia e tratamento ambulatorial, reabilitação em domicílio, educação comunitária e grupos de apoio na comunidade. Seus objetivos são restaurar funções e apoiar as potencialidades de indivíduos que têm uma rede de apoio social adequada e prevenir lesões secundárias.[2]

O modelo de **reabilitação integrada** estabelece um sistema de cuidados compartilhados centrados na prevenção de complicações e no bem-estar da pessoa. Busca a inclusão social, redefinindo funções, fomentando a autonomia e prevendo necessidades futuras. Esse modelo tem dois componentes: reabilitação baseada em instituições e reabilitação baseada na comunidade.[11] A OMS tem apoiado o modelo integrado, um misto em que as reabilitações baseada em instituições e baseada na comunidade possam coexistir vinculadas e organizadas em níveis, com a recomendação de que se aliem na tarefa de prover serviços essenciais e de referência para todos os cidadãos e programas de formação e investigação na área.[14,16]

Princípios

Os princípios da reabilitação visam nortear os profissionais de saúde a desenvolverem práticas seguras, baseadas em evidências, levando-se em consideração o engajamento, a visão holística, as necessidades, os valores e o contexto das pessoas, familiares e comunidade. A adoção desses fundamentos suscita melhorias no desempenho do cuidado prestado, com consequentes reflexos positivos na vida e na qualidade de vida dos envolvidos, além de resultados positivos e progressos na gestão dos serviços de saúde.[17]

Os princípios que sustentam o processo de reabilitação são:[18] respeito à diversidade; respeito aos direitos das pessoas, em especial as com deficiência; prática clínica baseada em evidências; cuidado centrado no sujeito, na família e na comunidade; interdisciplinaridade no cuidado; ética; integralidade e continuidade do cuidado.

Respeito à Diversidade

Esse princípio abrange o respeito pelas diferentes características sociais, econômicas, culturais, étnicas, de gênero, de sexualidade, de raça, de religião e de identidade dos indivíduos. O respeito à diversidade pressupõe a exclusão de barreiras físicas e socioculturais, em função de uma convivência pacífica entre sujeitos com características distintas.[19]

A diversidade, construída no cotidiano das relações interpessoais, sociais e políticas,[20] preconiza a ideia de igualdade, sem a existência de um padrão de normalidade do corpo, inserindo o cidadão imerso no mundo diverso.[19] A concepção de igualdade pressupõe o respeito às diferenças pessoais, e não exprime o nivelamento de personalidades individuais. Nessa perspectiva, não se ganha uma efetiva e substancial igualdade sem considerar as distintas condições das pessoas.[21] Não há um indivíduo que por suas condições emocionais, físicas, culturais, sociais ou econômicas seja igual aos outros. É na diversidade que se deve buscar e extrair as riquezas que acrescentam e completam cada indivíduo.[21]

O respeito à diversidade fomenta a redução dos efeitos maléficos oriundos de situações discriminatórias, preconceituosas e excludentes na vida social das pessoas.[20]

Respeito aos Direitos das Pessoas, em Especial as com Deficiência
Esse princípio objetiva garantir que todas as pessoas possam usufruir, de maneira plena e equitativa, dos seus direitos e liberdades, visando à inclusão social e à cidadania.[21-23]

Além da preservação dos direitos fundamentais (direito à vida, à habilitação e à reabilitação, à saúde, à educação, à moradia e ao trabalho),[23] esse princípio estende-se ao empoderamento dos indivíduos e das famílias de pessoas com deficiência no tocante à elaboração e ao acompanhamento das políticas públicas, à participação e à inclusão na sociedade, além do incentivo à corresponsabilidade das autoridades e da sociedade acerca do processo de reabilitação.

Prática Clínica Baseada em Evidências
A lógica científica, aliada ao cuidado profissional, norteia as práticas de reabilitação. Embora existam protocolos, normas e diretrizes que propiciam o desenvolvimento do processo assistencial, devem-se considerar as diferenças individuais, o contexto social, além das expectativas dos sujeitos em reabilitação e dos familiares.[17] Nessa perspectiva, a Prática Clínica Baseada em Evidências é entendida como uma abordagem para a solução de problemas relacionados com o cuidado em saúde, que combina os estudos científicos, as preferências e os valores de cada envolvido, dos familiares e da comunidade com a *expertise* dos profissionais de saúde.[24] A adoção de tais práticas visa aumentar a qualidade, a segurança e a eficiência aos serviços prestados, além de estimular a autonomia dos pacientes e dos profissionais de saúde, em especial da enfermagem.

Cuidado Centrado no Sujeito, na Família e na Comunidade
Esse princípio refere-se ao cuidado planejado, prestado, gerenciado e continuamente aprimorado em parceria ativa com os sujeitos em reabilitação, familiares e comunidade, de forma a garantir a integração de objetivos, assistência, preferências e valores. Inclui a determinação explícita e conjunta de metas e de opções de tratamento e de manejo, e requer a avaliação contínua do cuidado frente aos objetivos estabelecidos.[25] O cuidado é norteado pelas necessidades, expectativas, valores, contextos e percepções dos pacientes, dos familiares e da comunidade na qual vivem. A parceria entre os envolvidos é fomentada, e a adaptação ao plano terapêutico ocorre continuamente.[17,26,27]

Interdisciplinaridade do Cuidado
A essência da reabilitação vai além do trabalho conjunto dos profissionais de saúde.[17] Vai além da prática da multidisciplinaridade, definida como a associação de disciplinas diante de um projeto ou objeto comum. É o entendimento dos indivíduos enquanto técnicos para

resolver juntos uma questão.[28] O processo de reabilitação demanda o desenvolvimento da interdisciplinaridade do cuidado, entendida como instrumento e expressão de uma crítica do saber disciplinar e como uma maneira de entender e de enfrentar de forma conjunta os problemas existentes. A interdisciplinaridade exige a integração de saberes e de práticas, concretizando a íntima relação entre o conhecimento e a ação.[29] A troca de ideias, de informações e de práticas entre os profissionais de saúde são essenciais para o desenvolvimento de um cuidado singular e holístico.[28]

Ao atuar de forma interdisciplinar, os saberes e as ações dos envolvidos são discutidos ao longo do processo de reabilitação, agregando valor ao plano terapêutico, não esquecendo nunca de incluir a experiência do sujeito em reabilitação, da família e da comunidade.

Ética
A ética pode ser entendida como a parte da filosofia que aborda a moralidade das ações humanas, ou seja, conquanto boas ou más. Ela se apoia na própria realidade humana, na qual a razão encontra e sabe que há princípios universais corretos.[30]

No processo de reabilitação, a atuação dos profissionais de saúde, dentre eles o enfermeiro, deve ser guiada pelo Código de Ética das diversas profissões envolvidas, que prevê direitos, deveres, responsabilidades, proibições, penalidades relacionadas ao trato com os usuários.[30]

Baseando-se nos princípios da bioética, as ações de reabilitação precisam ser voltadas para fazer o bem às pessoas (Princípio da Beneficência). Esse bem, contudo, precisa, necessariamente, obedecer ao olhar do próprio indivíduo que o receberá. A livre escolha entre as diferentes alternativas disponíveis, considerando os valores e as preferências dos indivíduos, deve ser promovida (Princípio da Autonomia). Ademais, busca-se evitar o que pode causar dano (Princípio da Não-Maleficência), além de tratar a todos com a mesma consideração e respeito, lutando contra o tratamento reverso e evitando a discriminação e a exclusão (Princípio da Justiça).[30,31]

Integralidade e Continuidade do Cuidado
A integralidade possui definições amplas podendo ser compreendida como a associação dos diferentes serviços de saúde, além da prática assistencial orientada para uma visão holística do sujeito.[32] No que se refere à associação dos diferentes serviços de saúde, entende-se que a reabilitação é necessária em todos os níveis de atenção à saúde, para identificar as necessidades e promover a continuidade efetiva dos cuidados prestados durante toda a vida.[16]

Infelizmente, em muitos países, os serviços de reabilitação não estão efetivamente integrados aos sistemas de saúde. Conceitos errôneos de reabilitação como um complemento, de luxo, para cuidados essenciais, apenas para pessoas com limitações significativas, resultam em serviços presentes em apenas alguns níveis sanitários.[16] Referência e contrarreferência e outros mecanismos de coordenação entre os níveis de atenção à saúde ajudam a garantir uma transição de cuidados adequada, gerando melhoras nos resultados assistenciais, o que ao final reflete-se na vida, qualidade de vida das pessoas, das famílias e da comuidade.[16]

Processo de Trabalho
O processo de trabalho em reabilitação é realizado em equipe.[33] De modo geral, todo processo de trabalho tem origem em uma necessidade real, individual ou coletiva, cuja

satisfação é a própria finalidade. O objetivo do processo de trabalho é a satisfação de uma necessidade. Para que seja alcançada reúne-se em um mesmo local a força de trabalho (os trabalhadores) e os instrumentos ou meios para realização. A força de trabalho utiliza os instrumentos para manipular e realizar seu labor, que será transformado a fim de que se atinja, coletivamente, a finalidade proposta e a necessidade que deu origem ao processo seja satisfeita.[34] Como exemplo, caso a necessidade seja locomoção, será satisfeita com o meio de transporte. Para que este seja construído, os trabalhadores (força de trabalho) utilizam os instrumentos ou meios de trabalho (maquinários, conhecimentos, fábricas) em objetos de trabalho retirados da natureza (areia, ferro, pedra, petróleo) que serão manipulados, transformando-os em meios de transporte (estradas, veículos). Este é o processo de trabalho de forma geral, que contempla a construção de mercadorias (veículos) ou serviços (transporte).

O processo de trabalho tem como resultado mercadorias ou serviços.[34] As mercadorias, como no caso dos veículos, do exemplo anterior, resultam de um processo e aparecem independentes da força de trabalho e do próprio processo que a gerou. Elas tornam-se concretas, e podem ser visualizadas fora do processo de trabalho.[34] Na área da saúde, manipulam-se diversas mercadorias durante a assistência: seringas, medicações, gases, órteses, próteses, entre outros. Ao utilizar uma seringa, a fim de realizar algum procedimento, a força de trabalho não é vista, não há qualquer menção aos trabalhadores que a fabricaram. Quando muito, são colocados detalhes dos objetos de trabalho que a compõe. A seringa aparece para os profissionais da saúde como algo inanimado, um instrumento laboral a ser utilizado para realizar o cuidado – ela nada mais é do que um objeto útil para a assistência e não o fruto de um processo tão complexo.

Os serviços, diferentemente das mercadorias, só existem enquanto são realizados e quando a força e o objeto de trabalho, no caso, um outro ser humano com necessidades, estão em contato direto e se relacionam.[34] É o caso dos setores de saúde e de educação (que estão diretamente relacionados com a reabilitação). Neste processo, não há como descolar sua finalidade ao objeto de trabalho e ao trabalhador que, para obtê-la, manipula outro ser humano (objeto de trabalho) com necessidades de reabilitação. Em suma, em serviços, o processo de trabalho se origina a partir de uma necessidade (conhecimento, reabilitação), e a força de trabalho utiliza instrumentos e/ou meios de trabalho (conhecimentos, medicações, terapias, hospitais, escolas) manipulando o objeto de trabalho (um ser humano), a fim de que a finalidade do trabalho (reabilitação, formação escolar) seja alcançada. O processo é diferente da fabricação de uma mercadoria, é em sua especificidade que deve ser tratado.

O processo de trabalho em reabilitação, apesar de apresentar a lógica descrita anteriormente, é operacionalizado na dependência do modelo teórico que o fundamenta. No caso da deficiência e da reabilitação, cada modelo se pauta em uma conceituação própria, assim como na finalidade, na força de trabalho envolvida, nos instrumentos e meios utilizados e no objeto de trabalho. Nesse contexto, algumas questões precisam ser analisadas: 1. Qual(is) é(são) a(s) finalidade(s) do trabalho em reabilitação?; 2. Quais são as necessidades que originam o processo de trabalho em reabilitação?; 3. Quais são os instrumentos/meios de trabalho envolvidos no processo?; 4. Quem faz parte da força de trabalho (quem são os trabalhadores envolvidos) no processo de reabilitação?; e 5. Quem é o objeto de trabalho no processo de reabilitação?

No **modelo biomédico***, o labor de reabilitação dirige-se à funcionalidade da pessoa, abordagem física.[6,7,35] A base do processo é a aquisição de funcionalidade corporal. Objetiva a independência funcional e a adaptação ao meio. A força de trabalho, equipe de reabilitação, tem o médico como figura central, coordenação. Atua de forma fragmentada, repartindo o indivíduo de acordo com cada função (osteomuscular, neurológica, motora), a fim de dar a este sujeito a possibilidade de voltar à sociedade apesar da deficiência (limitações e sequelas).

O objeto de trabalho (pessoa em reabilitação) é tratado de forma fragmentada e a divisão do trabalho está claramente delimitada. Cada profissional realiza sua tarefa, manipulando o sujeito em reabilitação conforme sua formação individual. Cabe ao fisioterapeuta, psicólogo, nutricionista, enfermeiro, médico (de diversas especialidades), fonoaudiólogo, assistente social e demais profissionais trabalhar, cada qual à sua maneira e de acordo com seus conhecimentos no indivíduo que, ao ser manipulado, adquire funcionalidades perdidas. O labor carece de integração e a pessoa não é tratada na integralidade, sendo repartida em funções, sistemas, limitações, sequelas ou patologias de forma a se tornar mais fácil a abordagem.

Os instrumentos e meios de trabalho (tecnologias assistivas, materiais e equipamentos de reabilitação) constam do conhecimento dos diversos trabalhadores, que reunidos em um mesmo espaço (instituição) manipulam o objeto de trabalho – pessoa em reabilitação. Comumente o prontuário, nessa realidade, é o local de troca de informações entre os profissionais que prestam a assistência.

Este modelo atua predominantemente no sujeito em reabilitação, sem considerar o contexto em que este vive, família e comunidade. A preocupação volta-se ao indivíduo e todo o processo de trabalho é direcionado a ele. A acessibilidade e a inclusão não são prioridades, pois cabe ao indivíduo adaptar-se ao meio onde vive. Não constam como força de trabalho os arquitetos, engenheiros, historiadores, cientistas sociais e outras profissões que objetivem a acessibilidade e inclusão. Caso algum destes profissionais pertença à equipe de trabalho, sua atuação é voltada exclusivamente ao indivíduo em reabilitação para lhe prover formas de maximizar a funcionalidade.

O modelo médico alcançou conquistas importantes que resultaram na maior sobrevida e melhor qualidade de vida das pessoas, como a fabricação de diversas tecnologias assistivas, e de técnicas de intervenção em reabilitação biomecânica, contudo não responde a todas as necessidades e questões relacionadas com a experiência da deficiência.[7]

O **modelo social**, que surgiu da luta das PcDs por acessibilidade e inclusão, reivindica que cabe à sociedade prover a todos de suas necessidades.[6,7,35] Com este embasamento, as finalidades do processo de trabalho são acrescidas das prerrogativas de acesso e inclusão, transcendendo em número e especialidade os profissionais envolvidos no processo de reabilitação. Aqui o processo considera o entorno, a comunidade, na qual a pessoa vive, com contexto arquitetônico, educacional, laboral, social, cultural e religioso no processo de reabilitação.

---

* Nesta seção, Processo de Trabalho em Reabilitação, serão tratados somente dois modelos de análise da deficiência, médico e social. Esses são os de maior repercussão histórica para avaliação das modalidades de reabilitação. O primeiro adota predominantemente a reabilitação institucional, baseada em instituições e, o segundo, dependente da ação da sociedade, materializa-se na reabilitação comunitária, ou baseada na comunidade. Ambos, no entanto, são desenvolvidos por equipe multiprofissional e interdisciplinar condição essencial para a reabilitação.

Ao ampliar as finalidades, também se ampliaram o número e a especificidade de profissionais que, para além da manipulação do objeto de trabalho (pessoa em reabilitação), vislumbram a necessidade de intervenção no meio físico e social a fim de que seja acessível e acolhedor. Isso vem acompanhado da luta e do reconhecimento de direitos, especialmente das PcDs.

A força de trabalho passa então a contar com profissionais das áreas humanas e exatas, engenheiros, arquitetos, cientistas sociais, antropólogos, que atuam para além do sujeito em reabilitação, na transformação social que permitirá a inclusão de todos e o respeito às diferenças.

O modelo social é oriundo de conquistas da sociedade e chamou atenção para a interação necessária entre o sujeito com alguma limitação e sociedade onde vive,[6,7,35] contribuindo para avanços do processo de reabilitação.

REFERÊNCIAS BIBLIOGRÁFICAS

1. Pava-Ripoll NA, Granada-Echeverry P. El surgimento de las profisiones médicas [re] habilitadoras y la infância: historia entretejida de tensiones teóricas. Ciência e Saúde Coletiva. 2016;21(3):833-842.
2. Carrión-Pérez F, López-Medina S, Rodríguez-Moreno S. Modelos de rehabilitación em atención primaria y comunitária: revisão bibliográfica. Rehabilitación. 2011;45(1):8-13.
3. Garghetti FC, Medeiros JG, Nuernberg AH. Breve história da deficiência intelectual. Revista Electrónica de Investigación y Docencia (REID) 2013;10:101-116. Acesso em 13 Novembro 2019. Disponível em: https://pt.scribd.com/document/371160953/Breve-Historia-Da-Deficiencia
4. Francis L, Silvers A. Perspectives on the meaning of "Disability". AMA Journal of Ethics [Internet]. 2016;18(10):1025-1033. Acesso em 22 Março 2020. Disponível em: https://journalofethics.ama-assn.org/sites/journalofethics.ama-assn.org/files/2018-05/pfor2-1610.pdf
5. Gaudenzi P, Ortega F. Questioning the conceptp f disability based on the notions of autonomy and normality. Ciênc. Saúde Coletiva. 2016;21(10):3061-3070.
6. Retief M, Letsosa R. Models of disability: A brief overview. HTS Theological Studies [Internet]. 2018;74(1):1-8. Acesso em 18 Dezembro 2019. Disponível em: https://hts.org.za/index.php/hts/article/view/4738/10985
7. Bampi LNS, Guilhem D, Alves ED. Social model: a new approach of the disability theme. Rev Latinoam Enfermagem. 2010;18(4):[09 telas].
8. Fiorati RC, Elui VMC. Social determinants of health, inequality and social inclusion among people with disabilities. Rev Latinoam Enfermagem. 2015;23(2):329-36.
9. Organização Mundial de Saúde. Relatório Mundial sobre Deficiência. Tradução Lexicus Serviços Linguísticos. São Paulo: Secretaria Estadual da Pessoa com Deficiência; 2012, 334p. Disponível em: https://apps.who.int/iris/bitstream/handle/10665/44575/9788564047020_por.pdf;jsessionid=D0B89988E5D470BEE4E4330FB087F270?sequence=4
10. Aparecida de Souza L, Mancussi, Faro AC. História da reabilitação no Brasil, no mundo e o papel da enfermagem neste contexto: reflexões e tendências com base na revisão de literatura. Enfermería Global [Internet]. 2011;24:290-306. Acesso em 09 Fevereiro/2021. Disponível em: http://scielo.isciii.es/pdf/eg/v10n24/pt_revision4.pdf
11. Sandstrom R, Hoppe KM, Smutko NC. Comprensive Medical Rehabilitation in the 1990s: The Community Integration Rehabilitation Model. Health Care Superv. 1996;15(2):44-54. Acesso em 15 Dezembro 2020. Disponível em: https://pubmed.ncbi.nlm.nih.gov/10172808/
12. Amaro J, Moreira J, Branco CA. Medicina física e de reabilitação: a especialidade médica. Rev Sociedade Portuguesa de Medicina Física e de Reabilitação [Internet]. 2009;18(2):22-28. Acesso em 09 Fevereiro 2021. Disponível em: https://spmrjournal.org/index.php/spmfr/article/view/48/52

13. Faria F. A medicina física e reabilitação no século XXI: desafios e oportunidades. Acta Fisiatr [Internet]. 2010; 17(1):44-48. Acesso em 09 Fevereiro 2021. Disponível em: https://www.revistas.usp.br/actafisiatrica/article/view/103310/101754
14. Climent JM, Rodríguez-Ruiz C, Mondéjar F. Evolución histórica de la assistência de rehabilitación: desde um modelo hospitalario a um modelo descentralizado. Rehabilitación. 2011;45(1):2-7.
15. Organización Mundial de la Salud (OMS). Comité de expertos em rehabilitación médica. Primer informe. Informes Técnicos n.º 158. Ginebra: Ed. OMS; 1958. Disponível em: https://apps.who.int/iris/bitstream/handle/10665/37444/WHO_TRS_158_spa.pdf?sequence=1&isAllowed=y
16. Organização Mundial de Saúde (OMS). Reabilitação em Sistemas de Saúde. 2017. Tradução: Instituto de Medicina Física e Reabilitação do Hospital das Clínicas da Faculdade de Medicina da Universidade de São Paulo. São Paulo: Instituto de Medicina Física e Reabilitação do Hospital das Clínicas da Faculdade de Medicina da Universidade de São Paulo: 2017, 92p. Disponível em: https://apps.who.int/iris/bitstream/handle/10665/254506/9789241549974-por.pdf?sequence=5&isAllowed=y
17. Barnes MP. Principles of neurological rehabilitation. Neurol Neurosurg Psychiatry [Internet]. 2003;74(Suppl IV):iv3–iv7. Acesso em 15 Janeiro 2021. Disponível em: https://jnnp.bmj.com/content/jnnp/74/suppl_4/iv3.full.pdf
18. Suter-Riederer S, Imhof RM, Gabriel C, Kesselring J, Schnepp W, Imhof L. Consenting on principles of rehabilitation nursing care: a Delphi study. Rehabil Nurs [Internet]. 2018;43(6):E35-E41. Acesso em 20 Janeiro 2021. Disponível em: https://journals.lww.com/rehabnursingjournal/Abstract/2018/11000/Consenting_on_Principles_of_Rehabilitation_Nursing.10.aspx
19. Bentes JAO, Silva CFCA, Hayashi MCPI. Normalidade, diversidade e diferença: como o corpo de pessoas com deficiência é visto na atualidade? Revista Ibero-Americana de Estudos em Educação. 2016;11(2):795-816.
20. Mazzota MJ, S'Antino MEF. Inclusão social de pessoas com deficiências e necessidades especiais: cultura, educação e lazer. Saúde Soc. 2011;20(2):377-89.
21. Brasil. Presidência da República. Secretaria Especial dos Direitos Humanos. Coordenadoria Nacional para Integração da Pessoa Portadora de Deficiência (CORDE). Resende APC, Vital FMP (orgs.). A Convenção sobre direitos das pessoas com deficiência comentada. Brasília: CORDE; 2008. p. 165. Disponível em: file:///C:/Users/leoni/Downloads/Conven%C3%A7%C3%A3o-Direitos-Pessoas-Defici%C3%AAncia-Comentada.pdf
22. Brasil. Decreto nº 6.949, de 25 de agosto de 2009. Promulga a Convenção Internacional sobre os Direitos das Pessoas com Deficiência e seu Protocolo Facultativo, assinados em Nova York, em 30 de março de 2007. Diário Oficial da União 26 de agosto de 2009.
23. Brasil. Lei nº 13.146, de 6 de julho de 2015. Institui a Lei Brasileira de Inclusão da Pessoa com Deficiência (Estatuto da Pessoa com Deficiência). Portal do Planalto [Internet]. 7 julho 2015. Acesso em 19 Janeiro/2021. Diário Oficial da União 07 de setembro de 2015.
24. Camargo FC, Iwamoto HH, Galvão CM, Pereira GA, Andrade RB, Masso GC. Competências e barreiras para prática baseada em evidências na enfermagem: revisão integrativa. Rev Bras Enferm. 2018;71(4):2148-56.
25. Frampton SB, Guastello S, Hoy L, Naylor M, Sheridan S, Johnston-Fleece M. Harnessing evidence and experiende to chage culture: a guiding framework for patient and family engaged care. national Academy of Medicine. Washington, DC: Ed. NAM; 2017. Disponível em: https://nam.edu/wp-content/uploads/2017/01/Harnessing-Evidence-and-Experience-to-Change-Culture-A-Guiding-Framework-for-Patient-and-Family-Engaged-Care.pdf
26. Futrell M, Rozzi SL. Principles of rehabilitation. Prim Care Clin Office Pract. 2020;47(1):87-103.
27. Frampton S, Guastello S, Brady C, Hale M, Horowitz S, Smith SB, Stone S. Patient-Centered Care Improvement Guide. Planetree and Picker Institute; 2008. 247 p. Disponível em: http://www.hqontario.ca/Portals/0/modals/qi/en/processmap_pdfs/tools/patient-centered%20care%20improvement%20guide.pdf

28. Morin E. A cabeça bem feita – repensar a reforma, reformar o pensamento. 20. ed. Rio de Janeiro: Bertrand Brasil; 2000. p. 128.
29. Scherer MDA, Pires DEP, Jean R. A construção da interdisciplinaridade no trabalho da equipe de saúde da família. Ciênc. Saúde Coletiva. 2013;18(11):3203-12.
30. Ramos AA, Bampi LNS, Lunardi VL. Atuação dos enfermeiros ante aos direitos dos pacientes: tomada de decisão, identidade e autonomia pessoal. Rev Eletr de Enf. 2018;5(9):35-47.
31. Romero MP, González RB, Calvo MSR, Fachado AA. A segurança do paciente, qualidade do atendimento e ética dos sistemas de saúde. Rev Bioét. 2018;26(3):333-42.
32. Silva RVGO, Ramos FRS. Integralidade em saúde: revisão de literatura. Cienc Cuid Saude. 2010;9(3):593-601.
33. Schoeller SD. Bento L. Lorenzetti J. Klein AC. Pires D. Processo de trabalho em reabilitação: a perspectiva do trabalhador e do usuário. Aquichan. 2015;15(3):403-412.
34. Marx K. O Capital [Livro I]: crítica da economia política. O processo de produção do capital. 2 ed. São Paulo: Boitempo; 2011. p. 894.
35. Palacios A. El modelo social de discapacidad: Orígenes, caracterización y plasmación en la Convención Internacional sobre los Derechos de las Personas com discapacidad. Madrid: Coleccioón Cermi; 2008. 524p. Disponível em: https://www.upla.cl/inclusion/wp-content/uploads/2014/10/El-modelo-social-de-mercado.pdf

HISTÓRIA DA ENFERMAGEM DE REABILITAÇÃO E CENÁRIO INTERNACIONAL

CAPÍTULO 2

Maria Itayra Padilha ▪ Belmiro Manuel Pereira da Rocha
Maiara Mazera ▪ Amanda Nicácio Vieira
Karinati Rocha da Silva ▪ Deisimeri Alves

CONSIDERAÇÕES INICIAIS

A história é referência para todos os campos do conhecimento, porque permite situar aquele nosso objeto de interesse, na sua constituição histórica ao longo do tempo, e do modo como foi evoluindo em termos culturais, econômicos, sociais e políticos. A história possibilita fazermos um contraponto entre o passado e o presente, podendo inclusive comparar os avanços e retrocessos, além de traçar perspectivas futuras sob bases sólidas de conhecimento.

No caso em tela, acerca da história da enfermagem de reabilitação no Brasil e no mundo, considerando a amplitude do tema, optamos por dividir em três conjuntos de conteúdos que passaremos a tratar neste capítulo. O primeiro foco aborda a história da reabilitação no mundo, tratando deste tema em uma perspectiva geral e interdisciplinar traçando o modo como a reabilitação foi evoluindo ao longo do tempo, de uma prática inexistente, para um cuidado essencial.

No segundo tópico avançamos a abordagem para a história da enfermagem de reabilitação em seu cenário nacional e internacional. Este tópico nos permite conhecer a evolução pelas quais a deficiência passou ao longo do tempo, desde uma perspectiva do estigma social, profissional e mesmo familiar, até a mudança de paradigmas, apenas no século XX, do deficiente como alguém a ser excluído, para a importância da implementação de tecnologias de cuidado para reabilitar o indivíduo e favorecer o seu convívio na sociedade. Ou seja, a conscientização dos direitos humanos e da necessidade da participação e integração das pessoas com alguma deficiência na sociedade de uma maneira ativa. Com isso, este tópico aponta como a enfermagem tem um papel de grande importância no fortalecimento da chamada enfermagem de reabilitação, em vários países. Porém, a história mostra que ainda precisamos avançar nesta temática, não apenas do ponto de vista, da formação universitária, mas também nas pós-graduações *lato sensu*, como residências e especializações na área de enfermagem de reabilitação. No Brasil, embora tenhamos 60 especialidades, divididas em três áreas,* nenhuma delas trata especificamente da enfermagem de reabilitação.

---

* ÁREA I – Saúde Coletiva; Saúde da Criança e do adolescente; Saúde do Adulto (Saúde do homem e Saúde da Mulher; Saúde do Idoso; Urgências e Emergências), com 48 subitens; ÁREA II – Gestão, com seis subitens; e ÁREA III – Ensino e pesquisa, com seis subitens[1]. (BRASIL. Resolução COFEN n. 581/2018 – alterada pela resolução COFEN n. 625/2020.)

Na terceira parte deste capítulo abordamos acerca das associações de enfermagem de reabilitação no contexto internacional. Neste tópico, apontamos com detalhamento o que já foi diagnosticado em estudo anterior[2] acerca dos países que já possuem enfermagem de reabilitação, sendo a primeira na Inglaterra, em 1950, seguida de outros 12 países nos quais associações, sociedades e grupos de enfermagem de reabilitação foram criados, e mantêm eventos regulares para discussão e aprimoramento da especialidade, periódicos científicos para divulgar o conhecimento produzido e uma linha direta com a sociedade, que visa fortalecer o cuidado, a educação a pesquisa e também abrir espaços no mercado de trabalho para pessoas com alguma deficiência.

Nesse sentido, conhecer a história e o contexto da reabilitação no âmbito nacional e internacional nos leva a compreender a importância desta área, pensar em políticas de apoio às pessoas com deficiência em todos os níveis. Além de promover a reflexão sobre a importância da formação com esta especialidade, e não apenas como um conteúdo incluído em outras especializações que já existem. Ou seja, a reabilitação como uma área voltada a atender o ser humano de forma integral, incluindo sua família, suas redes de amparo e sociais, bem como sua inserção completa na sociedade.

UM OLHAR SOBRE A HISTÓRIA DA REABILITAÇÃO NO MUNDO

Falar da história da reabilitação no mundo é um desafio muito interessante e implica fazer uma viagem ao longo do tempo. Historicamente, o termo reabilitação está associado a um conjunto de respostas à deficiência, desde as intervenções mais simples para melhorar a função corporal, até as medidas mais complexas e abrangentes destinadas a promover a inclusão.[3]

Nesta viagem histórica pela reabilitação, temos de traçar uma perspectiva que leva em conta essencialmente o período da Antiguidade até ao século XX e o período do século XX até os dias atuais. Período este, em que a reabilitação passou a ser parte integrante da medicina física e reabilitação, enquanto especialidade médica responsável pelo diagnóstico, prevenção, tratamento, reabilitação e integração do indivíduo afetado funcionalmente por doença, traumatismo ou deficiência, em todas as idades e nas condições agudas ou crônicas.[4]

Segundo Gugel,[5] há evidências arqueológicas que fazem concluir que no Egito antigo, há mais de cinco mil anos, a pessoa com deficiência fazia parte de diferentes e hierarquizadas classes sociais (faraós, nobres, altos funcionários, artesãos, agricultores, escravos). A arte egípcia está repleta dessas revelações. Os estudos acadêmicos com base em restos biológicos, de mais ou menos 4.500 a.C., ressaltam que as pessoas com nanismo não tinham qualquer impedimento físico para as suas ocupações e ofícios, principalmente de dançarinos e músicos. Com base no contexto social, político, climático e histórico, pode-se dizer que os egípcios, mesmo sem um conhecimento amplo, científico, médico, do que é a deficiência, se mostrou uma sociedade tolerante e respeitadora.[5]

Diferentemente da sociedade egípcia, nas civilizações romanas e gregas o valor dos indivíduos estava vinculado aos preceitos da nobreza, com base nas características pessoais ou na utilidade que o indivíduo poderia oferecer à sociedade.[6] Os gregos se dedicavam à guerra, preocupavam-se com as fronteiras de seus territórios, expostas às invasões bárbaras, principalmente do Império Persa. Os nascidos com deficiência eram eliminados, e somente os fortes e saudáveis sobreviviam para servir ao exército de Leônidas.[5] Dessa forma, a pessoa com deficiência era associada à ineficiência, e era praticamente exterminada por meio do abandono logo após seu nascimento.

Na Grécia antiga, a dimensão física da vida humana, quer de atletas quer de soldados, era elevada, utilizando a medicina manual e massagens de alívio, numa perspectiva terapêutica e reabilitadora. Os sujeitos com deficiência eram excluídos da vida social.[7]

Com o advento do cristianismo no Mediterrâneo, existe uma mudança de paradigma e as pessoas com deficiências graves passam a ser alvo de maior atenção, onde são inclusivamente descritas curas milagrosas, nos Evangelhos. Nos primeiros séculos d.C., em Roma, o enciclopedista Cornelius Celsus (século I d.C.) e o médico e filósofo Galeno de Pérgamo (século II d.C.) descrevem diferentes intervenções, no que hoje apelidaríamos de reabilitação, em pessoas vítimas de acidentes laborais diários e de conflitos militares, em concreto mostram-se convictos da importância da utilização das manipulações, massagens e ginástica.

Ao longo destes séculos foram-se escrevendo livros, tornou-se uma disciplina, permitindo abordagem orgânica e mais sistemática da anatomia humana levando mesmo Mercurialis a definir a ginástica médica como uma prática preventiva específica para adultos e pessoas saudáveis. No século XVI, o barbeiro cirurgião francês Ambroise Paré, deu importantes contributos nos campos da cirurgia e da patologia forense, assim como no estudo das feridas. Foi com Paré a história inicial dos membros artificiais, abrindo caminho às próteses de hoje.[8] No século XVII, o fisiologista e matemático italiano Alfonso Borelli, deu um enorme impulso e importância à iatromecânica.

Por volta dos anos de 1902 até 1912 cresceu na Europa a formação e a organização de instituições voltadas para reabilitar a pessoa com deficiência. Já começavam a perceber que as pessoas com deficiência precisavam participar ativamente do cotidiano e integrarem-se, novamente, na sociedade.[5]

Deste período até os nossos dias, está intimamente relacionado com o interesse e a alavancagem que americanos como o Dr. Frank H. Krusen (1898/1973) e o Dr. Howard A. Rusk (1901/1989) nos Estados Unidos da América deram à reabilitação. Concretamente, Frank Krusen constitui um marco importante, pois foi considerado um fundador da área da medicina física e da reabilitação, e enquanto fisiatra fundou em 1928 o primeiro Departamento de Reabilitação no Hospital Temple. Foi impulsionador do primeiro programa de medicina física na Clínica Mayo, em 1936. Teve inúmeros contributos no uso de várias intervenções terapêuticas e literaturas médicas, das quais se destaca o Manual de Medicina Física e Reabilitação.[7,9-10]

O Dr. Howard A. Rusk, fisiatra, foi o fundador do Instituto Rusk de Medicina de Reabilitação, dando particular ênfase aos serviços de reabilitação abrangentes, incluindo serviços físicos, neuropsicológicos e terapias ocupacionais.[11]

A reabilitação ao longo do tempo avançou muito na perspectiva do cuidado. Passou pelo modelo tradicional, no qual a incapacidade era vista como perspectiva cultural, sem fundamentação objetiva e científica; depois para o modelo centrado no médico, orientado pela prática científica e suportado pelo conhecimento médico; posterior e mais recentemente avança para o modelo social com base essencialmente nas experiências e expectativas das pessoas com incapacidade, mais do que um problema do indivíduo, mas sim como um problema da sociedade, focado nos direitos individuais do cidadão portador de deficiência, o que traz um grande ganho para a reabilitação; e, por último, chegamos na contemporaneidade no modelo integracional, o qual integra e congrega os dois últimos modelos. Ou seja, o conhecimento científico é essencial para identificar e implementar medidas de cuidado de reabilitação com uma prática baseada em evidências, integrada ao olhar sobre a necessidade do outro, daquilo que é importante para ao indivíduo portador de alguma deficiência.

HISTÓRIA DA ENFERMAGEM DE REABILITAÇÃO E CENÁRIO INTERNACIONAL

Ao longo da história, as pessoas com deficiência receberam tratamentos diferenciados de acordo com o âmbito social e cultural que estavam inseridas. A história é testemunha dessa batalha, pois as pessoas com deficiência sempre foram marcadas por intensa rejeição e preconceito. Elas foram ridicularizadas, perseguidas, ignoradas, ficavam às margens da sociedade, e tais condutas eram científica ou moralmente aceitas na época.

A deficiência sempre se fez presente, mesmo que omissa, escondida, ignorada, repreendida, julgada, condenada, aceita, ou seja, de uma forma ou de outra a deficiência sempre fez parte da história do ser humano, estando presente em suas concepções e preocupações, seja para o sentido de aceitação ou negação.[12] A Organização Mundial da Saúde (OMS)[13] define a reabilitação de pessoas com incapacidades como um processo que permite que essas mesmas pessoas mantenham níveis ótimos de função física, sensorial, intelectual, psicológica e social, oferecendo-lhes os instrumentos necessários para atingir a independência e a autodeterminação.

Na Idade Média, no Império Romano, as leis não eram favoráveis às pessoas que nasciam com deficiência. Aos pais era permitido matar as crianças com deformidades físicas, pela prática do afogamento. Os sobreviventes eram explorados nas cidades por esmoladores, ou passavam a fazer parte de circos para o entretenimento dos abastados.[5] Foi no Império Romano que surgiu o cristianismo. A doutrina voltava-se para a caridade e o amor entre as pessoas. O cristianismo combateu, dentre outras práticas, a eliminação dos filhos nascidos com deficiência.

Os cristãos foram perseguidos, porém, alteraram as concepções romanas a partir do século IV. Nesse período é que surgiram os primeiros hospitais de caridade que abrigavam indigentes e pessoas com deficiências.[5] A caridade passou a ser valorizada como forma de salvação das almas. Essa interpretação percebe a pessoa com deficiência como vítima merecedora de caridade e de ajuda, e é vista como dispondo de uma vida trágica e sofrida.[14]

Avançando no tempo, nesta retrospectiva contextual, identificamos que na Revolução Industrial, período compreendido entre os séculos XVII e XIX, houve mudanças na sociedade determinada pela produção em grande escala, mediante a utilização de máquinas, intensificando dessa forma, o trabalho operário. Com isso, surgiu um problema em decorrência à crescente utilização de maquinários, o número de acidentes de trabalho cresceu proporcionalmente.[15]

As guerras trouxeram outra problemática. Os soldados que apresentavam deficiências adquiridas no combate necessitavam ser inseridos novamente na sociedade e retomar ao mercado de trabalho por apresentarem-se em idade produtiva. Especialmente a partir das duas grandes guerras, a primeira (1914-1918) e a segunda (1939-1945) trouxeram à tona a necessidade de resolver a problemática de reabilitar os indivíduos feridos. Com isso surge a reabilitação no contexto mundial, uma área criada para enfatizar a importância da funcionalidade e reinserção laboral das pessoas com deficiência.[16]

Nesse sentido, a história da reabilitação está relacionada com o crescimento da consciência e da responsabilidade social, tornando-se evidente o interesse mundial por essa especialidade, que foi determinada por quatro acontecimentos históricos: as duas grandes guerras mundiais, o processo acelerado de urbanização e industrialização favorecendo a propagação de epidemias e aumento dos números de acidentes de trabalho.[17]

O século XX trouxe avanços importantes para as pessoas com deficiência, sobretudo em relação às ajudas técnicas ou elementos tecnológicos assistivos. Os instrumentos que já estavam sendo utilizados, como cadeira de rodas, bengalas, sistema de ensino para surdos e cegos, dentre outros, foram se modificando e se aperfeiçoando para atender pessoas que adquiriram alguma deficiência na guerra.[5]

Tendo em vista esse breve perfil histórico da reabilitação, onde se encaixa a enfermagem de reabilitação?

Trabalhadores dessa área surgiram ainda no período cristão, porém esta especialidade só começou a ser reconhecida como ciência após a organização realizada por Florence Nightingale no ano de 1859 com o papel educativo e reabilitador da enfermeira. Florence, na Guerra da Criméia, em 1856-1859, prova a eficiência das enfermeiras treinadas para a recuperação dos soldados feridos na guerra.[17]

Registros na literatura apontam que as primeiras atuações da enfermagem, em reabilitação, aconteceram em 1944, quando o Sr. Ludwig Guttmann, na Grã-Bretanha, criou o Centro de Traumatizados Medulares com o objetivo de normatizar o tratamento das lesões medulares, assim como a reabilitação desses indivíduos em todo seu contexto clínico e social.[18]

Um estudo realizado por Schoeller *et al.*[19] apontou que atualmente existem 13 países que possuem enfermagem de reabilitação. Inglaterra, na qual a enfermagem de reabilitação foi criada na década de 1950; Portugal e Estados Unidos da América na década de 1970; Austrália e Nova Zelândia na década de 1990; Canadá, Guatemala e México na década de 2000; e em países como França, Holanda, Rússia, Seychelles e Suíça a década de criação não foi especificada por não se encontrarem eventos específicos da enfermagem de reabilitação.

Grande parte desses países estabelece que o exercício da profissão de enfermagem se propõe a promover a saúde, prevenir a enfermidade, intervir no tratamento, na reabilitação e na recuperação da saúde. Apesar disso, poucos são aqueles nos quais a palavra reabilitação se concretiza como área de conhecimento e atuação profissional, ou os que têm alguma legislação acerca dos objetivos, formação e atuação da enfermagem de reabilitação.[19]

Ao contrário dos demais países, em Portugal, a razão para o despertar da enfermagem de reabilitação não esteve relacionada com guerras, mas sim com uma questão pessoal do primeiro-ministro na época. Um de seus amigos próximos sofreu um acidente grave, e não havia no país instituições e profissionais que pudessem ajudá-lo, o que fez com que o primeiro ministro precisasse buscar tratamento na Alemanha. Assim, ele percebeu a necessidade de pesquisas e desenvolvimentos relacionados com a reabilitação, e passou a incentivar.[20] Após isto, em 1959, o governo português começou as obras para o primeiro Centro de Reabilitação de Portugal em Lisboa. As enfermeiras responsáveis pelo centro foram aprender a especialidade nos Estados Unidos e, quando retornaram, implementaram em Portugal um curso de especialização na área, nos moldes de conteúdos teóricos, teórico-práticos e estágios, tal como vigente até os dias atuais. Já, na época, a intenção do curso era cobrir todos os grupos etários com deficiência e impunha ação iniciada na fase aguda e continuada em tratamento ambulatório na comunidade.[20]

Nos Estados Unidos da América (EUA), a enfermagem de reabilitação também surgiu sob o cenário de guerra, quando os planos de saúde começaram a contratar enfermeiras para avaliar pacientes feridos em batalhas. Alice Morrissey foi uma enfermeira visionária que obteve destaque nessa época após escrever o primeiro livro na área, intitulado Enfermagem de Reabilitação, em 1951. Além dela, Harriet Lane (1830-1903), também foi muito importante para a história da enfermagem de reabilitação no país, tendo trabalhado na *Liberty Mutual Insurance Company* como coordenadora de programas de reabilitação.[21]

Neste cenário, a enfermagem de reabilitação é entendida como um campo diverso e complexo do conhecimento, sendo-lhe atribuída a mesma importância de especializações como cardiologia, geriatria e neurologia. Por isso, existe nos EUA uma organização cuja única missão é apoiar e promover os enfermeiros de reabilitação, chamada Associação de Enfermeiros de Reabilitação.[21]

Algo que difere a enfermagem de reabilitação nos vários países é o foco que é dado em cada lugar. Países como a Inglaterra, Austrália e Nova Zelândia têm eixo bem importante centrado em cuidados de enfermagem para pessoas com deficiência intelectual/cognitiva. Já os EUA e o Canadá possuem muitas empresas de enfermagem de reabilitação voltadas ao cuidado domiciliar de longa duração.[19]

Organizações internacionais dos países citados estimulam, desde a década de 1980, a formação e o desenvolvimento de profissionais capacitados para o atendimento de pessoas com deficiência, para que essas pessoas possam integrar a comunidade de forma produtiva. A partir disso, deu-se o despontar da reabilitação no Brasil, buscando o enfoque na pessoa em sua singularidade e totalidade, e, para esse objetivo ser atendido, faz-se necessário o profissional da enfermagem como parte da equipe de reabilitação, com sua atuação na área do autocuidado e da educação para a saúde.[18]

O Brasil ainda está engatinhando na temática enfermagem de reabilitação. Isso se deve em grande parte pela ausência de legislação a esse respeito. Em 1980, foi encaminhada ao ministério do Trabalho a Classificação Brasileira de Ocupação das Atividades do Enfermeiro de Reabilitação, que visava definir as atribuições de um enfermeiro dentro de um centro de reabilitação. Porém, o número de centros era pequeno, e menor ainda era o número de enfermeiros que atuavam, portanto, essa classificação não obteve grande destaque.[18]

Em 2011 foi sancionada a Política Nacional do Deficiente, chamada "Viver sem Limites", que foi um grande avanço na área, determinando planos de redes de atenção, implementação de centros especializados e necessidades de profissionais capacitados. Infelizmente, esta política centra a assistência nos profissionais médico e fisioterapeuta, deixando lacunas relacionadas com a equipe multidisciplinar, e consequentemente defasando ainda mais o reconhecimento da enfermagem de reabilitação.[22]

Além disso, podemos destacar, a teoria das Necessidades Humanas Básicas elaborada pela enfermeira brasileira, Wanda de Aguiar Horta (1970), que procura atender o indivíduo como um todo na sua integralidade, a partir do atendimento de suas necessidades em cinco níveis: fisiológicas; segurança; amor; estima; e autorrealização. Nesse período, embora ainda que não existisse a especialização oficialmente reconhecida, já se pode observar a intensa relação entre enfermeiro e reabilitação, contudo, é visível que a enfermagem de reabilitação, em seus primórdios, foi direcionada ao cuidado de pessoas jovens e ainda produtivas, com lesões e consequências devidas a traumas.[23]

Porém, em relação à formação do enfermeiro de reabilitação, ainda não há nenhum curso de especialização na área no Brasil, e essa especialidade não está entre as quase 44 reconhecidas pelo o Conselho Profissional. Essa realidade se contrapõe à crescente necessidade epidemiológica que vem sendo causada pelos vários aspectos da vida contemporânea que tendem a aumentar a dependência, como a violência e o envelhecimento da população.[24]

Há um consenso de que a enfermagem de reabilitação agrega ao cuidado a intenção de maximizar a independência e a funcionalidade. Neste sentido, presta um cuidado voltado para o outro inserindo-o em seu cotidiano. Isto fica evidente nos temas dos encontros profissionais, que versam sobre a identidade deste cuidado e da relação que se deve estabelecer entre profissional e pessoa para que ele seja realizado. Tal relação é essencialmente educativa, pois o profissional compartilha com o sujeito cuidado, formas de ele poder viver no cotidiano com maior independência.[21]

ASSOCIAÇÕES DE ENFERMEIROS NO CONTEXTO INTERNACIONAL DA ENFERMAGEM DE REABILITAÇÃO

As entidades representativas profissionais existem para articular e defender a ética, os direitos e deveres dos profissionais, assim como prestar um serviço para a sociedade, podendo ser conselhos, associações, federações e sindicatos.[24] No contexto da enfermagem de reabilitação, destacam-se as associações de enfermagem que atuam no fortalecimento da profissão, desenvolvimento científico, cultural e político. Além disso, realizam ações de representação profissional e atualização profissional em enfermagem.[19,24]

No contexto da enfermagem brasileira, temos a Associação Brasileira de Enfermagem (ABEn), que é uma entidade de caráter cultural, científico e político, com personalidade jurídica própria de direito privado e que abrange todas as categorias de enfermagem, seja de nível superior, técnico, estudantes entre outros. A ABEn foi criada em 1926 como Associação Nacional de Enfermeiras Diplomadas pelas primeiras enfermeiras da Escola de Enfermeiras de Saúde Pública, atual Escola de Enfermagem Anna Nery, no Rio de Janeiro, e só em 1954 passou a se chamar Associação Brasileira de Enfermagem (ABEn), mantida até os dias atuais. Defende a linha de educação em enfermagem, pesquisa científica, trabalho de enfermagem como prática social, essencial à assistência social e à saúde e à organização e ao funcionamento dos serviços de saúde.[25] A reabilitação não é vista como linha principal de trabalho, entretanto é abordada paralelamente com os outros eixos de trabalho, assim como a área de urgência e emergência, saúde da família e outras especialidades.

A partir disto, destacamos algumas associações de enfermeiros de reabilitação para uma visão global dessa especialidade. Em Portugal, em 1969, surgiu a Sociedade Portuguesa dos Enfermeiros Especializados em Enfermagem de Reabilitação, que posteriormente passou a ser designada Associação Portuguesa dos Enfermeiros Especializados em Enfermagem de Reabilitação (APEEER) e, atualmente, Associação Portuguesa dos Enfermeiros de Reabilitação (APER). Esta é uma entidade representativa sem fins lucrativos que visa apoiar, incentivar e desenvolver cuidados especializados prestados pelos enfermeiros de reabilitação. Seus estatutos foram publicados no Diário da República desde 1978, promovendo o desenvolvimento desta especialidade. Este compromisso é o que vem tornando a APER uma estrutura ágil, moderna, capaz de levar informações a todos em tempo útil, fomentando o intercâmbio ou sendo membro de organizações profissionais congêneres. Atualmente, a APER é responsável pela *Revista Portuguesa de Enfermagem de Reabilitação (RPER)*, cujo primeiro número foi publicado em junho de 2018.[26]

Nos Estados Unidos da América (EUA), existe a Associação de Enfermeiros de Reabilitação (*Association of Rehabilitation Nurses* – ARN), a qual foi fundada em 1974 numa época em que a enfermagem de reabilitação se tornou reconhecida como uma especialidade da enfermagem. O principal objetivo da ARN é aprimorar a prática profissional de enfermagem de reabilitação através do desenvolvimento profissional, da contribuição e do meio científico, buscando a melhora da qualidade de vida das pessoas com deficiências e/ou algumas doenças crônicas. Realiza conferências anuais desde 2016.[27]

A Associação Canadense de Enfermeiros de Reabilitação (*Canadian Association of Rehabilitation Nurses* – CARN) é a instituição nacional para enfermeiros de reabilitação. Realiza eventos anuais desde 2007 e publica um informativo sobre o tema desde 2007 e *on-line* a partir de 2009. No Canada também há a Associação de Enfermeiros de Reabilitação de Ontário (*Ontario Association of Rehabilitation Nurses* – OARN), voltada tanto para enfermeiros de Ontário, como para estudantes de enfermagem com interesse em reabilitação.[28]

Países como a Austrália e Nova Zelândia contam com a Associação de Enfermeiros de Reabilitação da Australásia (*Australasian Rehabilitation Nurses' Association* – ARNA), fundada em 1991. Sua missão é investir no avanço da prática da Enfermagem de Reabilitação, liderando seu desenvolvimento através da advocacia, educação e pesquisa.[29] Em 2021 estará realizando a sua 30ª Conferência Anual para discussões acerca do tema da reabilitação.

Na Bélgica, temos a Associação Belga de Enfermagem de Reabilitação (*Belgische Vereniging voor Revalidatie Verpleegkunde* – BVRV), voltada para enfermeiros e prestadores de cuidados que atuam na área de reabilitação. A BVRV atua em um campo amplo desde os cuidados de baixa complexidade ate cuidados com alta tecnologia. A enfermagem de reabilitação possui um relacionamento a longo prazo com a família e o paciente, oportunizando aquisição de autonomia, através da participação do seu plano terapêutico e do estímulo ao autocuidado.[30]

Na França, existe a Associação de Enfermeiros de Reeducação e Reabilitação (*Association des Infirmiers en Rééducation et Réadaptation* – AIRR), formada essencialmente por enfermeiros que trabalham em serviços ou centros de reabilitação. A AIRR está engajada no processo de otimização de qualidade de vida da pessoa com deficiência, com atendimento mais qualificado por meio da educação em saúde e pesquisa.[31] Em 2021 realizará a 39ª Jornada de Estudos em Reabilitação.

Na Suíça, tem a Associação Suíça para Ciências de Enfermagem (*Association suisse pour les sciences infirmières* – VFP/APSI) fundada em 1995, a qual também possui como um dos campos de especialidade da enfermagem os cuidados de reabilitação. Os principais objetivos são fortalecer a especialidade de reabilitação através de evidências científicas, treinamentos especializados e intercâmbios para projetos voltados aos cuidados em reabilitação.[32]

A Associação de Enfermeiros da Rússia (Ассоциация медицинских сестер России – PAMC), fundada em 1992, divide-se em 16 áreas especializadas, dentre as quais se encontra a área de enfermagem de reabilitação.[33] Ademais, é formada pelas regionais que também se dividem em áreas de atuação, muitas delas com a seção de enfermagem de reabilitação, como a de Kirov, por exemplo.[34]

No Japão, existe a Sociedade Japonesa de Enfermagem de Reabilitação – NPO, que coordena atividades pedagógicas sobre enfermagem de reabilitação, colaborando no desenvolvimento da temática. Criada em 1989, em uma conferência acadêmica denominada 1º Grupo de Estudos de Enfermagem de Reabilitação do Japão e sendo renomeada em 1992 como Sociedade Japonesa de Enfermagem de Reabilitação.[35]

Na China, há a Associação Chinesa de Enfermagem (CNA), com uma seção dedicada à enfermagem de reabilitação.[36] Além disso também há outras associações com enfermagem de reabilitação, como, por exemplo, o Comitê de Enfermagem de Reabilitação da Sociedade de Enfermagem de Shandong, estabelecido em 2013; a Associação de Enfermeiros de Guangdong, na China, com a seção de enfermagem de reabilitação de cuidados críticos, estabelecida em 2020.[37-38]

A Coreia do Sul também possui a Sociedade Acadêmica Coreana de Enfermagem de Reabilitação (*Korean Academic Society of Rehabilitation Nursing* – KASReN), fundada em 1997.[39]

Apesar da importância da enfermagem de reabilitação, observam-se ainda poucas entidades que lutam para esse reconhecimento e suas melhorias. Justificando-se também por grande parte dos profissionais de enfermagem pelo mundo não ter contato com a área, desconhecendo a importância dela para a saúde, bem-estar e autonomia do paciente em reabilitação. Entretanto, percebe-se a nível mundial que as associações existentes buscam proporcionar melhores condições de cuidados gerando a melhora da qualidade de vida dos pacientes em reabilitação. Para isso, os profissionais de enfermagem buscam sempre estar se aperfeiçoando, realizando pesquisas baseadas em evidências e estimulando vivências de outros profissionais de enfermagem na reabilitação.

CONSIDERAÇÕES FINAIS

Ao finalizar este capítulo tratando da história da reabilitação em todo o mundo, na enfermagem e das entidades organizativo-científicas da área, podemos perceber que, embora ainda tenhamos um longo caminho pela frente, em termos de valorização, reconhecimento da área como essencial, já foram vencidos muitos desafios.

Esta é uma das grandes importâncias da história. Ela nos possibilita olhar o passado criticamente e, a partir daí, analisando os avanços e retrocessos, perceber o quanto foi conseguido e traçar perspectivas para o futuro.

Evolutivamente, percebe-se que há ainda muito poucos países envolvidos em ações que beneficiem diretamente a população com alguma deficiência. Passando pelo básico, que são as políticas inclusivas específicas para as pessoas com deficiência, a criação de condições ambientais de acessibilidade em todo o mundo. Além disso e extremamente necessário é a mudança cultural da sociedade, visando a real inclusão da pessoa deficiente nas escolas, no trabalho e nos ambientes de lazer, até avançar para a formação e desenvolvimento de profissionais capacitados para o atendimento de pessoas com deficiência, para que essas pessoas possam integrar a comunidade de forma produtiva.

REFERÊNCIAS BIBLIOGRÁFICAS

1. Conselho Federal de Enfermagem (Brasil). Resolução nº 625, de 19 de fevereiro de 2020. Altera a Resolução Cofen nº 581, de 11 de julho de 2018. Diário Oficial da União 09 março 2020;Seção 1.
2. Schoeller SD, Martins MM, Ribeiro I, Lima DKS, Padilha MI, Gomes BP. Breve panorama mundial da enfermagem de reabilitação. RPER. 2018;1(1):6-12. [Internet] Acesso em 4 Dezembro 2020. Disponível em: https://www.aper.pt/ficheiros/revista/rperv1n1.pdf
3. World Health Organization. Tópicos de Saúde. 4 - Reabilitação. 2011 [Internet] Acesso em 9 Janeiro 2021. Disponível em: https://www.who.int/disabilities/world_report/2011/chapter4_por.pdf
4. Ministério da Saude (PT). Medicina física e Reabilitação. 2017 [Internet]. Acesso em 9 Janeiro 2021. Disponível em: https://www.sns.gov.pt/wp-content/uploads/2017/03/2017-01-27-RNEHRMedFisicaReabVersaoFinal.pdf
5. Gugel MA. A pessoa com deficiência e sua relação com a história da humanidade. AMPID (Associação Nacional dos Membros do Ministério Público de Defesa dos Direitos dos idosos e Pessoas com Deficiência) 2015 [Internet] Acesso em 15 Janeiro 2021. Disponível em http://www.ampid.org.br/ampid/Artigos/PD_Historia.php
6. Rodrigues APN, Lima CA. A história da pessoa com deficiência e da educação especial em tempos de inclusão. Revista Interritórios. 2017;3(5):1-13. [Internet] Acesso em 25 Novembro 2020. Disponível em: https://periodicos.ufpe.br/revistas/interritorios/article/view/234432
7. Krusen FH. Krusen's Handbook of Physical Medicine and Rehabilitation. Philadelphia: WB Saunders; 1941.
8. Thurston AJ. Paré and prosthetics: the early history of artificial limbs. ANZ J Surg. [Internet] 2007;77(12):1114-1119. Acesso em 20 Dezembro 2020. Disponível em: https://onlinelibrary.wiley.com/doi/abs/10.1111/j.1445-2197.2007.04330.x
9. Opitz JL, Folz TJ, Gelfman R, Peters DJ. The history of physical medicine and rehabilitation as recorded in the diary of Dr. Frank Krusen: part 1. Gathering momentum (the years before

1942). Arch Phys Med Rehab. 1997;78(4):442-445. [Internet] Acesso em 21 Dezembro 2020. Disponível em: https://pubmed.ncbi.nlm.nih.gov/9111468/
10. Folz TJ, Opitz JL, Peters DJ, Gelfman R. The history of physical medicine and rehabilitation as recorded in the diary of Dr. Frank Krusen: part 2. Forging ahead (1943-1947). Arch Phys Med Rehab. 1997;78(4):446-450. [Internet] Acesso em 21 Dezembro 2020. Disponível em: https://pubmed.ncbi.nlm.nih.gov/9111469/
11. Levan A, Steven A, Stiens MA. History of medicine: History of Physical Medicine and Rehabilitation and its Ethical Dimensions. AMA J Ethics. 2015;17(6):568-574. [Internet] Acesso em 12 Janeiro 2021. Disponível em: https://journalofethics.ama-assn.org/sites/journalofethics.ama-assn.org/files/2018-05/mhst1-1506.pdf
12. Corrent N. Da antiguidade a contemporaneidade: a deficiência e suas concepções. Revista Científica Semana Acadêmica. 2016. [Internet] Acesso em 20 Dezembro 2020. Disponível em: https://semanaacademica.org.br/artigo/da-antiguidade-contemporaneidade-deficiencia-e-suas-concepcoes
13. World Health Organization. Relatório Mundial sobre Deficiência. 2011 [Internet] Acesso em 9 Janeiro 2021. Disponível em: https://apps.who.int/iris/bitstream/handle/10665/44575/9788564047020_por.pdf?sequence=4
14. Augustin I. Modelos de deficiência e suas implicações na educação inclusiva. In: Seminário de Pesquisa em Educação, IX, 2012, Caxias do Sul. Anais. Caxias do Sul: ANPED Sul. 2012:1-6. [Internet] Acesso em 25 Novembro 2020. Disponível em: http://www.espanholacessivel.ufc.br/modelo.pdf
15. Fernandes LB, Schlesener A, Mosquera C. Breve Histórico da Deficiência e seus Paradigmas. Revista do Núcleo de Estudos e Pesquisas Interdisciplinares em Musicoterapia. 2011;2:132-144. [Internet] Acesso em 15 Dezembro 2020. Disponível em: http://periodicos.unespar.edu.br/index.php/incantare/article/view/181
16. Bampi LNS, Guilhem D, Alves ED. Modelo social: uma nova abordagem para o tema deficiência. Rev. Latino-am. Enfermagem. 2010;4(18):1-9. [Internet] Acesso em 2 Dezembro 2020. Disponível em: http://www.scielo.br/pdf/rlae/v18n4/pt_22.pdf
17. Souza LA. Trajetória Histórica da reabilitação na cidade de São Paulo. [Dissertação de Mestrado]. Programa de Pós-Graduação em Enfermagem na Saúde do adulto. 2010 [Internet]. Acesso em 3 Dezembro/2020. Disponível em: https://www.teses.usp.br/teses/disponiveis/7/7139/tde-12082010-142752/público/Luciana Souza.pdf
18. Souza LA, Faro ACM. História da reabilitação no Brasil, no mundo e o papel da enfermagem neste contexto: reflexões e tendências com base na revisão de literatura. Rev Enfermería Global 2011;24. [Internet] Acesso em 2 Dezembro 2020. Disponível em: http://scielo.isciii.es/pdf/eg/v10n24/pt_revision4.pdf
19. Schoeller S, Martins M, Ribeiro I, Lima D, Padilha M, Gomes B. Breve panorama mundial da enfermagem de reabilitação. Rev Port Enferm Reabil. 2018;1(1):7-13 [Internet] Acesso em 3 Dezembro 2020. Disponível em: https://www.aper.pt/ficheiros/revista/rperv1n1.pdf
20. Ordem dos Enfermeiros (PT). História da Enfermagem de Reabilitação. 2003 [Internet] Acesso em 13 Janeiro 2021. Disponível em: https://www.aper.pt/Geral/paginas.aspx?cod=107
21. Spasser MA, Weismantel A. Mapping the literature of rehabilitation nursing. J Med Libr Assoc. 2006 Apr;94(2 Suppl):E137-E142. [Internet] Acesso em 15 Dezembro/2020. Disponível em: https://www.ncbi.nlm.nih.gov/pmc/articles/PMC1463035/
22. Schoeller SD, Padilha MICS, Ramos FRS, Silva DMGV, Leopardi MT, Lorenzini A. Pesquisa em enfermagem de reabilitação: apontamentos da realidade brasileira. In: Gomes B, Rocha MC, Martins MM, Gonçalves MN. (Org.) Investigação em enfermagem de reabilitação: um novo conhecimento para guiar a prática de cuidados. Porto: Escola Superior de Enfermagem; 2014. p. 36-45.
23. Santos AM, Fontes NML, Nogueira EC. Aplicabilidade da Teoria de Wanda Horta no Autocuidado a Pacientes Ostomizados. Congresso Internacional de Enfermagem. 2017;1(1):1-4. [Internet] Acesso em 13 Janeiro 2021. Disponível em: https://eventos.set.edu.br/cie/article/view/6198/0

24. Brasil. Conselho Regional de Enfermagem de Santa Catarina. O papel das entidades representativas da Enfermagem. [Internet] 2014 Acesso em 5 Janeiro 2021. Disponível em: http://www.corensc.gov.br/2014/02/06/o-papel-das-entidades-representativas-da-enfermagem/
25. Associação Brasileira de Enfermagem (ABEn). História. 2021 [Internet]. Acesso em 15 Janeiro/2021. Disponível em: http://www.abennacional.org.br/site/historia/
26. Associação Portuguesa dos Enfermeiros de Reabilitação (APER). Quem somos. 2021 [Internet]. Acesso em 5 Janeiro 2021. Disponível em: https://www.aper.pt/Geral/paginas.aspx?cod=101
27. Associação de Enfermeiros de Reabilitação (ARN). História da Enfermagem de Reabilitação. 2020 [Internet]. Acesso em 5 Janeiro 2021. Disponível em: https://rehabnurse.org/about/history
28. Associação de Enfermeiros de Reabilitação de Ontário (OARN). Bem-vindo ao OARN. 2020 [Internet]. Acesso em 2 Dezembro 2020. Disponível em: http://www.oarn.ca/index.php
29. Associação de Enfermeiros de Reabilitação da Australásia (ARNA). Bem-vindo ao novo site da ARNA. 2020 [Internet]. Acesso em 5 Janeiro 2021. Disponível em: https://www.arna.com.au/
30. Associação Belga de Enfermagem de Reabilitação (BVRV). Associação Belga de Enfermagem de Reabilitação. 2020 [Internet]. Acesso em 3 Dezembro 2020. Disponível em: http://www.bvrv.be/
31. Associação de Enfermeiros de Reeducação e Reabilitação (AIRR). Editorial do presidente. 2020 [Internet]. Acesso em 2 Dezembro/2020. Disponível em: https://www.airr.eu/
32. Associação Suíça para Ciências de Enfermagem (VFP/APSI). Cuidados de reabilitação. 2020 [Internet]. Acesso em 7 Dezembro 2020. Disponível em: https://www.vfp-apsi.ch/fr/societes-scientifiques/soins-de-rehabilitation/
33. Associação de Enfermeiros da Rússia (PAMC). História. 2020 [Internet]. Acesso em 3 Dezembro 2020. Disponível em: https://medsestre.ru/istorija/
34. Ministério de Saúde da região de Kirov. Associação de Enfermagem. 2020 [Internet]. Acesso em 2 Dezembro 2020. Disponível em: http://www.medkirov.ru/site/LSPF8D87C
35. Sociedade Japonesa de Enfermagem de Reabilitação (NPO). História do JRNA. 2020 [Internet]. Acesso em 7 Dezembro 2020. Disponível em: https://www.jrna.or.jp/history.html
36. Departamento de Educação Continuada da Associação Chinesa de Enfermagem (CNA). Cursos de treinamento especializado. 2020 [Internet]. Acesso em 7 Dezembro/2020. Disponível em: http://www.zhhlxh.org.cn/cnaWebcn/
37. Departamento de Medicina de Reabilitação do Segundo Hospital Afiliado da Universidade de Medicina Tradicional Chinesa de Shandong. A segunda reunião acadêmica do primeiro Comitê Profissional de Enfermagem de Reabilitação da Sociedade Provincial de Enfermagem de Shandong foi realizada em Jinan. 2015 [Internet]. Acesso em 7 Dezembro 2020. Disponível em: http://sdkfyx.com/xinwen_show.asp?id=719
38. Peihang H. Liao Youwan foi eleito presidente da Seção de Enfermagem de Reabilitação Intensiva da Associação de Enfermeiros de Guangdong. 2020. [Internet] Acesso em 7 Dezembro 2020. Disponível em: http://www.gdghospital.org.cn/NewsMessage-19711.aspx
39. Sociedade Acadêmica Coreana de Enfermagem de Reabilitação (KASReN). História. 2020. [Internet]. Acesso em 10 Dezembro 2020. Disponível em: http://kasren.or.kr/sobis/kasren.jsp

FUNDAMENTOS PARA A INTERVENÇÃO EM REABILITAÇÃO

CAPÍTULO 3

Maria Manuela Ferreira Pereira da Silva Martins
Cristine Moraes Roos ▪ Carla Silvia Fernandes
Rute Pereira ▪ André Felipe Britto de Mesquita

RESUMO

O capítulo que apresentamos denominado de "Fundamentos para a Intervenção em Reabilitação" resulta do estado da arte sobre o tema e da vasta experiência dos autores neste contexto. Ao longo do mesmo são abordados conceitos para sustentar os fundamentos para a intervenção de profissionais em torno do objetivo da reabilitação de pessoas num processo de contexto alargado onde se inclui a própria pessoa que necessita de reabilitação como o ambiente no seu todo. Ao longo das próximas páginas debatem-se a diversidade humana, a deficiência e os direitos humanos, seguindo-se a importância da participação social na reabilitação, na qual incluímos as tecnologias e a participação social. Com efeito, a intervenção em reabilitação deve transcender a pessoa, devendo alargar-se à família, aos grupos, à sociedade e ao ambiente, promovendo a acessibilidade e a participação social, onde se incluem todos os tipos de estratégias, nomeadamente as tecnologias, focando-se na capacitação das pessoas para melhorar a sua participação na sociedade.

INTRODUÇÃO

Fundamentar o processo assistencial para a reabilitação transcende a intervenção em torno da pessoa mas aproxima-nos de uma realidade complexa na qual necessariamente temos que compreender as pessoas como um todo. A pessoa é o centro e o fundamento principal para a compreensão do fundamento da intervenção em reabilitação. Intervir em reabilitação torna imperioso o conhecimento da pessoa-alvo deste cuidado, pelo que se torna necessário partir do conceito com olhares distintos sobre o mesmo. Filósofos, psicólogos, sociólogos e enfermeiros acrescem particularidades que provavelmente nos ajudarão a compreender o que está para além do termo e a reconstruir uma ideia que suporte com clareza a intervenção.

Para a filosofia, o conceito é difícil de definir, contudo podemos dizer que é uma entidade que tem certas capacidades ou atributos associados à personalidade, num contexto particular moral, social ou institucional.

Como enfermeiras, faz-nos sentido diferenciar o conceito de pessoa com olhares teóricos de enfermagem para nos situarmos, enquanto membros efetivos de uma equipe profissional na assistência de reabilitação, e responder à pergunta: qual o fundamento para a intervenção em reabilitação e que contributos podemos trazer como enfermeiros?

Se para Florence Nightingale a pessoa era analisada enquanto doente, mas já valorizando uma constituição assente nos aspectos físicos, intelectuais, emocionais, sociais e espirituais,[1] o que nos levaria a situarmo-nos na pessoa com deficiência como um doente, esta era já passou e acrescentamos ao conhecimento o pensamento de Virgínia Henderson, para a qual a pessoa é um ser biológico, psicológico e social, que precisa de assistência para obter saúde e independência na satisfação das necessidades ou a morte pacífica. Independência esta que justifica em parte a intervenção continua na área da reabilitação.[1]

A intervenção em reabilitação é complexa não só pela procura do melhor diagnóstico da pessoa que necessita de reabilitação, considerando que a pessoa é distinguida das outras vivas, como refere Dorthea Orem, pela sua capacidade de refletir sobre ela mesma e o ambiente, de simbolizar o que experimenta e usar criações simbólicas, ideias ou palavras, no pensamento, na comunicação e na orientação dos esforços para aquilo que é benéfico para ela e para os outros, mas também pelas estratégias que podem ser usadas para a intervenção.[1]

A reabilitação pode, dentro das suas diferentes abordagens, aos olhos da arquitetura, ser vista como uma intervenção integrada de adaptação de uma construção ou sítio com o objetivo de permitir a sua utilização, que procura melhorar os seus níveis de desempenho e implica a preservação dos valores com significado cultural neles existentes. É um termo que vem do latim *re + habilito*, tornar apto, fazer hábil, voltar a tornar apto. O conceito é aplicado na área da saúde com o mesmo sentido, e a reabilitação é simplesmente a intervenção destinada a proporcionar desempenho compatível com exigências ou condicionalismos atuais.[2]

A intervenção em reabilitação exige um processo que suporta a tomada de decisão dos profissionais que intervêm nesta área. Neste sentido exigem-se a identificação dos problemas e das necessidades da pessoa, o relacionamento dos transtornos com os fatores relevantes que a pessoa, como ser unitário, apresenta consigo mesma e com o ambiente, seguindo-se com a definição de metas nas quais o elemento central, a pessoa e os profissionais apenas serão os meios para atingirem essas metas de forma planejada, prosseguindo-se com a implantação de todas as medidas que levem ao sucesso dessa pessoa e por último a avaliação. Muito da intervenção passa por capacitar as pessoas com deficiência e seus cuidadores, pois é fundamental para desenvolver os conhecimentos e as habilidades para a autoajuda, a assistência, a gestão e a tomada de decisões. Neste sentido a capacitação tem uma visibilidade particular na parceria desenvolvida com a pessoa e sua família.

A reabilitação é fornecida ao longo de uma assistência contínua desde o atendimento hospitalar até a comunidade,[3] particularmente para reduzir a deficiência e melhorar a qualidade de vida[4], mas também criar condições de sucesso para a pessoa que necessita desta intervenção, podendo-se afirmar que a reabilitação também tem por objetivo a prevenção de complicações.

De forma a criar uma abordagem crítica e uma análise que nos ajude a fundamentar o processo de intervenção em reabilitação, trazemos para o debate uma pesquisa sobre a diversidade humana, deficiência e direitos humanos, seguindo-se a importância da participação social na reabilitação em que incluímos as tecnologias e a participação social. Contudo este percurso leva-nos ainda a explorar as diferentes formas de inclusão e exclusão que, por sua vez, faz-nos terminar com a influência do capacitismo nestes processos, particularizando para as diferenças entre as pessoas.

Pretendemos com este capítulo trazer para o debate sustentabilidade para se compreender os fundamentos para a intervenção de profissionais em torno do objetivo da reabilitação de pessoas num processo de contexto alargado onde se inclui a própria pessoa que necessita de reabilitação como o ambiente no seu todo.

DIVERSIDADE HUMANA, DEFICIÊNCIA E DIREITOS HUMANOS

Os Direitos Humanos foram apropriados pela política progressista como forma de emancipação social, porém foram utilizados duplos critérios para a avaliação da violação dos Direitos Humanos, quer por complacência, quer por uma necessidade maior, ou, em nome de objetivos do desenvolvimento, justificando a prática de atrocidades indescritíveis.[5]

Para o autor, a discussão atual sobre os Direitos Humanos traz para a reflexão a componente cultural e religiosa associada a estes direitos, uma vez que revelam a diferença e as particularidades associadas à cultura e à religião. Portanto, como podem os Direitos Humanos ser, ao mesmo tempo, uma política cultural e global capaz de garantir novas e intensas formas de inclusão social?

Os Direitos Humanos são na sua essência muito complexos de alcançar, podendo tomar dois caminhos para a sua concretização: o de tornar-se um fenômeno local globalizado (localismo globalizado), ou seja, como forma de globalização hegemônica, ou, através de iniciativas diversificadas e heterogêneas, movimentos e organizações que lutam contra a exclusão e a discriminação social, ou seja, uma globalização contra-hegemônica (de baixo para cima) em que a sua abrangência em nível global será conseguida através da legitimidade local. Para tal, os Direitos Humanos devem ser reconceptualizados como multiculturais, equilibrando aquilo que é a globalização e a legitimidade local.[5]

De acordo com o autor, enquanto os mesmos forem pensados como universais, tenderão a funcionar na perspectiva de cima para baixo e, portanto, como forma de globalização hegemônica e não em consideração à multiculturalidade associada aos Direitos Humanos. Só assim, em um diálogo intercultural sobre a dignidade humana, sem recorrer a falsos universalismos – da cultura ocidental –, poderão ser concretizados em uma lógica local e posteriormente global.[5]

Para esta política emancipatória dos Direitos Humanos um dos princípios é que todas as culturas distribuem as pessoas e grupos sociais em dois princípios: o princípio da igualdade e o princípio da diferença, e é neste equilíbrio entre a luta pela igualdade e a luta pelo reconhecimento das diferenças, numa concessão multicultural, que poderemos construir uma nova forma de compreender os Direitos Humanos.[5]

Assim, para este diálogo intercultural deve, entre outros, ser considerado o seguinte imperativo transcultural: "Temos o direito a ser iguais quando a diferença nos inferioriza; temos o direito a ser diferentes quando a igualdade nos descaracteriza."[5]

Como podemos constatar, a diversidade humana não foi sempre admitida ou tolerada. Olhando para a história mundial, podemos verificar que em várias ocasiões a diversidade humana foi condenada e mesmo aniquilada.

No capítulo das desigualdades da história mundial, a história das pessoas com deficiência é importante, uma vez que estas foram objeto de discriminação e preconceito em virtude das suas características individuais. Sem dúvida, a longa duração dessa forma de tratamento, a exclusão, deixou marcas que se arrastaram por muito tempo pela história.

A transformação da sociedade é impulsionada pela valorização das diferenças dos seus cidadãos. Uma sociedade só se desenvolve e atinge o seu potencial se for capaz de integrar todas as pessoas, deixando lugar para a expressão das singularidades individuais, respeitando e valorizando a diversidade humana.

Podemos admitir que a diversidade humana é uma característica da condição humana. Não há uma pessoa igual à outra, ela é considerada única porém a experiência é social e coletiva.[6] Posto isto, a criação de políticas que promovam a integração da diversidade através do reconhecimento das diferenças é fundamental, como por exemplo a ratificação da Convenção sobre os Direitos das Pessoas com Deficiência, que introduziu uma mudança de paradigma.

O processo de construção dos Direitos Humanos das pessoas com deficiência conheceu diferentes trajetórias. Numa primeira fase as pessoas com deficiência eram vistas como impuras, pecadoras ou um resultado de castigo divino; posteriormente, passaram por uma fase marcada pela invisibilidade, dado que estas pessoas eram encerradas em uma instituição por toda a vida. Depois, numa perspectiva assistencialista da deficiência na qual a pessoa era vista como tendo alguma doença que precisa ser tratada. Para tal, deveriam passar por um tratamento que reduzisse os efeitos da deficiência e se tornarem mais adequadas para a vida em sociedade. Ou seja, o problema era exclusivo da pessoa, ela é que precisava ser "consertada".

Finalmente, na quarta fase, já em perspectiva orientada pelo paradigma dos Direitos Humanos, a tônica é colocada na relação da pessoa com o meio, sendo que, para o pleno exercício de direitos é necessário eliminar barreiras e obstáculos, sejam de cariz cultural, físico, social, programático, para a participação e autonomia das pessoas com deficiência em sociedade.

No sentido de definir um novo rumo e abandonar anos e anos de história de discriminação, segregação e exclusão das pessoas com deficiência é adotada a 13 de dezembro de 2006, em Nova Iorque, a Convenção sobre os Direitos das Pessoas com Deficiência, designada posteriormente como convenção. No artigo 3º sobre os seus princípios gerais consta o respeito pela diferença e aceitação das pessoas com deficiência como parte da diversidade humana e humanidade.[7]

A igualdade e a discriminação andam de mãos dadas com conceitos antagônicos como inclusão e exclusão. Se por um lado a igualdade pressupõe formas de inclusão social, por outro a discriminação implica formas de exclusão, de não reconhecimento, ou pior, de intolerância para com as diferenças e diversidade humana. Portanto, apesar de ser importante legislar sobre medidas de proibição de exclusão social, estas medidas não se traduzem automaticamente numa sociedade inclusiva[8], para tal é importante criar mecanismos e definir novos caminhos e metas através da implementação de medidas concretas que respeitem a diferença e a diversidade humana.

É fundamental considerar a diversidade humana e as características das pessoas com deficiência, sendo necessário ter em consideração as suas potencialidades e necessidades específicas e uma política que garanta a cidadania como forma de quebrar com o paradigma assistencialista associado às questões da deficiência.

Para o exercício da cidadania é essencial que a pessoa com deficiência tenha os mesmos direitos e deveres que os demais cidadãos. Para que tal seja possível, a acessibilidade é uma condição necessária, consagrada na Convenção, para que a pessoa viva de forma o mais independente possível e participe plenamente em todos os aspectos da vida em sociedade.

A acessibilidade é um direito em si mesmo, mas, ao mesmo tempo, um direito instrumental para a concretização de outros direitos.[9,10] Por exemplo, pela acessibilidade arquitetônica poderá ser possível aceder às instalações da escola, do local de trabalho ou aos serviços de saúde, ou seja, estarei a gozar do direito à educação, ao trabalho e à saúde.

Assim, acessibilidade pode ser definida como a oportunidade e a condição de alcance, percepção e entendimento para utilizar e aceder, de forma segura e sem necessidade de ajuda de terceiros, a espaços, mobiliário, equipamentos urbanos e edificações, sejam de uso público, privado ou coletivo, a transportes, à informação e à comunicação, em formato analógico ou digital, e à tecnologia.[11]

O conceito de acessibilidade integra várias dimensões: a acessibilidade atitudinal – ausência de preconceitos, estigmas e discriminação; a acessibilidade metodológica – ausência de barreiras nas técnicas de estudo, trabalho; a acessibilidade instrumental – ausência de barreiras nos utensílios de trabalho ou lazer; a acessibilidade comunicacional – ausência de barreiras na comunicação interpessoal, escrita e digital; a acessibilidade programática – ausência de barreiras invisíveis integradas em instrumentos jurídicos, políticas públicas, normas ou regulamentos; e, por fim, a acessibilidade arquitetônica – ausência de barreiras físicas nas habitações, edifícios e equipamentos públicos e nos meios de transporte.[12,13] Em suma, a acessibilidade é uma pré-condição ao exercício de todos os outros direitos e deveres fundamentais consagrados na constituição.

A diversidade humana surge em nível social, mas também pessoal, uma vez que ocorrem mudanças nas pessoas que alteram a forma como elas interagem com o meio, ao longo do ciclo de vida, daí que ao pensarmos nestas questões estamos a contribuir para a nossa própria existência, dado que somos seres mutáveis, que ao longo da nossa própria existência vamos diferindo em relação a nós mesmos.[14]

Para a celebração das diferenças e da individualidade é importante que o meio esteja preparado para acolher todas as pessoas, eliminando para tal qualquer barreira ou obstáculo que impeça a valorização das diferenças e do desenvolvimento do potencial humano.[6]

O desenho universal, permite conceber e criar de forma o mais universal possível e que todas as pessoas em geral sejam capazes de usar, sendo que se adequa à diversidade humana no sentido em que tenta dar resposta às necessidades específicas de mobilidade e funcionalidade como forma de promover a inclusão e o acesso universal, apesar das características individuais.[13]

Um dos objetivos do desenho universal é criar ambientes e produtos que sejam capazes de acolher a diversidade humana, acabando por beneficiar todas as pessoas. Independentemente da idade, capacidade física, como pessoas com deficiência, crianças, idosos, pessoas de estatura baixa, pessoas obesas, grávidas, pessoas com carrinhos de bebê, entre outros.[15,16]

Pelo exposto, já somos capazes de compreender que todas as pessoas com deficiência pela sua diversidade, quando em interação com o meio, apresentam necessidades específicas.

Muitas pessoas experienciam a deficiência como uma condição preexistente, porém outras, experienciam-na ao longo da vida aquando de um acidente, doença crônica ou fruto até do envelhecimento. Acresce que a mesma pessoa pode experienciar mais do que uma alteração, por exemplo, física e sensorial.

Os órgãos dos sentidos permitem interagir e integrar o meio que nos rodeia permitindo conhecê-lo e percebê-lo. Contudo, se formos privados de algum destes órgãos, essa relação fica francamente comprometida. Assim, uma pessoa com alterações visuais ou auditivas, encontra-se em risco de lesão se o local onde habitam e o meio em que desenvolvem as suas atividades, nos vários contextos da vida em sociedade, não for seguro, uma vez que não conseguem ver e/ou ouvir os potenciais riscos.[15]

Um dos grandes obstáculos aos direitos da pessoa com deficiência está na invisibilidade que esta apresenta para as demais pessoas, uma vez que somos muito rápidos a tirar conclusões, e algumas pessoas possuem algum tipo de deficiência que não é visível, como, por exemplo, surdez ou intelectuais.

Se pensarmos num edifício que recebe público, em termos de orientação espacial, como é que uma pessoa cega sabe qual o piso que deve marcar no elevador? Ou onde é que fica a localização da casa de banho? É importante que esta barreira comunicacional seja colmatada.

Para o efeito, devem ser utilizadas placas táteis, com linguagem em Braille, direcionada para pessoas que foram alfabetizadas nesta linguagem, e em relevo para as pessoas habituadas à leitura tradicional. As placas táteis devem possuir cores contrastantes (figura e fundo), de modo a ser facilmente percebida e utilizada por pessoas de baixa visão.

Como é que uma pessoa surda, que aguarda para ser atendida num serviço de atendimento ao público sabe que chegou a sua vez? Nestes casos é necessário também ter um sistema de chamada visual, não podendo ser exclusivamente sonoro. Ou quando assiste a um evento, como sabe o que está a ser dito se não tiver um intérprete de língua gestual?

As pessoas em cadeira de rodas, deparam-se com outros obstáculos no seu dia a dia que dificultam ou até mesmo impedem a sua participação na vida em sociedade. Por exemplo, a dificuldade no alcance a objetos, no acesso a equipamentos e serviços. Para estas pessoas, o meio físico tem especial relevância, já que faz a diferença entre inclusão e exclusão social.

Devido ao espaço que a cadeira de rodas ocupa, os cadeirantes têm dificuldade em circular em alguns espaços dentro de edifícios; na via pública, nos passeios estreitos que não permitem a realização de manobras, ou com obras ou carros estacionados indevidamente; em rampas com inclinação elevada, no acesso a balcões de atendimento ou caixas de multibanco, habitualmente muito altas; pela ausência de casas de banho devidamente adaptadas ou, por vezes, a serem utilizadas para outros fins; nas passadeiras, devido à altura do lancil do passeio, entre muitas outras.[12,13]

Os enfermeiros são capazes de atuar nesta perspetiva holística da prestação dos cuidados uma vez que as suas competências e conhecimentos específicos lhes permitem reconhecer as características individuais de cada pessoa em particular e do todo em geral, sendo que quando falamos em pessoas com deficiência nos referimos a uma população muito heterogênea.

Isto é, duas pessoas com mobilidade em cadeira de rodas têm necessidades diferentes porque os seus contextos, objetivos e projetos de vida são também muito diferentes.

Por outro lado, também podemos afirmar que as necessidades das pessoas com mobilidade em cadeira de rodas também são diferentes das necessidades das pessoas cegas. Por exemplo, na via pública aconselha-se a colocação do mobiliário urbano, como candeeiros, sinais de trânsito, semáforos, árvores, contentores de lixo, MUPI's, papeleiras, marcos de correio, parcómetros, abrigos de passageiros, em corredores livres à circulação de pessoas para permitir a livre circulação de pessoas. Porém, devido às dimensões dos passeios, opta-se por colocar, por exemplo, cartazes publicitários ou candeeiros nas fachadas dos edifícios, porém devem ter em consideração aquilo que se define como altura livre necessária.

Portanto, se por um lado esta opção não constitui um obstáculo para uma pessoa em cadeira de rodas, se não estiver a uma altura adequada, uma vez que se projetam para a via pública, pode sê-lo para uma pessoa cega ou amblíope. Por não se encontrar implantado no solo, esta barreira não é identificada pela bengala, levando a acidentes muito graves para estas pessoas.

Ao longo dos anos, os conceitos têm evoluído e acredita-se nesta relação entre a pessoa e o contexto, que se manifesta pelas diversas barreiras físicas, sociais, comunicacionais, entre outras, onde a pessoa com deficiência poderá encontrar restrições à sua participação.

O ser humano tem-se desenvolvido num mundo padronizado, onde através dos muros construídos pelos processos sociais os seres humanos são categorizados e, assim, vai-se definindo quem é incluído ou excluído do mundo social ficando estas pessoas sujeitas a sentimentos de discriminação e estigma. Desta forma é necessário transformar conceitos e derrubar estes muros, uma vez que a diferença, seja ela de cariz cultural, étnica, política, biológica, traduz a real condição humana e a sua grande riqueza que é a diversidade humana.[6]

É importante que na prestação de cuidados os enfermeiros tenham um comportamento de respeito e tolerância pela diferença, que sensibilizem os pares e a comunidade para este comportamento e que na sua prática diária desenvolvam intervenções que tenham em vista a eliminação de barreiras arquitetônicas, barreiras atitudinais, comunicacionais, programáticas, metodológicas e instrumentais.

Os enfermeiros, pelo compromisso que lhes é confiado pelas competências atribuídas, devem trabalhar no sentido da valorização da diversidade humana e pelo cumprimento dos direitos das pessoas com deficiência à sua autodeterminação, participação e inclusão social.

A IMPORTÂNCIA DA PARTICIPAÇÃO SOCIAL NA REABILITAÇÃO

Dois conceitos de pessoas contribuem para o entendimento da participação social. Por um lado, Imogene King, que considera a pessoa, enquanto indivíduo, um sistema aberto em transação com o ambiente, possuindo capacidade de perceber, pensar, sentir, conhecer, fazer escolhas e selecionar as alternativas. Por outro lado, Moyra Allen, que acresce a ideia de participante ativo de uma família ou grupo social, capaz de aprender com as suas experiências.[1]

A participação consiste em um conjunto de valores, nomeadamente a possibilidade de escolher livremente que atividades deseja realizar, atuar de acordo com sua identidade, vivenciar o seu crescimento pessoal, experimentar confiança e segurança, sentir-se validado, ter um senso de controle, experimentar o senso de importância e encontrar identidades iguais.[17] A participação social permite às pessoas a sensação de ser parte de algo maior, o seu contexto social, correspondendo a ações desenvolvidas no ambiente social, representando uma perspectiva social da funcionalidade com relevada importância em reabilitação. Retomar a participação na sociedade é uma meta importante da reabilitação. Sabemos que a participação social está relacionada com saúde física, saúde mental, bem como qualidade de vida a longo prazo.[18] Vários fatores podem afetar a participação social, tais como, restrições devido a mudanças na funcionalidade, limitações em atividades e mudanças do ambiente.[17]

Embora a independência tenha sido o principal objetivo da reabilitação, este objetivo tem sido redefinido ao longo do tempo.[19] Em contraste, o movimento de vida independente tem promovido um modelo mais amplo de independência na qual as pessoas com deficiência decidem a sua própria reabilitação. Este movimento desafia o paternalismo e as visões biomédicas em que muitas sociedades vêm pessoas com deficiências, focando-se na capacitação delas para melhorar sua participação na sociedade.[20] A reabilitação é mais eficaz quando visa otimizar a independência, a autonomia e o envolvimento social de acordo com os desejos de uma pessoa, para melhorar a sua qualidade de vida.[19] Além dos seus efeitos diretos na qualidade de vida, autonomia e envolvimento social permitem reduzir os níveis de depressão e outras formas de sofrimento emocional.[19]

TECNOLOGIAS E PARTICIPAÇÃO SOCIAL

Mas afinal será que a tecnologia promove a participação social? O aumento e a diminuição de custos envolvidos no acesso à informação e à interação a distâncias viabilizadas pela internet ampliam, ou mesmo criam, novos espaços para a participação social, os quais carregam em si um potencial transformador.

A tecnologia tem o potencial de promover a participação social podendo ser usado como meio de apoio a comunicação, mobilidade, recreação e aumentar o contato social mais tarde na vida.²¹ Estes aspetos podem ser muitos úteis na reabilitação, promovendo a participação social. No ena

A expansão recente e a prevalência da utilização de plataformas sociais, tais como Facebook®, Twitter®, Instagram®, Pinterest® e muito mais, reúne novas oportunidades e opções para as pessoas se envolverem em atividades. Estas plataformas de redes sociais permitem contribuir para reduzir as barreiras à participação social, fornecendo interfaces de internet e móveis fáceis e simples de usar que apoiam a criação e o compartilhamento de vários tipos de informações, incluindo mensagens baseadas em texto, fotos digitais e vídeos.²²

No entanto, apesar do seu desenvolvimento significativo ao longo dos anos, a maioria das tecnologias continua a ser desenvolvida sem ter em consideração todos os grupos a que se destinam, designadamente idosos e pessoas com incapacidades,²¹ conferindo-se como um problema de acessibilidade digital nomeadamente em reabilitação.

A acessibilidade digital constitui uma característica de um ambiente, equipamento, produto, objeto ou serviço que lhe confere a possibilidade de assegurar a todos os seus potenciais utilizadores uma igual oportunidade de uso, de forma amigável e com dignidade e segurança. No respeitante às pessoas com deficiência ou incapacidade, para além das questões do acesso às tecnologias da informação e comunicação que se levantam à generalidade da população e se prendem, por exemplo, com a formação ou com os condicionalismos econômicos, levantam-se questões específicas de acessibilidade digital que podem restringir fortemente a sua funcionalidade e a sua participação social.

A principal vantagem dos recursos digitais é aumentar a mobilidade virtual. Ele permite que as pessoas acessem a serviços onde quer que estejam e transcende as limitações da geografia e distância no que se refere à comunicação digital com outras pessoas.²² As tecnologias digitais têm vindo também a ser incorporadas na reabilitação funcional, em comunicações digitais ou utilizando tecnologias de assistência, como, por exemplo, processadores de texto avançados. As tecnologias têm vindo a desenvolver-se cada vez mais, e atualmente a sua utilização apresenta diversas funções dentro da sua enorme complexidade. Dentro delas podem destacar-se as funções de comunicação, aprendizagem e como recurso terapêutico no processo de reabilitação.

As tecnologias não só podem melhorar a eficiência e a eficácia na reabilitação, como podem também produzir ganhos significativos na comunicação funcional e na participação social. Verifica-se também que o recurso aos suportes digitais para promover a participação social pode ser usado para superar a solidão, aliviar o estresse e aumentar sentimentos de controle e autoeficácia.²¹

Uma outra possibilidade dos recursos digitais são aqueles que potenciam a interação social através da comunidade virtual que se cria promovendo um maior sentimento de pertencimento. Ora os jogos digitais, como é o caso dos *exergamings* através dos recursos de multijogadores, permite garantir redes sociais e interação como ferramenta motivacional para o exercício e reabilitação. Os *exergames* têm sido usados como um método inovador de reabilitação motora com o objetivo principal de melhorar a motivação e o exercício, podendo ser usado como um complemento às formas tradicionais de reabilitação.²³

DIFERENTES FORMAS DE INCLUSÃO E EXCLUSÃO

Calista Roy defende que a pessoa, enquanto humana, é um sistema de adaptação holístico. Enquanto sistema de adaptação, o sistema humano é descrito como um todo com partes que funcionam como uma unidade com algum objetivo, possuindo capacidades de pensar e de sentir, através das quais se ajustam eficazmente às mudanças no ambiente, neste sentido importa compreender na reabilitação as diferentes formas de inclusão e exclusão como processo de suporte aos fundamentos da intervenção em reabilitação.[1]

Na procura de uma sociedade com direitos iguais independentemente da condição física, gênero ou condição social importa explorar algumas orientações que podem ser francos contributos para a inclusão como é o caso do capacitismo. O termo capacitismo (capacidade) denota, em geral, uma atitude ou discurso que desvaloriza a pessoa com deficiência, em comparação com a avaliação positiva da integridade corporal (capacidade física), que é equiparado a uma suposta condição humana essencial de normalidade.

Com recurso à definição de pessoa defendida por Betty Neuman, onde se considera a pessoa, enquanto cliente/sistema de cliente, é um composto dinâmico de inter-relações entre fatores fisiológicos, psicológicos, socioculturais, espirituais e de desenvolvimento, capaz de desenvolver-se como um todo integral o que pressupõe a necessidade de criar condições para a capacitar para uma nova experiência enquanto profissionais de saúde.[1]

Fiona Campbell (2008) a define como uma rede de crenças, processos e práticas que produzem um tipo particular de sujeito e corpo que é normativamente projetado como o perfeito e típico da espécie e, portanto, como o que é essencial e totalmente humano.[24] Consequentemente, a deficiência é interpretada como uma condição desvalorizadora do ser humano. Em sentido semelhante, Chouinard (1997) define capacitismo como uma combinação de ideias, práticas, instituições e relações sociais que pressupõem integridade corporal e, ao fazê-lo, constrói pessoas com deficiência como marginalizadas.[25]

O capacitismo se baseia no preconceito de que, como grupo social, as pessoas com deficiência são inferiores às pessoas sem deficiência. Pelo que pode ser interpretado como uma "doutrina" errônea que considera as deficiências vivenciadas pelas pessoas com deficiência como horríveis e naturalmente repreensíveis.[25]

Por sua vez, Wolbring (2008) define capacitismo como um conjunto de crenças, processos e práticas baseadas na valorização e no favoritismo por certas capacidades, que produzem uma compreensão particular de si mesmo, do próprio corpo, da relação com outros, com outras espécies e com o meio ambiente.[26]

Apesar de não haver consenso sobre quais práticas, atitudes e comportamentos constituem capacitismo, Campbell (2008) destaca como um de seus elementos fundamentais a crença de que a deficiência, de qualquer tipo, é inerentemente negativa e, portanto, deve ser reabilitada, curada ou mesmo eliminada.[24]

Segundo Wolbring, o termo capacitismo evoluiu a partir dos movimentos pelos direitos civis das pessoas com deficiência nos Estados Unidos e no Reino Unido, durante as décadas de 1960 e 1970.[26] Promovido como conceito de uso análogo aos de sexismo e racismo, procurou mostrar e combater o preconceito e a discriminação contra as pessoas com deficiência, cujos corpos e capacidades foram identificados como "deficientes". Tanto o discurso sobre os direitos das pessoas com deficiência, como os estudos sobre a deficiência no meio acadêmico, questionaram o favoritismo às capacidades de um suposto corpo normativo, a base do capacitismo, que considera certas capacidades que devem ser possuídas essencialmente valiosas, manter ou adquirir.

Esta primeira forma de capacitismo tem uma longa história e está relacionada com a categorização médica das pessoas com deficiência, como deficientes e deficientes físicos.[26] Leva ao objetivo de reabilitá-los e, até mesmo, de prevenir o seu nascimento, e ignora completamente a acomodação experiencial das pessoas com deficiência na diversidade de seus próprios modos de vida.

Mas, por muito tempo, o capacitismo também foi apresentado em uma segunda forma. Em termos de produtividade e competitividade econômica, é atualmente a base de muitas sociedades e de suas relações com outras sociedades, sendo considerada um requisito necessário para o progresso.[26] Nesse contexto, culturas, países, regiões, setores, grupos, comunidades, famílias e indivíduos promovem e valorizam certas capacidades, enquanto consideram outras como não essenciais.[26]

O favoritismo em relação a algumas capacidades essenciais em relação a outras tem sido usado para justificar hierarquias de direitos e discriminação em relação a outros grupos sociais que não pessoas com deficiência. Esse favoritismo leva à marcação daqueles que apresentam diferenças, reais ou percebidas, em tais capacidades, como "deficientes", e à justificativa de outros "ismos", como racismo, sexismo, preconceito etário e especismo.[26]

Campbell (2008) destaca dois elementos centrais do discurso capacitista: de um lado, a noção de normatividade e, de outro, o estabelecimento de uma separação constitutiva entre o humano aperfeiçoado naturalizado e o aberrante, o impensável, o híbrido quase humano.[24] Essa separação fornece o modelo para a rotulagem e marcação de corpos e para a ordenação de suas relações.

A reflexão sobre o corpo como elemento sociocultural fundamental deve questionar o essencialismo na atribuição das capacidades que constituem o corpo normativo, visto que assumir a normatividade de um conjunto de capacidades supostamente inerentes ao corpo é o primeiro passo para se enquadrar no que se pode chamar de "olhar capacitivo". Esse olhar é definido pela multiplicidade de práticas, representações e valores que atuam na produção do corpo normativo e seu caráter regulatório como norma e critério de normalidade, como única alternativa possível de funcionamento, apesar da existência de outros órgãos diferentes, que, no entanto, não são consideradas relevantes.

Em sua relação com o corpo normativo, o corpo com deficiência situa-se em uma liminaridade marginal que garante a aprovação performativa da normalidade. As identidades das pessoas com deficiência e os treinados são realizados repetidamente,[24] em um ambiente de integridade corporal obrigatória (corpo apurado obrigatório) que, de acordo com o consumo incessante de objetos para a saúde, beleza, força e capacidade, serve como uma vitrine para a exibição e performatividade de todo o corpo capaz. Vivemos em um mundo empoderador, no qual se assume que a ausência de deficiência é o estado "natural" do ser humano e que se considera este estado como altamente desejável, acompanhado de todos os tipos de privilégios e recompensado institucionalmente.

A performatividade própria do capacitismo atua na produção do corpo normativo. Cada conflito com uma barreira do ambiente é um ato performático que reproduz a categoria de deficiência e atua sobre o corpo considerado ilegítimo, não funcional. Da mesma forma, atos de linguagem participam dessa performatividade, na forma de nomes pejorativos e discursos desvalorizadores, assim como inúmeros elementos atitudinais e, em geral, todos os atos que produzem a diferença entre habilidade e deficiência, distância social entre o corpo normativo e "outros" corpos ilegítimos; a centralidade da primeira e a posição periférica e liminar das demais.[27]

A inscrição social de certos corpos em termos de deficiência e inadequação essenciais privilegia uma compreensão particular da normalidade que está de acordo com os interesses dos grupos dominantes. Mas, como aponta Campbell (2008), apesar de sua aparente ausência, a deficiência está sempre presente no discurso empoderador sobre a normalidade, a normalização e a condição humana.[24] Deficientes e corpos deficientes são deslocados para o reino do "impensável", mas esse impensável tem recebido muita atenção por meio da sistematização e da classificação do conhecimento sobre patologia, aberração e desvio.

A história da repressão da sexualidade, e a história da regulação dos corpos e capacidades "normais", que compõem a história da deficiência e do "capacitismo", nos levam a crer que, tanto a sexualidade quanto a habilidade, estão inscritas no corpo e representam uma série de "verdades" que devem ser reveladas por um olhar atento. Mas, ao mesmo tempo, as pessoas lutaram ao longo de toda a história para resistir a esse olhar taxonômico e punitivo, e inscrever suas próprias experiências em outras leituras possíveis.

O capacitismo invade o pensamento atual e opera como um discurso de poder e dominação. Também se torna visível como um "esquema mental" transmitido por meio de dispositivos retóricos, como linguagem, imagens e todos os sistemas de representação. Com uma abordagem retórica, este autor analisou o capacitismo, em vez da deficiência, de uma forma análoga ao que seria a análise do racismo, em vez da raça.[28] Embora racismo e sexismo, ele argumenta, possam carecer de legitimidade neste mundo "civilizado", os preceitos que regulam a civilidade moderna continuam a permitir uma orientação marcadamente fortalecedora.

No mesmo sentido, Wolbring se refere ao capacitismo como um dos "ismos" mais arraigados e socialmente aceitos.[26] Os julgamentos de valor sobre as capacidades estão tão presentes na sociedade que seus efeitos de exclusão dificilmente são percebidos ou questionados. Mesmo aqueles que são marginalizados pelo capacitismo caem no mesmo discurso para se defender ou exigir mudanças em sua situação: "nós somos tão capazes quanto você", "com o apoio necessário, podemos ser tão capazes quanto qualquer um".[26]

O capacitismo é tão difundido, que apesar de trazido à tona, ele passa a ser mostrado como natural, inevitável e, em última instância, moralmente aceitável e necessário para o funcionamento normal da sociedade.[28] Nas formas que assume, o capacitismo será sempre inerente à sociedade humana. Mas, felizmente, também pode ser sempre questionado. Longe de desaparecer, ele sobreviverá através dos séculos assumindo diferentes formas. Por isso, o capacitismo deve ser continuamente criticado.

A noção de capacitismo remete diretamente à de "funcionamento único", que considera que o conjunto de capacidades normativas, valorizadas e favorecidas pelo capacitismo, constituem a única alternativa possível de funcionamento. Pode ser considerada como uma noção análoga à de "pensamento único". Em contrapartida, o conceito de "diversidade funcional", oferece um ponto de vista que contrapõe funcionamento único e capacitismo, afirmando que o que tradicionalmente tem sido considerado como deficiência nada mais é do que mais uma dimensão da diversidade humana.

Campbell (2008) aponta que o termo *ableism* (*capacitism*) é frequentemente utilizado alternadamente com o termo *disableism* (que podemos traduzir como "deficiência"), e que ambos os estudos culturais e sobre deficiência que analisam as atitudes e barreiras, que contribuem para a discriminação contra pessoas com deficiência, teriam lidado com as práticas de produção do discapacitismo (*disableism*).[24] A expressão "sistema sociopolítico opressor de dominação patriarcal-biomédica-empoderamento-deficiente", cunhada por Soledad Arnau, também suscita o termo "deficiência",[29] cujo significado seria análogo à deficiência, interpretada por Campbell (2008) como o conjunto de pressupostos e crenças (conscientes ou inconscientes) e práticas que promovem o tratamento desigual e discriminatório das pessoas por causa de suas deficiências (reais ou supostas).

Em sua valorização, favoritismo e obsessão por habilidade, o capacitismo é frequentemente confundido com deficiência. No entanto, deve-se levar em consideração que, além

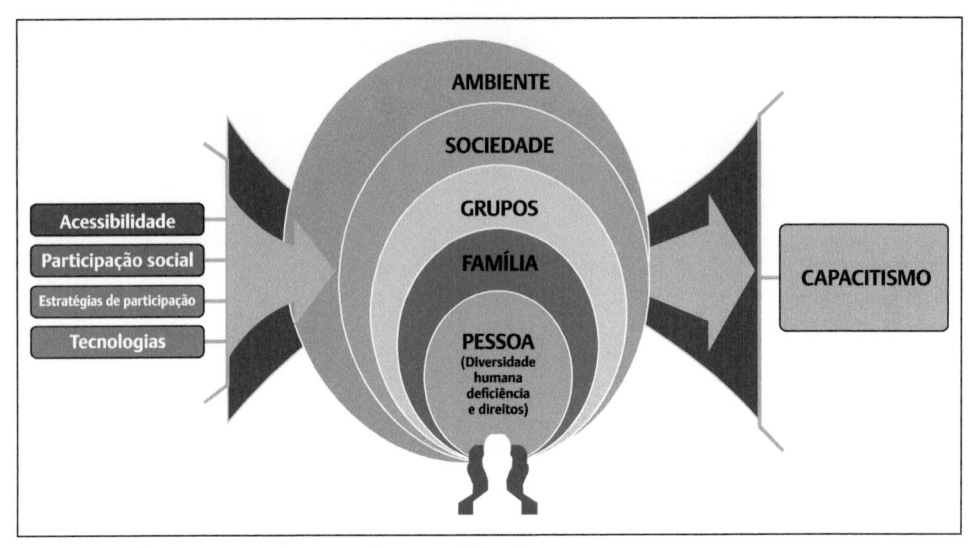

Fig. 3-1. Fundamentos para a intervenção em reabilitação.

dessa confusão, falar de capacitismo apenas em relação às pessoas com deficiência implica uma redução notável na variedade de suas formas e significados.[26] (Fig. 3-1)

Com recurso ao entendimento de Alfaf Meleis (2007), onde a pessoa é definida como o ser humano com necessidades que está em constante interação com o meio envolvente e que tem capacidade para se adaptar às alterações, mas devido à doença, risco ou vulnerabilidade a potencial doença experimenta ou fica em risco de experimentar um desequilíbrio que se manifesta por dificuldade para satisfazer as suas necessidades, incapacidade para tomar conta de si mesmo e por respostas não adaptativas, podemos afirmar que há muito fundamento para que os profissionais de saúde sejam promotores de intervenções em reabilitação trazendo para a comunidade assistencial e de investigação as estratégias diferenciadas para tornar o deficiente com os mesmos direitos, fundamento principal para a intervenção em reabilitação.[30]

SÍNTESE

Partindo de um processo organizado que sustenta a tomada de decisão na intervenção em reabilitação consciencializamos com a reflexão que há um manancial de fundamentos que dão contributos para a reabilitação das pessoas, não apenas pelas intervenções centradas na especificidade física, mas com muito mais enfoque na intervenção psicossocial.

Verificamos que as estratégias para a intervenção em reabilitação, ultrapassam a individualidade da pessoa e tem um sentido coletivo, no qual os profissionais são meios e parcerias efetivas para conquistar o bem-estar e o sucesso das pessoas na vida de cada um, da sua família e da sua comunidade.

Tendo por enfoco central a pessoa, o fundamento para a intervenção em reabilitação transcende a pessoa, os seus grupos de pertencimento e a sociedade próxima, devendo ser fundamento para a intervenção de todos os saberes, recursos e estratégias que levem a pessoa a viver bem e a sociedade estar disponível para a inclusão e para políticas para a igualdade.

REFERÊNCIAS BIBLIOGRÁFICAS

1. McEwen M, Wills EM. Bases Teóricas de Enfermagem. 4. ed. Porto Alegre: Artmed; 2016.
2. Abreu M, Lucas J. Terminologia Geral Sobre Patologia da Construção. Lisboa: Laboratório Nacional de Engenharia Civil; 2003.
3. Sassaki R. Inclusão: acessibilidade no lazer, trabalho e educação. Revista Nacional de Reabilitação São Paulo; 2009. p. 10-16.
4. Forster A, Lambley R, Hardy J, Young J, Smith J, Green J, et al. Rehabilitation for older people in long-term care. Cochrane Database Syst Rev. 2009 Jan 21;(1).
5. Santos BS. Direitos humanos: o desafio da interculturalidade. Revista Direitos Humanos. 2009 Jun;(2):10-18.
6. Fernandes I, Humberto Lippo. Política de acessibilidade universal na sociedade contemporânea. Porto Alegre: Textos & Contextos; 2013.
7. Nações Unidas. Convention on the Rights of Persons with Disabilities. 2006. Disponível em https://www.un.org/disabilities/documents/convention/convoptprot-e.pdf
8. Piovesan F. Convenção da ONU sobre os direitos das pessoas com deficiência: inovações, alcance e impacto. In: Ferraz CV, Leite GS, Leite GS, Leite GS (Eds.) Manual dos direitos da pessoa com deficiência. São Paulo: Saraiva Educação AS; 2012.
9. Barcellos CR. A acessibilidade como instrumento de promoção de direitos fundamentais. In: CV Ferraz, GS Leite, GS Leite, GS Leite (Eds.) Manual dos direitos da pessoa com deficiência. São Paulo: Saraiva Educação AS; 2012.
10. Cruz VV, Silva HF, Pinto EG, Figueiredo NM, Sé AC, Fernandes EM, et al. Barreiras de acessibilidade para pessoas com deficiência ou mobilidade reduzida: revisão integrativa. Research, Society and Development. 2020;9(4).
11. Associação Brasileira de Normas Técnicas. NBR 9050:2020. Acessibilidade a edificações, mobiliário, espaços e equipamentos urbanos. (978-65-5659-371-5). Rio de Janeiro. 4. Edição. 2020. Disponível em https://www.abntcolecao.com.br/mpf/norma.aspx?ID=447312#
12. Pereira R. Autarquias inclusivas? O/a enfermeiro/a de reabilitação na eliminação de barreiras arquitetónicas. Dissertação (Mestrado em Enfermagem de Reabilitação). Escola Superior de Enfermagem do Porto; 2018.
13. Pessegueiro M. Projetar para todos. Porto: Vida Económica Editorial; 2014.
14. Aragall F, Sagramola S. Conceito Europeu de Acessibilidade – CEA 2003. EuCAN, 2005.
15. Erlandson R, Psenka C. Building Knowledge into the Environment of Urban Public Space: Universal Design for Intelligent Infrastructure. J Urban Technol. 2014;21(1):21-38.
16. Persson H, Åhman H, Yngling A, Gulliksen J. Universal design, inclusive design, accessible design, design for all: different concepts—one goal? On the concept of accessibility—historical, methodological and philosophical aspects. Universal Access in the Information Society. 2014;14(4):505-526.
17. Heylan N, Meneses E, Gonçalves C, Longo A, Walker A. Social Participation as a goal of the post-stroke rehabilitation program: a literature review. Manual Therapy, Posturology & Rehabilitation Journal, 2017;15:1-5.
18. Zhang Q, Schwade M, Smith Y, Wood R, Young L. Exercise-based interventions for post-stroke social participation: A systematic review and network meta-analysis. Int J Nurs Stud. 2020;111:103738.
19. McClure J, Leah C. Is independence enough? Rehabilitation should include autonomy and social engagement to achieve quality of life. Clin Rehab. 2020:269215520954344.
20. Gibson BE. Reabilitação: uma abordagem pós-crítica. Boca Raton, FL: CRC Press; 2016.
21. Benoit-Dubé L, Jean EK, Aguilar MA, Zuniga AM, Bier N, Couture M, et al. What facilitates the acceptance of technology to promote social participation in later life? A systematic review. Disability and Rehabilitation. Assistive Technology. 2020;1-11.
22. Han K, Shih C, Rosson MB, Carroll JM. Understanding Local Community Attachment, Engagement and Social Support Networks Mediated by Mobile Technology. Interacting with Computers. 2016;28(3):220-237.

23. Reis E, Postolache G, Teixeira L, Arriaga P, Lima ML, Postolache O. Exergames for motor rehabilitation in older adults: an umbrella review. Physical Therapy Reviews. 2019;24(3/4):84-99.
24. Campbell F. Refusing Able (ness): A Preliminary Conversationabout Ableism. M/C Journal, 2008;11(3).
25. Chouinard V. Making Space for Disabling Difference: Challenges Ableist Geographies. Environment and Planning D: Society and Space. 1997;15:379-387.
26. Wolbring G, Paco G Enhacement Human através das lentes do Ableism (uma entrevista por e-mail feita por Francisco Guzmán). Dilemata. Int J Applied Ethics. 2010;3:1-13. http://www.dilemata.net/revista/index.php/dilemata/article/view/31/46
27. Toboso M, Guzmán. Corpos, capacidades, demandas funcionais... e outros leitos de Procusto. Política e Sociedade. 2010;47(1):67-83. Disponível em: https://revistas.ucm.es/index.php/POSO/article/view/POSO1010130067A
28. Cherney J. The Rhetoric of Ableism. Disability Studies Quarterly 2011;31(3). Disponível em: http://dsq-sds.org/article/view/1665/1606
29. Ripollés MSA. The Sexual Assistance to Debate. Dilemata. Int J Applied Ethics. 2014(15):7-14.
30. Meleis A. Theorical Nursing: Development & Progress. 4th Ed. Philadelphia: Lippincott Willians & Wilkins; 2007.

TEORIAS E MODELOS TEÓRICOS DE ENFERMAGEM PARA O CUIDADO DOS ENFERMEIROS NA REABILITAÇÃO

Caroline Porcelis Vargas ▪ Maria Manuela Ferreira Pereira da Silva Martins
Naira Favoretto ▪ Maria Salomé Martins Ferreira

TEORIAS DE ENFERMAGEM – INTEGRAÇÃO DA TEORIA COM A PRÁTICA DE ENFERMAGEM

O processo de criação e evolução da enfermagem enquanto profissão formal, ao longo da história, faz ser necessária a intenção de considerá-la ciência, investindo na construção de um corpo de conhecimento próprio que atenda aos interesses da profissão e sendo base para uma prática cientificamente fundamentada. A constituição de um campo de ciência própria para a enfermagem e para o cuidado de enfermagem deve ser pensada de forma a embarcar todas as especificidades das pessoas envolvidas no processo, sendo objetivo para além da saúde, abordando o bem-estar de pessoas diversas, focando não apenas na prática tecnocientífica, mas no cuidado ético, humanístico, cultural, social, integral.[1,2]

A enfermagem nessa construção de seus conhecimentos e em busca de consolidação de sua própria ciência necessita saber o que é, e saber o que faz, essa definição do que é a enfermagem, impulsiona diversos teóricos na construção de teorias e modelos que possam vir a esclarecer tal questionamento, explicitando, ou buscando explicitar, a natureza da enfermagem, sua missão e os objetivos de sua prática de cuidado. Para definir algo tão complexo como a enfermagem, as teorias de desenvolvem cientificamente para descrever, explicar e compreender a natureza dos fenômenos intrínsecos e extrínsecos ao processo de cuidar em enfermagem.[3,4]

O interesse no desenvolvimento da teoria de enfermagem surgiu por dois motivos, principalmente. O primeiro motivo é a visão das enfermeiras sobre o desenvolvimento da teoria como um meio de estabelecer claramente a enfermagem como uma profissão, sendo o desenvolvimento da teoria, inerente ao interesse em definir o corpo de conhecimentos da enfermagem. A segunda razão para o interesse no desenvolvimento da teoria foi motivada pelo valor intrínseco da teoria para a enfermagem, como base para o conhecimento profissional, a teoria fornece uma imagem mais completa para a prática do que seja apenas o conhecimento factual. As teorias incluem mais aspectos da prática e as integram mais plenamente do que o conhecimento factual, e, além disso, teorias bem desenvolvidas não apenas organizam o conhecimento existente, mas também ajudam a fazer novas e importantes descobertas para promover a prática.[5]

As teorias de enfermagem são uma conceptualização dos aspectos da realidade, sejam inventados ou descobertos, que pertencem à enfermagem, e sua base de conhecimentos tem sustentação nas ciências sociais, humanas e biomédicas, principalmente a filosofia, a psicologia, a sociologia e a medicina. A teoria ajuda a fornecer conhecimento para melhorar a prática de enfermagem, descrevendo, explicando, prevendo e controlando fenômenos. Isso aumenta a autonomia da enfermeira através do conhecimento teórico, orientando as funções de prática, educação e pesquisa da profissão.[3,5]

As teorias e os modelos conceituais são úteis à enfermagem de reabilitação, e quando são aplicados aos cuidados de reabilitação as teorias centram-se, geralmente, no processo de vida, nas relações interpessoais, no bem-estar, na diversidade e no funcionamento ótimo dos organismos humanos. Abrangem assim os aspectos biológicos, psicológicos, sociais e culturais do cuidado às pessoas em reabilitação e permitem, também, a orientação das pessoas na forma em que interagem com o ambiente que as rodeia e funcionam nos processos de saúde e doença. Em sua busca científica, os enfermeiros, também, desenvolveram uma base de conhecimentos que moldou substancialmente a perspectiva da enfermagem de reabilitação e que orientou programas educacionais, pesquisas e práticas profissionais.[3,6-8]

Os modelos teóricos e as teorias de enfermagem, possibilitam a sistematização da assistência de enfermagem, através da utilização de um referencial teórico, na construção de métodos, que organizam o processo de enfermagem. De acordo com Gomes *et al.* (2002), a evolução do conhecimento científico na enfermagem, pode ser dividida em quatro fases: 1ª Fase: A contribuição de Florence Nightingale, 2ª Fase: O domínio do fazer técnico, 3ª Fase: O advento dos princípios científicos e 4ª Fase: A construção das Teorias de Enfermagem.[8-10]

No início do século XIX, Florence Nightingale, ao atuar na Guerra da Crimeia (1854-1856), ganha importância, na área da enfermagem, a partir da sistematização de um campo de conhecimento. Florence Nightingale foi pioneira em trazer a questão de que a enfermagem requeria conhecimentos teóricos e científicos diferentes dos modelos biomédicos que norteavam a medicina. Para ela, os indivíduos, as condições em que eles viviam e a interação com o meio ambiente formavam a tríade para a construção do conhecimento e da prática de enfermagem. Ela mostrou que era necessário um preparo, formal e sistemático, para os profissionais adquirirem conhecimento na área da enfermagem.[11,12]

Acontecimentos e modificações sociais e culturais como as guerras mundiais, os movimentos femininos, influenciaram os questionamentos, por parte dos profissionais da enfermagem, sobre a sua atuação, assim, a preocupação em capacitação desses profissionais e a detenção de conhecimentos sobre a profissão, tornam-se alvos de incentivos.[12]

No final do século XIX, com os avanços científicos da época, a área de atuação médica se ampliou, e assim, sugiram os profissionais paramédicos para executar as ações prescritas pelos médicos. A enfermagem, por muito tempo se baseou em ações práticas, de modo intuitivo, não sistematizado, com foco principal na doença e não no doente, compactuando com o modelo biomédico.[10]

A evolução da ciência, possibilitou a compreensão da importância de pesquisar para constituir o saber. Na década de 1950, o questionamento aumentou, fazendo surgir a necessidade de um conhecimento específico para basear a elaboração de teorias. Neste contexto, o cuidado com base nos sistemas biológicos é fomentado com destaque no ser humano. Assim, o cuidado de enfermagem torna-se cada vez mais centrado no indivíduo e nas suas necessidades, enfraquecendo o vínculo exclusivo com os sistemas biológicos. A partir desse momento, o cuidado de enfermagem, contempla a satisfação das necessidades biológicas, psicológicas e sociais do paciente, baseando-se em princípios científicos.[11,13]

Florence Nightingale é considerada a primeira teórica na área da enfermagem. Na década de 1960, começam a surgir os diagnósticos de enfermagem, e teóricos, como Hildegard E. Peplau, Virginia Henderson e Dorothea E. Jonhson, fortalecem as bases para uma ciência da enfermagem, iniciando-se, assim, uma nova fase histórica para esta profissão. Destacam-se os argumentos de Dorothy Johnson, pois muito contribuiu para a construção de um corpo de conhecimentos próprio para a enfermagem, com intuito de atribui-lo características e *status* de ciência. Segundo ela, uma profissão, para ser valorizada e se sustentar, precisa explicar seus fundamentos teóricos, e complementa que a sociedade só atribui autoridade e responsabilidade aos profissionais que possuem conhecimento.[10,12]

Os modelos teóricos trouxeram discussões sobre as ações de enfermagem, os conceitos que deveriam orientar os profissionais nas práticas clínicas, tornando-os reconhecidos como profissionais.[12]

No Brasil, nos meados da década de 1960, Wanda Aguiar Horta, incentivou o Processo de Enfermagem. Para ela, a prática da enfermagem deveria se embasar em metodologia científica. Ela trouxe a Teoria das Necessidades Humanas Básicas, que contempla cinco etapas: o levantamento dos dados, o diagnóstico, o planejamento, a execução e a avaliação. Para Horta, diagnosticar é aplicar um método científico, é a utilização dos processos lógicos, sistemático e refletido na busca do diagnóstico. Este processo de sistematizar o raciocínio, para identificar os problemas e atuar para sua resolução, já era prática da enfermagem, mas de forma intuitiva e sem registros.[14]

Nesta época, os profissionais de enfermagem se concentravam principalmente em instituições públicas, as oportunidades em iniciativas privadas ainda eram minoritárias. Os enfermeiros ocupavam, principalmente, chefias de serviços de enfermagem, de centro cirúrgicos e obstétricos ou na supervisão de grandes áreas, como nutrição e lavanderia. Essas atividades distanciavam o enfermeiro do cuidado ao paciente, comprometendo seu papel, quando este era acionado. Esta dicotomia, entre a teoria e a prática, evidencia a inadequação do ensino à prática da enfermagem, na época, uma lacuna entre o fazer e o saber.[14]

A literatura sobre as Teorias de Enfermagem teve um grande avanço na década de 1970. Em 1980 e 1990, as pesquisas expandiram e muitas Teorias passaram a subsidiar a atuação da enfermagem em instituições de saúde. As teorias de enfermagem, anteriormente, estudadas em ambiente acadêmico isolado, atualmente, contemplam um movimento contemporâneo para estimular o desenvolvimento da prática baseada em evidências científicas e na ciência da enfermagem.[12]

As teorias de enfermagem muito têm contribuído na prática profissional. Elas guiam e aprimoram a prática, dirigindo a observação dos fenômenos, a intervenção de enfermagem e os resultados que se espera. Analisar criticamente teorias traz contribuições para os enfermeiros na prática, pesquisa, educação e no cuidado ao paciente. O enfermeiro, ao escolher uma teoria para fundamentar sua prática, necessita de um estudo sobre a realidade do local em que trabalha e o perfil dos profissionais e dos pacientes. Por exemplo, um enfermeiro que trabalha Programa de Saúde da Família, deve procurar uma teoria que contemple o indivíduo, a comunidade, a família, o meio ambiente e o enfermeiro como agente da promoção da saúde.[9,12,15]

Neste contexto, o enfermeiro que atua em reabilitação, para fundamentar seu processo do cuidar, deve trabalhar com uma teoria que inclua o paciente e o familiar/cuidador como centro das ações, o autocuidado e o papel do enfermeiro como educador. Deve considerar também o ambiente, no qual o paciente está inserido, e em sua cultura. Assim, o enfermeiro deve estar capacitado, além do conhecimento técnico, para implementar as atividades preconizadas pela teoria.

As teorias e modelos teóricos de enfermagem utilizados no processo de cuidado dos pacientes em reabilitação centram-se, mais frequentemente, no processo de vida, no bem-

-estar e no funcionamento perfeito do corpo. Permitindo assim, orientar como os indivíduos interagem com o mundo em sua individualidade, considerando seus desequilíbrios de saúde, socioeconômicos, culturais e ambientais. Seguem então algumas teorias e modelos selecionados da enfermagem.[15]

ENFERMAGEM DE REABILITAÇÃO DAS TEORIAS PARA A PRÁTICA

Refletir sobre as teorias que influenciam as práticas dos cuidados leva-nos em uma primeira fase à exploração dos metaparadigmas. Recordemos que a identificação destes faz com que o corpo do nosso conhecimento se distinga dos demais, pois estes englobam todos os fenômenos de interesse para a disciplina de enfermagem.[16] Torna-se com significado referir que os quatro metaparadigmas que emergem nas teorias de enfermagem ao logo dos tempos centram-se com algum consenso no conceito de pessoa/humano/paciente/ doente, enfermagem, saúde e ambiente, o que nos ajuda a centrar a prática dos cuidados em enfermagem e implicitamente em enfermagem de reabilitação. Contudo, acreditamos que umas teorias mais que outras contribuem para incorporar o processo de reabilitação nas pessoas. Fawcett e DeSanto-Madeya[16] apontam no sentido da articulação de pessoa, ambiente e saúde como preocupação do exercício de enfermagem valorizando os processos de vida e morte em um reconhecimento permanente com o ambiente.

É essencial, para dar significado ao cuidado de enfermagem de reabilitação, sustentar a intervenção do enfermeiro a partir dos paradigmas defendidos por teóricos de enfermagem, isso fará a diferença entre este profissional e outro. Por isso trazemos intencionalmente para a discussão o modelo de competências das enfermeiras de reabilitação americanas (Fig. 4-1).

Contributos das teorias de enfermagem, para proporcionar uma vida com sucesso, importam compreender algumas teorias que nos ajudam a entender as dimensões de a componente possibilitar uma vida com sucesso, como sejam as dimensões: propiciar a autogestão, a transição segura e eficaz, promover à saúde prevenir incapacidade.

A primeira dimensão será viabilizar a autogestão. O termo foi utilizado pela primeira vez em meados da década de 1960, com o intuito de evidenciar a participação ativa da pessoa em seu tratamento, cuja finalidade era minimizar o impacto da doença crônica no *status* e no funcionamento da saúde física, possibilitando aos indivíduos enfrentarem os efeitos das enfermidades, o que faz sentido no processo de reabilitação, sendo acrescentado, ainda, como uma atividade colaborativa entre o doente e o profissional de saúde.[18] Será de recordar Martha Rogers que apresentou um pensamento criativo que propõe a transformação da prática da enfermagem em um sistema terapêutico independente, que promova a saúde e calcado na utilização da energia e em processos não invasivos, como é o caso da aplicação do toque terapêutico. Para Rogers (1990),[19] a enfermagem preocupa-se com a manutenção e a promoção da saúde, prevenção da doença e o cuidado ao doente e ao deficiente, tornando-se a finalidade do trabalho dos enfermeiros ajudar os humanos a atingir o bem-estar dentro do potencial de cada um.

A segunda dimensão transição segura e eficaz encontramos contributos a partir da teoria de Afaf Meleis que propôs a transição que constitui um conceito central em enfermagem. Na perspectiva da autora, a disciplina de enfermagem está relacionada com as experiências humanas de transição, nas quais a saúde e o bem-estar podem ser considerados resultados da sua intervenção; nesse sentido, o desafio para os enfermeiros é entender os processos de transição e desenvolver terapêuticas efetivas que ajudem as pessoas a recuperar a estabilidade e o bem-estar.[20]

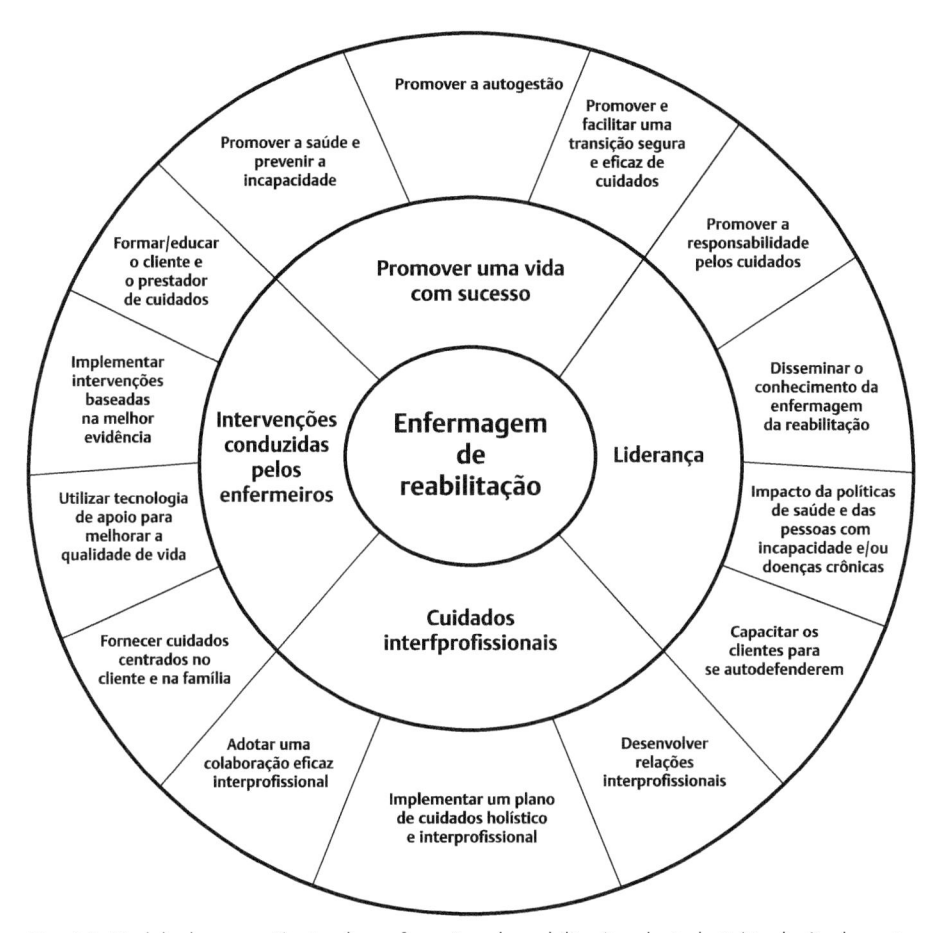

Fig. 4-1. Modelo de competências dos enfermeiros de reabilitação adaptado.[17] (Tradução dos autores.)

A terceira dimensão centra-se no promover à saúde prevenir incapacidade. Nola Pender apresenta-nos um modelo de promoção da saúde centrado em três componentes, o primeiro centrado nas características e experiências individuais: Comportamento anterior e fatores pessoais: biológicos; psicológicos e socioculturais; O segundo nos sentimentos e conhecimentos sobre o comportamento que se quer alcançar: a percepção de benefícios para ação; a percepção de barreiras para ação; a percepção de autoeficácia; sentimentos em relação ao comportamento; influências interpessoais; influências situacionais; e a última componente nos resultados da conduta, abrangendo: o compromisso com o plano de ação; as exigências imediatas e preferências e o comportamento de promoção da saúde.

Nola Pender, conceitua promoção da saúde como o processo de capacitação da comunidade visando sua qualidade de vida, através de maior participação no controle deste processo. Para atingir um estado de completo bem-estar físico, mental e social, os indivíduos e grupos devem saber identificar aspirações, satisfazer necessidades e modificar favoravelmente o meio ambiente no que se refere à utilização desta teoria na enfermagem de reabilitação.[21]

A componente refere-se às competências de liderança sustentada em teorias de enfermagem. Ao falar de liderança, mergulhamos em outras sustentações teóricas mais ligadas a teorias e modelos de administração e gestão. Basicamente podemos dizer que os líderes são as pessoas que usam o conhecimento e o seu carisma para influenciar os outros, que de forma eficaz criam um ambiente de sentimentos e de comprometimento que levam os outros a segui-los, por isso a importância dos enfermeiros de reabilitação se tonarem líderes.[22] Mas face a este conceito de liderança podemos questionar que especificidades tem este líder para fazer com que o processo de reabilitação centrado nas pessoas aconteça?

Ao refletir sobre a importância desta competência para os enfermeiros de reabilitação encontrei eco no Regulamento das Competências Comuns do Enfermeiro Especialista[23] onde se privilegia como competência comum a gestão dos cuidados, e este processo que se espera que os enfermeiros dominem quando estão a desenvolver o seu trabalho na área da reabilitação.

Tal como nas enfermeiras americanas, espera-se que o enfermeiro promova a responsabilidade nos cuidados. Este valor atravessa várias teorias podendo-se afirmar que todos os que consideram a enfermagem como profissão são teóricos que dão fundamento ao enfermeiro de reabilitação, onde se incluem: uma base definida e especializada de conhecimento, controle e autoridade sobre o treino e ensino, sistema de credenciamento ou registo de modo a assegurar competências específicas, um serviço à sociedade. Um código de ética, educação formal de nível superior, socialização da profissão e autonomia.[24] Por essa causa consideram-se os enfermeiros responsáveis e comprometidos com o trabalho perante um público específico, sendo esta a responsabilidade dos enfermeiros de reabilitação.[25]

A necessidade de disseminar o conhecimento específico na área de enfermagem de reabilitação torna-se um imperativo para a liderança dos enfermeiros no mundo do trabalho e trabalhos como o de Orem[26] sustentam a especificidade deste conhecimento.

É verdade que ainda não temos desenvolvido muito conhecimento que demonstrem o impacto nas políticas de saúde e das pessoas com incapacidade e doenças crônicas face à intervenção dos enfermeiros de reabilitação, mas aparecem estudos pontuais que o demonstram, como por exemplo: impacto da mobilização precoce em pacientes de terapia intensiva;[27] ou ainda impacto da espirometria de incentivo na redução de complicações respiratórias no pós-operatório da laparotomia.[28]

TEORIAS E MODELOS TEÓRICOS DE ENFERMAGEM RELEVANTES À ENFERMAGEM DE REABILITAÇÃO

A partir do conceito de reabilitação depreende-se da importância dos cuidados interprofissionais e a conjugação do conhecimento da enfermagem e das outras áreas como contributo para as metas das pessoas com necessidades de reabilitação.

Desenvolver relações interpessoais surgem em várias teorias de enfermagem iniciando-se com Virginia Henderson, nos anos 1990, e emergindo em outras teorias tais como as de Dorothy Johnson no modelo do sistema comportamental, já no fim da década de 1990, e Betty Neuman mais tarde.[29]

Um aspeto determinante no reconhecimento dos contributos das teorias para implementar cuidados holísticos e interprofissionais advém precisamente da teoria de Newman, autora da teoria da saúde como uma expansão da consciência, influenciada pelo trabalho teórico anterior de Martha Rogers, uma de suas mentoras, a quem reiterou os conceitos de padrão e natureza unitária dos seres humanos. Abordou os padrões temporais e espaciais na saúde, considerou a doença como aspecto significativo, procurou uma melhor definição para a saúde, transferindo para as situações que originam a necessidades de reabilitação.

Para Newman, a visão de saúde como ausência de doença é associada à discriminação de pessoas doentes como inferiores e sustentou que a saúde inclui padrões de doença sendo, então, a doença uma manifestação do padrão. As condições de patologia são consideradas manifestação do padrão total da pessoa. Esta ideia ajuda-nos como enfermeiros de reabilitação a compreender que a pessoa portadora de deficiência pode ser uma pessoa saudável, embora com exigências particulares em torno do ambiente.

Os seres humanos são unitários com o ambiente onde não existem limites e são identificados pelos seus respetivos padrões que são integrantes com os da família, estes com os da comunidade e consequentemente com os da sociedade, pelo que o enfermeiro de reabilitação tem um papel determinante na capacitação das pessoas e famílias para o confrontamento de novas situações. O cuidar é um imperativo moral para a enfermagem e é algo que transforma todos nós e tudo o que fazemos e que reflete o todo da pessoa. Exige que sejamos abertos e/ou nos predispormos a esta abertura para não nos tornarmos vulneráveis.[30]

O suporte das teorias de enfermagem para a diferenciação das intervenções conduzidas pelos enfermeiros encaminha-nos para um conjunto de teóricas que nos apontam para as intervenções específicas enquanto enfermeiras e com a particularidade de trabalhar o objetivo da reabilitação pelo que nos questionamos. O que faço eu como enfermeira de reabilitação de específico? Naturalmente esta resposta não se contextualiza neste capítulo mas faz falta ter isso presente para procurar a sustentação teórica para a intervenção.

Iniciemos por recordar a importância de formar, educar e capacitar a pessoa e sua família para responder os autocuidados e necessidades básicas e de vida que o fariam sozinhos se tivessem força, desejo ou conhecimentos.[31]

Os cuidados da enfermeira de reabilitação é contribuir para a independência das pessoas a partir das 14 necessidades básicas, tornando estas o foco dos seus cuidados. Recordemos as atividades que centralizam os cuidados das enfermeiras: respirar normalmente; comer e beber de forma adequado; eliminar resíduos orgânicos; movimentar-se e manter posturas desejáveis; dormir e repousar; selecionar roupas adequadas – vestir e despir; manter o corpo limpo e bem apresentado e proteger o tegumento; evitar perigos no ambiente e lesões a terceiros; comunicar-se com os outros para expressar emoções, necessidades, medos ou opiniões; seguir padrões religiosos de acordo com a própria fé; trabalhar de forma que haja sensação de realização; recrear-se e participar de várias formas de recreação; aprender, descobrir ou satisfazer a curiosidades que leve ao desenvolvimento normal e à saúde , e usar os serviços de saúde disponíveis.[31] Podemos afirmar que a diferenciação das intervenções das enfermeiras de reabilitação com suporte em Virginia Henderson contribuem para a qualidade de vida com independência ou, simplesmente, para ter uma morte tranquila.

As bases teóricas são a estrutura que permitem organizar o conhecimento específico da enfermagem, explicar e prever a prática,[32] daí a importância de refletir também as estratégias de organização dos cuidados.

Dorothea Orem contribui para a compreensão dos cuidados de reabilitação a partir de três teorias que desenvolveram a teoria do autocuidado, a teoria do défict do autocuidado e a teoria do sistema de enfermagem, que envolve e contém a anterior.[26]

Muitas vezes a enfermeira de reabilitação, particularmente nas fases agudas, vai ter que compreender conceptualmente o que é o autocuidado. Importa salientar que é a ação humana deliberada e autogerida, com função reguladora, desempenhada por indivíduos com capacidade para tal (ou por outrem, em caso de dependência), que mantém a vida, a integridade das funções físicas e psíquicas e o bem-estar. No profundo respeito pelo outro enquanto pessoa é emergente compreender que o autocuidado é aprendido ao longo da vida, de acordo com o contexto das pessoas, através de experiência, cultura, conhecimento e interação social, e influenciado por aspetos como a idade, o grau de desenvolvimento, o gênero, as motivações, os recursos e os sistemas de saúde.[26,33]

A enfermagem desenvolve, providencia e gere sistemas de assistência focados no autocuidado, que têm em vista a sustentabilidade dos processos da vida, a manutenção da funcionalidade, a promoção do crescimento e do desenvolvimento, a prevenção e o controlo de doenças e incapacidades,[26] o que apoia a importância desta teoria para as enfermeiras de reabilitação.

A sociedade espera que a enfermeira desenvolva uma ação, contínua ou periódica, de ajuda a uma pessoa que não é capaz de dar resposta às suas necessidades de autocuidado, total ou parcialmente. Isto nos aponta para a compreensão do papel desta enfermeira para todas as pessoas, considerando que é a incapacidade de providenciar continuamente, em quantidade e qualidade, o autocuidado necessário, em razão da situação de saúde, que pode ser alterada por modificações nos cuidados e nas condições ambientais.[26]

Salienta-se ainda desta autora, Orem, os objetivos dos autocuidados que são expressos como "requisitos": os universais, comuns a todos os seres humanos e com vista à manutenção da integridade estrutural e funcional; os desenvolvimentais, relacionados com processos de vida e maturação; e os de desvio de saúde, que visam a recuperação da saúde quando esta não está garantida.[26]

A especificidade deste requisitos ajuda a enfermeira de reabilitação a reconstruir a sua intervenção específica, considerando que os requisitos universais incluem a manutenção de água, ar e comida, processos de eliminação, equilíbrio entre atividade e descanso, equilíbrio entre solidão e interação social, prevenção de riscos e o desenvolvimento em grupos sociais de acordo com o potencial humano, limitações e desejo de normalidade que facilmente compreendemos como a sua diferenciação nas pessoas com deficiência. Já os requisitos de desvio de saúde englobam a procura de assistência médica apropriada, gestão dos desvios de saúde, adesão ao regime terapêutico, gestão de efeitos adversos, adaptação da autoimagem em função do estado real, e ajustes no estilo de vida de acordo com o estado de saúde.[33]

O déficit de autocuidado, explicado através da segunda teoria de Orem, ocorre quando as atividades de autocuidado do indivíduo não são capazes de dar resposta às suas próprias necessidades ou às da pessoa que têm a cargo. Perante este déficit, os enfermeiros disponibilizam métodos de ajuda, que incluem atuar por ou fazer por outrem, orientar e dirigir, fornece apoio físico ou psicológico, proporcionar e manter um ambiente que apoie o desenvolvimento pessoal e ensinar.

A enfermagem de reabilitação tem uma forte explicação para a sua intervenção quando indaga sobre a teoria de Orem, considerando o sistema totalmente compensatório, através do qual o enfermeiro concretiza o autocuidado, compensa totalmente a incapacidade e protege a pessoa; num sistema parcialmente compensatório, no qual o enfermeiro executa algumas medidas de autocuidado e assiste em outras, enquanto regula a atividade de autocuidado juntamente com a pessoa; ou, ainda, num sistema de apoio-educação, através do qual o enfermeiro apenas colabora na regulação enquanto a pessoa executa o autocuidado.[26]

É de destacar na teoria de Orem o reconhecimento da participação e da capacidade de decisão da pessoa à qual são prestados cuidados de enfermagem; para a teórica, todas as pessoas têm poderes e capacidades, disposições, talentos, interesses e valores que são determinantes para a regulação do próprio autocuidado.[33]

Uma ultimo olhar dos cuidados de reabilitação é a necessidade do desenvolvimento no fornecimento de cuidados centrados no cliente e na família, o que nos desperta para um outro conjunto de teorias explicativas dos cuidados às famílias. Esta preocupação é transversal à enfermagem de vários países, sendo que em 2002 o International Council of Nurses (ICN, 2002) propôs como tema para a comemoração do dia do enfermeiro "Nurses always there for you: caring for families". Esta temática teve como objetivos aumentar a consciência do papel do enfermeiro no cuidado à saúde da família e incentivar a participação dos enfermeiros no desenvolvimento e na implementação de políticas de saúde e sociais nesta área. Foi ainda destacada a importância da família e dos seus membros na gestão da saúde individual e da unidade familiar, teoricamente os enfermeiros de reabilitação podem fazer recurso explicativo para esta prática de intervenção aos Modelos de Calgary: Avaliação e Intervenção na Família.[34]

O Modelo Calgary de Intervenção na Família[34] sugere-nos que a prática clínica junto das famílias visa a promoção do funcionamento familiar no domínio afetivo, cognitivo e/ou comportamental, podendo haver uma influência mútua entre os diferentes domínios. No espaço de intervenção dos enfermeiros junto das famílias importa propor intervenções e não se limitar a instruir ou mesmo impor mudanças no seu modo de funcionamento. Para que esta intervenção seja efetiva e ajustada à singularidade de cada família e em determinado momento revela-se imperativo, segundo as autoras, fazer uma avaliação inicial prévia através do Modelo Calgary de Avaliação da Família.

O pluralismo de teorias de enfermagem que observamos tem sido considerado como desejável e inevitável e, portanto, uma exploração das teorias existentes é essencial para melhorar o seu uso e propiciar o desenvolvimento e o progresso da disciplina. A avaliação crítica da história da enfermagem e do pensamento teórico em particular é um contributo fundamental na orientação das escolhas futuras na disciplina e na profissão.[33]

A enfermagem de reabilitação tem grande foco em utilizar teorias e modelos que abranjam, e atuem, com a diversidade social e cultural, em busca de interações que são influenciadas pelos fatores socioculturais das pessoas envolvidas no cuidado de reabilitação, enfermeiras e pacientes.[3,7,35]

Uma das teorias mais utilizadas, que tem bases na enfermagem e na antropologia, é a teoria do cuidar cultural de Leininger, que propõe que as experiências de saúde e de doença podem ser plenamente atendidas no contexto da cultura, sendo que os grupos de pessoas têm experiências semelhantes durante um determinado período de tempo, chamando-se de "cultura" essa vivência baseada em experiências semelhantes.[3,7,35]

A teoria de Leininger deriva-se da antropologia, mas ela teorizou seus conceitos por ser relevante para a enfermagem, conceituando enfermagem transcultural como uma área principal da enfermagem que se concentra em "um estudo comparativo e análise de diferentes culturas e subculturas no mundo com relação ao seu autocuidado, cuidados de enfermagem, valores, crenças e padrões de comportamento saúde e doença", com o objetivo de desenvolver um corpo de conhecimento científico e humanístico, a fim de fornecer práticas de cuidado de enfermagem específicas e universais para uma cultura.[3,7,35]

A enfermagem transcultural vai além de um estado de consciência ou apreciação de diferentes culturas, busca tornar os conhecimentos e práticas de enfermagem profissionais baseados na cultura, conceituados, planejados e praticados. Leininger define a cultura como "uma arte e ciência humanística", aprendida, e que se concentra em comportamentos, funções e processos de cuidados personalizados intencionais para a promoção e manutenção de comportamentos de saúde ou recuperação de doenças que têm aspectos físicos, psicoculturais e significado social ou significado para quem está sendo assistido pela enfermagem.[3,7,35]

Pessoas em reabilitação são de diversas culturas, tendo ideias de cuidado diferenciados e únicos, o que converge com o objetivo da teoria do cuidar cultural, de providenciar cuidados de enfermagem que sejam congruentes com os valores, crenças de saúde e estilos de vida de diferentes culturas. Ao cuidar uma pessoa em reabilitação, as enfermeiras podem transpor barreiras culturais para facilitar o cuidar e melhorar o acesso, enquanto mostra a sensibilidade e a competência em assuntos culturais.[3,7,35]

É necessário citar ainda os modelos ambientais e ecológicos, classificados assim por considerarem o contexto social e ambiental multifacetado no qual os indivíduos experienciam a saúde e a doença. Nesses, incluem-se o ambiente natural (clima, topografia, flora e fauna), o ambiente construído (construções na comunidade e a habitação acessível), o ambiente social (atitudes, normas sociais e sistemas de suporte), e fatores e normas culturais. Esses modelos ambientais operam em cinco níveis distintos: individual, interpessoal, organizacional, comunitário e políticas públicas. Ao cuidar de pessoas em reabilitação, as enfermeiras devem considerar todos os fatores que podem influenciar para que o paciente atinja seu objetivo, sendo que, esses pacientes experienciam a reabilitação no local que mais bem os serve para enfrentarem a sua situação crítica de vida, providenciando a melhor forma de regressarem com sucesso na vida na comunidade.[3,7,35]

Na busca de atender as necessidades das pessoas em reabilitação, e compreender os cuidados de enfermagem de reabilitação, outras teorias, das áreas sociais e filosóficas também são utilizadas em pesquisas em enfermagem de reabilitação. Duas dessas bases filosóficas estão citadas a seguir e tentam compreender como se dá a relação enfermeira e paciente no processo complexo da reabilitação, considerando sempre as pessoas envolvidas em tal relação, o ambiente e o tempo em que a relação se desenvolve.

A teoria do reconhecimento desenvolvida por Axel Honneth trata de questões importantes a partir da discussão de Hegel na filosofia, e de Mead na psicologia social. Tal teoria, sobre o reconhecimento, tem suas ideias centrais das relações entre as pessoas e considera a ausência de reconhecimento intersubjetivo e social, ou desrespeito, como causa dos conflitos sociais contemporâneos. Honneth explica a dinâmica das transformações e conflitos sociais desde a injustiça e desrespeito, até seu resultado, nos abusos e nas tentativas de reconhecimento individual e social.[36,37]

A teoria de Honneth exclui a centralidade das relações na simples desigualdade material ou econômica, afirmando que a desconstrução do sujeito se dá nas relações intersubjetivas, a partir de três níveis de reconhecimento: amor, direito e solidariedade. Para Honneth, o sujeito só pode conhecer a si mesmo por meio da realização objetiva de suas próprias intenções e, portanto, o abandono de uma dimensão puramente cognitiva para assumir um estado de conhecimento prático de si mesmo, considerando que as relações entre indivíduos delimitam a formação de cada um.[36,37]

Nesse sentido, a teoria de Honneth parece ser plausível de uso na enfermagem de reabilitação, na qual as relações intersubjetivas entre paciente (indivíduo) e enfermeira perpassam pelos níveis por ele proposto, afim de suspender desrespeitos e através do reconhecimento, de si e do outro, melhorar a confiança, respeito e estima das pessoas relacionadas.[36,37]

Outra teoria, ou modelo teórico, que já foi aplicado em estudos na enfermagem de reabilitação é a dialética da esperança, de Ernst Bloch. Está é uma perspectiva filosófica que explica a criação humana de forma profunda, envolvendo questões sociais, subjetivas, plurais, concretas, objetivas e coletivas, debatendo a ruptura da satisfação intelectual e proposição crítica, reflexiva e criativa da esperança. Bloch em sua dialética da esperança apresenta um pensamento dialético que respeita a dinâmica e a fertilidade das interpretações, bem como as transformações dialéticas do mundo, promovendo uma vivência concreta do princípio da esperança como certeza de uma possível solução humana.[38]

A dialética da esperança, expressa por Bloch, é colocada como mola propulsora para a consciência e a vontade de criar, afirmando sua dinâmica e representando o fim de um começo. A esperança tem raízes no passado que lhe conferem conteúdo e sentido, mas se apresenta em um processo constante de atualização, não acendendo o futuro, mas funcionando como comunicador de promessas para a construção de uma realidade. A dialética da esperança é uma construção conturbada de contradições, inquietações, teimosias e possibilidades do presente. A esperança é um princípio que atua e constitui a história humana, expressando sua essência por meio da consciência antecipatória da realidade.[37,38]

Considerando a esperança como uma consciência real do inconformismo com extrato otimista, que se percebe como uma insurreição humana contra o natural, um protesto contra o conformismo, a esperança é diretamente relacionada com a reabilitação, pois nessa a pessoa é um ser impaciente e necessita se tornar um agente modificador da própria realidade. Logo, é papel da enfermeira no cuidado reabilitador, incentivar a pessoa à vontade de viabilizar algo imaginário e permitir a reflexão e intervenção sem intermediários, visando o futuro, promovendo a antecipação do desejo expresso na espera, entendendo assim, que o desejo é a matéria-prima da esperança, pois sem desejo não há esperança.[37,38]

Para o futuro das teorias e modelos de enfermagem, específicas, direcionadas ou com aplicação na prática na enfermagem de reabilitação, encontra-se a necessidade de uma mudança paradigmática, mudança essa que é imprescindível considerando-se a sociedade atual, a saúde atual, e o tempo (estrutural, social e econômico) em que o cuidado está inserida. Ferramentas metodológicas clássicas de desenvolvimento teórico, auxiliadas e baseadas em teorias formais de enfermagem, teorias filosóficas, teorias sociais, aparatos culturais e tecnológicos, fazem com que as novas tentativas de criação teórica em enfermagem e, mais especificamente, em enfermagem de reabilitação, sejam sistemas complexas e interativas, em constante mudança, em busca da melhora de adaptação e aplicação para cada indivíduo em sua diversidade.

Em tempo, devemos atentar para a questão dos modelos de saúde, e como estes influenciam na estruturação e no desenvolvimento das teorias e modelos teóricos de enfermagem. Os modelos de saúde podem ser considerados referenciais para o cuidado prático da enfermagem, bem como na atuação e intervenção da enfermeira na reabilitação. No texto que segue surge a reflexão sobre modelo da vida e modelo da classificação internacional de funcionalidade (CIF), tendo em vista que tais modelos são utilizados por enfermeiras de reabilitação em Portugal, país que tem a reabilitação como especialidade para as profissionais enfermeiras, sendo necessário tais considerações.

REFERENCIAIS PARA A INTERVENÇÃO DO ENFERMEIRO DE REABILITAÇÃO – MODELO DA VIDA E MODELO DA CIF: ENCONTRO OU CLIVAGEM?

O setor da saúde é inquestionavelmente dependente da qualificação dos seus profissionais. Enquanto em algumas áreas o desenvolvimento tecnológico e a utilização de equipamentos diferenciados substituíram parte significativa do trabalho, os cuidados de saúde continuam a ser majoritariamente assegurados por pessoas. Desta forma, qualquer melhora que vise aumentar a eficácia, a eficiência e a efetividade dos cuidados de saúde irá requerer um investimento na formação, dotando os profissionais de referenciais, de conhecimentos, competências e ferramentas que lhes permitam ter identidade, integrar novas responsabilidades, suportar decisões complexas e assegurar uma prestação mais eficaz dos cuidados de saúde.

Os enfermeiros, responsáveis por assegurar uma parte muito importante dos cuidados de saúde, são basilares nas equipas, já que investir na sua qualificação e especialização é apostar na qualidade assistencial. Um estudo solicitado pela Ordem Enfermeiros (OE) ao INESC-TEC, sobre o impacto da especialização dos cuidados de enfermagem, obteve resultados muito positivos, identificando ganhos em saúde para os clientes (melhora dos indicadores de saúde), ganhos para as organizações (reforço de resultados nos indicadores de gestão e de eficiência) e ainda para os próprios profissionais (melhores índices de satisfação e de retenção).[39]

O enfermeiro especialista é o profissional a quem são reconhecidas competências na área clínica da sua intervenção. A sua atuação tem em conta as respostas humanas aos processos de vida e aos problemas de saúde, que demonstram níveis elevados de julgamento clínico e de tomada de decisão.[40] E os enfermeiros especialistas em enfermagem de reabilitação? Como se definem? Como constroem a sua identidade? Qual é o foco da sua atividade? Que pressupostos, que modelos inspiram a sua ação?

Os cuidados de enfermagem de reabilitação constituem uma área de intervenção especializada que decorre de um corpo de conhecimentos e procedimentos específicos. A intervenção do enfermeiro de reabilitação tem como objetivo a promoção dos projetos de saúde individuais das pessoas que cuidam e a prevenção de riscos de alteração de funcionalidade que determinem limitações da atividade e/ou incapacidade. A sua ação favorece os processos de readaptação sempre que ocorrem afeções da funcionalidade e potência da capacidade para o autocuidado da pessoa com necessidades especiais ou deficiência.[41] O seu campo de ação, acontece assim desde a prevenção primária até aos níveis agudos e subagudos, e é o sustentáculo da intervenção terciária na comunidade, nas transações ao longo da vida.[42]

O enfermeiro de reabilitação é ainda um agente fulcral na obtenção de ganhos em saúde da população. Neste sentido, contribui para a definição de políticas de saúde, propõe novas visões e é interveniente e parceiro na criação de ganhos de saúde nas diversas áreas de intervenção.[43] Representativo do cariz internacional da enfermagem de reabilitação, a Association of Reabilitation Nurse (ARN) considera que *"Rehabilitation nurses restore patients' lives, so they have freedom and independence once again"*.[44]

Restaurar, reabilitar e integrar a pessoa com incapacidade para a vida é ponto de encontro para os enfermeiros de reabilitação, nos diferentes contextos e nas diversas fases do ciclo de vida. Enquadrar a prática de cuidados destes profissionais no modelo da vida revela-se estruturante e de excelência para a otimização da qualidade do exercício profissional. A Classificação Internacional de Funcionalidade, Incapacidade e Saúde (CIF), desenvolvida pela Organização Mundial da Saúde (OMS), em 2001, oferece também uma estrutura conceptual de suporte sobre a incapacidade e a funcionalidade para o enfermeiro de reabilitação inserido numa equipa multidisciplinar poder intervir em saúde.

Mas serão estes referenciais teóricos antagónicos, ou será que partilham pressupostos e que o recurso a ambos reforça a identidade do enfermeiro de reabilitação?

Com berço no Reino Unido, o modelo da vida (Fig. 4-2) foi desenvolvido ao longo de duas décadas (1980-2000), pelas enfermeiras Nancy Roper, Winifreed Logan e Alison Tierney e a sua origem tem por base a busca da identidade da enfermagem. Roper na sua experiência como docente concluiu que as diferentes especialidades médicas, com os seus distintos saberes, traziam para os estudantes de enfermagem uma discussão comum sobre as vivências dos doentes.[45]

A reflexão sobre as vivências, veio contribuir para o afastamento do modelo biomédico, no qual a ausência de doença significa cura e os fatores biológicos são os determinantes de saúde. Atualmente, considera-se que o modelo biomédico de prestação de cuidados, qualquer que seja a natureza da organização em que são prestados, não estando esgotado, encontra-se particularmente vulnerável. As alterações no padrão epidemiológico da doença a partir da segunda metade do século XX, a ênfase na promoção da saúde, o envelhecimento populacional e o aumento das doenças crónicas, associados a constrangimentos orçamentais, vieram demonstrar as limitações da sua eficácia.[46]

A CIF abraça também este paradigma conceptual, afastando-se do cariz redutor dos modelos biomédico e social.[48] Ao promover uma perspetiva abrangente, interativa, inte-

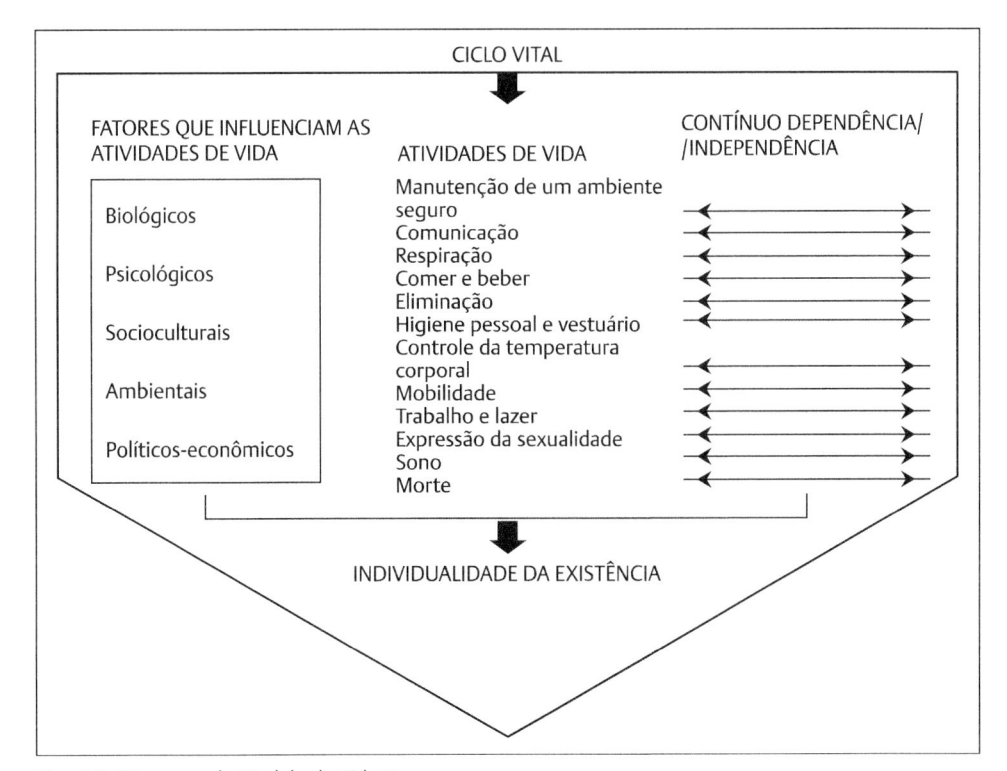

Fig. 4-2. Diagrama do Modelo da Vida.[47]

grativa e universal da funcionalidade e da incapacidade, em que o indivíduo interage, de uma forma dinâmica, com o ambiente físico, social e comportamental, contemplam-se as linhas da saúde biológica, individual e social.[49] Este modelo (Fig. 4-3) representa talvez um dos marcos mais importantes da reabilitação dos últimos 20 anos, pois revela de forma pragmática e conceptual os descritores múltiplos da saúde, proporcionando um modelo explicativo que permite uma melhor compreensão da gênese da incapacidade, mas sobretudo de que forma que esta possa ser trabalhada.[50]

De uma forma resumida, o modelo conceptual da CIF, mundialmente difundido, estrutura-se em dois grupos: funcionalidade/incapacidade e fatores contextuais. Cada grupo possui dois componentes. Da funcionalidade/incapacidade fazem parte as funções e estruturas do corpo (partes anatômicas e funções fisiológicas) e as atividades e participação (execução de tarefas e envolvimento da pessoa numa situação da vida real), representando respetivamente uma perspectiva individual e social da funcionalidade. Os fatores contextuais, abrangem os fatores ambientais e os fatores pessoais, e interagem com todos os componentes do modelo.[49]

A influência dos fatores ambientais, outrora fraqueza, é atualmente um ponto forte do modelo da CIF. O reconhecimento do papel central desempenhado pelos fatores ambientais mudou o *locus* do problema e, portanto, o foco de intervenção do indivíduo para o ambiente onde a pessoa vive.[51] Roper com o seu modelo corrobora a importância do ambiente, conceptualizando-o numa dimensão alargada, englobando tudo o que é fisicamente externo à própria pessoa. Este, por si só, pode pôr em risco a saúde, a segurança e a vida do indivíduo, sujeito a riscos próprios do ambiente, que deverão ser conhecidos, prevenidos e evitados.[45]

A interação entre o ambiente e os fatores biológicos, psicológicos, socioculturais e político-econômicos é influenciadora das atividades de vida e pode ser impeditiva de conduzir a pessoa à máxima independência.[42] A enfermagem de reabilitação tem como alvo de atenção os elementos ambientais para o exercício do cuidar, pois os reconhece como influenciadores não só da estrutura e função do corpo, mas também do seu desempenho enquanto membro de uma sociedade. O enfermeiro de reabilitação participa ativamente na definição de estratégias que, a nível local ou nacional, promovam a plena integração da pessoa com deficiência.[41]

O paradigma da integração, a perspectiva dos fenômenos relacionados com a saúde e com a incapacidade como multidimensionais, com foco no holismo e na individualidade da pessoa está presente em ambos os modelos. Roper descreve a pessoa como central, que

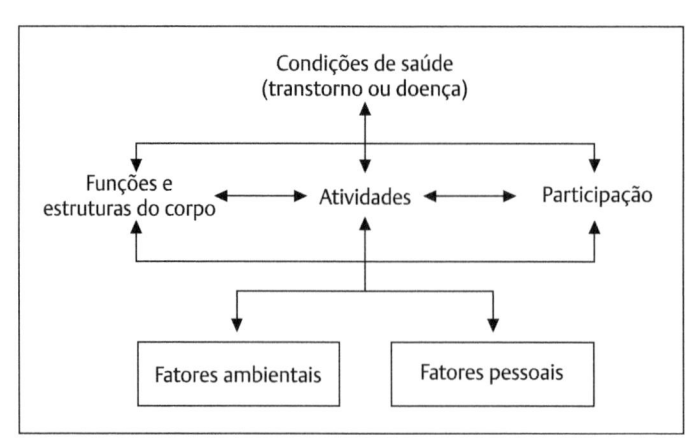

Fig. 4-3. Modelo Conceptual da CIF.[48]

satisfaz 12 atividades de vida (AV's) de acordo com o *continuum* dependência/independência e com a fase do ciclo vital. A individualidade da vida centra-se no processo complexo de viver, em que cada pessoa tem uma experiência única e irrepetível que está na forma como cada um satisfaz a amálgama das suas AV's.[52] Da mesma forma, a CIF destina-se a ser usada para estruturar uma abordagem holística, assegurando um cuidado centrado na pessoa com qualquer condição de saúde.[53] Neste enquadramento, entende-se que o alvo de intervenção do enfermeiro de reabilitação é a pessoa com necessidades especiais no contexto vivencial em que esta se encontra.[41]

O treino das AV's faz parte integrante dos programas do enfermeiro de reabilitação, no sentido de proporcionar às pessoas a oportunidade de adquirir o máximo de funcionalidade possível após um evento de doença ou acidente.[54] Minimizar o impacto da incapacidade nomeadamente ao nível das funções neurológica, respiratória, cardíaca e ortopédica é também área da sua intervenção.[55]

Facilmente se encontram pontes entre o campo de ação do enfermeiro de reabilitação e as 12 atividades de vida definidas por Roper. A gestão do ambiente, a otimização da comunicação no doente afásico, o controle da ventilação no doente neuromuscular, a adequação da alimentação no doente com disfagia, a instituição de programas de reabilitação vesical e intestinal em doentes com bexiga e intestino neurogênico, o controle da temperatura corporal em situação de poiquilotermia do doente medular, a promoção do sono no doente sob terapia intensiva, o treino de marcha e o reforço muscular são exemplos de intervenções dos enfermeiros de reabilitação que influenciam positivamente as atividades de vida. A CIF é exaustiva, pormenorizada, apresenta opções claras para uma definição objetiva da condição de saúde da pessoa e assim estabelecer planos intervenção, na área do enfermeiro de reabilitação.

A deficiência como o problema na função ou na estrutura do corpo não se relaciona com a etiologia, nem com a patologia subjacente. O que é avaliado, mensurado e trabalhado são as manifestações dessas patologias e o impacto que têm na autonomia da pessoa. A deficiência pode ser parte ou uma expressão de uma condição de saúde, mas não indica, necessariamente, a presença de doença ou que o indivíduo deva ser considerado doente.[48]

Sobre a linha do tempo, numa perspectiva desenvolvimentista, surge o ciclo de vida individual e familiar, que é determinante na intervenção do enfermeiro de reabilitação.[56] A incapacidade é vivida de forma diferente se surgir numa pessoa jovem ou no envelhecimento. Se a incapacidade surge acidentalmente numa família que está a vivenciar um momento de crise natural do seu ciclo de vida, a necessidade de adaptação é muito maior.[57]

Roper, no seu modelo da vida, descreve que a pessoa ao longo do ciclo vital, desde criança à fase adulta, atravessa um *continuum* dependência/independência. Aponta também o aparecimento de acontecimentos que ao longo do ciclo de vida podem afetar a forma como as pessoas concretizam as AV's, conduzindo a problemas reais ou potenciais. Enquanto a independência é valorizada, a dependência não pode diminuir a dignidade do indivíduo. A importância de enquadrar a incapacidade no ciclo de vida é também proposta da CIF, que pretende ser relevante e apropriada para a população em todas as faixas etárias. Considera ainda ver o fenômeno incapacidade num *continuum*, subjacente ao princípio da universalidade do modelo. Para cada pessoa deve ser possível estabelecer um ambiente, que sendo universal é também pessoal, no qual estejam minoradas ou adaptadas as suas dificuldades, mas sobretudo eliminadas as suas discriminações e restrições.[53]

No que respeita à aplicabilidade dos modelos, ambos se coadunam com diferentes cenários de prática clínica. Roper refere que o seu modelo pode ser usado por enfermeiros de qualquer especialidade. É largamente utilizado na Europa, em vários contextos, com tradução em vários idiomas.[45]

Uma pesquisa integrativa realizada em 2020, nas bases de dados PubMed, LILACS, Scopus e CINALHA, sobre a utilização do modelo da vida, concluiu que foi regularmente utilizado em diversos ambientes com populações distintas, como doentes com lesões medulares, após enfarte agudo de miocárdio, em cuidados neonatais, em doentes com *delirium* e outras patologias psiquiátricas, pessoas sem abrigo, entre outros.[48,55] Já a CIF tem aplicação global e os seus conteúdos discutidos em Assembleia Mundial da Saúde. Todos os países membros são instigados a utilizar este modelo nas suas atividades de vigilância, notificação e investigação.[48] Os cuidados especializados de reabilitação não encontram aqui constrangimento, pois podem ser prestados em diferentes contextos da prática clínica como unidades de internamento de agudos e de reabilitação, por equipes de cuidados continuados, paliativos e de cuidados na comunidade.[55]

A versatilidade da CIF, permite que possa utilizada por todos os elementos da equipe multidisciplinar, pois não pertence a uma disciplina específica, ela assume-se como neutra. A sua utilização sistemática melhora as abordagens ao cuidado e à colaboração entre os diversos profissionais. Com a utilização deste modelo, a estrutura tradicional hierárquica da equipe muda. Os membros da equipe tornam-se parceiros iguais e cada contribuição é valorizada.[53] Esta filosofia vai de encontro ao perfil do enfermeiro de reabilitação, que tem um papel relevante na gestão dos cuidados, na otimização de respostas e na articulação da equipe de saúde.[40]

Em suma, a identidade do enfermeiro de reabilitação encontra suporte no modelo da vida de Roper, Logan e Tierney, nos seus conceitos e pressupostos. O enfermeiro de reabilitação executa ações preventivas, evitando que problemas potenciais relacionados com as AV's, se tornem reais. Com uma atitude positiva, alivia e trata problemas, tendo em vista o *continuum* dependência/independência, o agravamento da incapacidade, a prevenção de complicações secundárias e a integração da pessoa no seu contexto, garantindo a socialização e a dignidade.[47]

A CIF, não sendo um modelo exclusivo para a prática de enfermagem, oferece uma estrutura conceptual aos cuidados de saúde pessoais, incluindo a prevenção, a promoção da saúde e a melhora da participação, removendo ou atenuando as barreiras sociais e estimulando a atribuição de apoios e de facilitadores sociais. Traz uma linguagem comum para a equipe, na qual naturalmente o enfermeiro de reabilitação se integra. Na partilha de informação, no planeamento de programas de intervenção, está um objetivo comum que é sem dúvida a melhora da qualidade de vida e dos processos de integração das pessoas com deficiência. O enfermeiro de reabilitação deve dotar-se de competências para a familiarização com este modelo, que oferece a criatividade e a orientação científica necessárias para a continuação do estudo do binômio funcionalidade/incapacidade.[48]

REFERÊNCIAS BIBLIOGRÁFICAS

1. Ferreira MA. Enfermagem: arte e ciência do cuidado. Esc Anna Nery. 2011;15(4):664-666.
2. Schaurich D, Crossetti MGO. Produção do conhecimento sobre teorias de enfermagem: análise de periódicos da área, 1998-2007. Esc Anna Nery. 2010;14(1):182-188.
3. Petronilho F, Machado M. Teorias de enfermagem e autocuidado: contributos para a construção do cuidado de Reabilitação. Cuidados de Enfermagem de Reabilitação à Pessoa ao Longo da Vida. Loures: Lusodidacta; 2017. p. 3-14.

4. Meleis AI. Theoretical nursing: Development and progress. Lippincott Williams & Wilkins, 2011.
5. Walker LO, Avant KC. Strategies for theory construction in nursing. 1st ed. Connecticut: Appleton-Century-Crofts/Norway; 1983.
6. Fawcett J, Downs FS. The relationship of theory and research. 1st ed. Connecticut: Appleton-Century-Crofts/Norway; 1986.
7. Marriner-Tomey A. Nursing theorists and their work. 2nd ed. Mosby Company: 1989.
8. Fitzpatrick JJ, Whall AL. Conceptual models of nursing: analysis and application. 1st ed. Maryland: Robert J. Brady Co./Bowie; 1983.
9. Neves RD. Sistematização da Assistência de Enfermagem em Unidade de Reabilitação segundo o Modelo Conceitual de Horta. Rev Bras Enferm 2006;59(4):556-9.
10. Gomes VLO, Backes VMS, Padilha MICS, Vaz MRC. Evolução o conhecimento científico na enfermagem: do cuidado popular à construção de teorias. Invest Educ Enferm. 2007;25(2):108-115. Disponível em: http://www.scielo.org.co/pdf/iee/v25n2/v25n2a10.pdf
11. Daher DV, Espírito Santo FH, Escudeiro CL. Cuidar e pesquisar: práticas complementares ou excludentes? Rev Latino-am Enfermagem 2002;10(2):145-50.
12. Tanurre MC, Pinheiro AM. SAE – Sistematização da Assistência de Enfermagem: Guia Prático. 2. ed. Rio de Janeiro: Guanabara Koogan Ltda; 2010.
13. Oliveira ML, de Paula TR, de Freitas JB. Evolução histórica da assistência de enfermagem. São Paulo: ConScientiae Saúde, 2007;6(1):127-136.
14. Ketemberg DF, Siqueira MD, Matovani MF. Uma história do processo de enfermagem nas publicações da Revista Brasileira de Enfermagem no período de 1960-1986. Esc Anna Nery R Enferm 2006;10(3):478-86.
15. Ramalho Neto JM, Marques DKA, Fernandes MGM, Nobrega MML. Análise de teorias de enfermagem de Meleis: revisão integrativa. Rev Bras Enferm. 2016;69(1):174-81.
16. Fawcett J, DeSanto M. Contemporary Nursing knowledge: Analysis and evaluation of Nursing models and theories. 3rd. ed. Philadelphia: FA Davis; 2013.
17. Association of Rehabilitation Nurses. Modelo de competências para o profissional de enfermagem de reabilitação. Chicago; 2014.
18. Rijken M, Jones M, Heijmans M, Dixon A. Supporting self-management. In: Nolte E, MCKee M, editors. Caring for people with chronic conditions a health system perspective [Internet]. New York: McGraw-Hil; 2008, p. 116-142. Acesso em 6 Março 2012. Disponível em: http://www.euro.who.int/__data/assets/pdf_file/0006/96468/E91878.pdf
19. Rogers ME. Nursing: Science of unitary, irreducible, human beings: Update 1990. In: Barrett EAM. (Ed.) Visions of Rogers' science based nursing. New York, NY: National League for Nursing; 1990. p. 5-11.
20. Meleis AI. Theoretical Nursing: Development & Progress. 3ª ed. London: Lippincott Williams & Wilkins; 2005.
21. Sakraida TJ. Nola J Pender: Health Promotion Model. In: Tomey AM, Alligood MR. Nursing theorists and their work. 6th ed. St Louis-Missouri (US): Mosby- Elsevier; 2006. p. 452-471.
22. Hellrigel D, Jackson SE, Slocum JW. Management: A competency- based approach. 11th Ed. Mason, 2008.
23. Diário da República – Portugal. Regulamento n.º 140/2019 Regulamento das Competências Comuns do Enfermeiro Especialista. Diário da República, 2.ª série, N.º 26, 6 de fevereiro de 2019.
24. Ellis JR, Hartley CL. Nursing in today´s world: trends, issues, and management. 10th ed. Philadelphia: Lippincott Williams & Wilkins; 2012.
25. Hood LJ. Leddy Pepper's conceptual bases of professional Nursing. 6th ed. Philadelphia: Lippincott Williams & Wilkins; 2010.
26. Orem D, Renpenning K, Taylor S. Self-care theory in nursing: Selected papers of Dorothea Orem. New York: Springer Publishing Company; 2003.
27. Albuquerque IM, Machado AD. Impacto da mobilização precoce em (de la movilidad temprana en) pacientes de terapia intensiva. Salud (i)Ciencia (Impresa). 2015;21:403-8. [Internet]

Acesso em 9 Novembro 2019. Disponível em: https://www.researchgate.net/profile/Isabella_Albuquerque/publication/282848751_Impacto_da_mobilizacao_precoce_em_de_la_movilidad_temprana_en_pacientes_de_terapia_intensiva_Impact_of_early_mobilization_in_intensive_care_patients/links/561e3f6c08ae50795afd933c/Impacto-da-mobilizacao-precoce-em-de-la-movilidad-temprana-en-pacientes-de-terapia-intensiva-Impact-of-early-mobilization-in-intensive-care-patients.pdf

28. Ferreira J, Delgado B, Santos A, Noro M, Coelho A, Parola V. Impacto da espirometria de incentivo na redução de complicações respiratórias no pós-operatório da laparotomia: revisão sistemática. RPER V3N1 2020;3(06.020):21-26.
29. McEwen M. Visão Geral da Teoria na Enfermagem. In: McEwen M, Wills EM. Bases Teóricas para Enfermagem. Porto Alegre: Artmed; 2016.
30. Endo E. Margaret Newman's Theory of Health as Expanding Consciousness and a Nursing Intervention from a Unitary Perspective. Asia-Pacific J Oncol Nurs. Jan-Mar 2017;4(1)50-52. [Internet] Acesso em 9 Novembro 2019. Disponível em: https://www.ncbi.nlm.nih.gov/pmc/articles/PMC5297232/pdf/APJON-4-50.pdf
31. Henderson V. The nature of Nursing: Reflections after 25 years. New York: National Leagure for Nursing Press; 1991.
32. McEwen M, Wills E. Theoretical bases for nursing. 4th ed. Philadelphia: Lippincott Williams & Wilkins; 2014.
33. Meleis A. Theoretical Nursing - Development and Progress. 5th ed. Philadelphia: Wolters Kluwer Health | Lippincott Williams & Wilkins; 2012.
34. Wright L, Leahey M. Enfermeiras e Famílias. 4. ed. São Paulo: Roca; 2009.
35. Lutz B, Davis S. Modelos Teóricos e Práticos para a Enfermagem de Reabilitação. In: Hoeman SP. Enfermagem de Reabilitação: Prevenção, Intervenção e Resultados Esperados. 4. ed. Loures: Lusodidacta; 2011. p. 15-30.
36. Honneth A. Luta por reconhecimento: a gramática moral dos conflitos sociais (Trad. Luiz Repa). São Paulo: Ed. 34, 2003.
37. Schoeller SD, Martins MMF, Ramos FRS, Vargas CP, Zuchetto MA, Lima DKS. Rehabilitation nursing care and emancipatory process. Revi Enferm Ref. 2020;(2):19084-19084.
38. Bloch E. Princípio da Esperança I. Rio de Janeiro: Counterpoint; 2005.
39. Lopes MA, Gomes SC, Almada-Lobo B. Os Cuidados de Enfermagem Especializados como Resposta à Evolução das Necessidades em Cuidados de Saúde. Ordem Enfermeiros; 2018.
40. Ordem dos Enfermeiros. Regulamento das Competências Comuns do Enfermeiro Especialista. Diário da República n.º 35/2011 – Portugal. Série II de 2011-02-18: Regulamento; 2011. p. 8648-53.
41. Webster N, Gove PB. Webster's Third New International Dictionary. Bell; 1961.
42. Henderson V. The nature of nursing. Am J Nurs. 1964. p. 62-68.
43. Ordem dos Enfermeiros. Padrões de Qualidade dos Cuidados Especializados em Enfermagem de Reabilitação. Lisboa: Ordem dos Enfermeiros; 2018.
44. Hoeman SP. Enfermagem de Reabilitação: Aplicação e Processo. 2. ed. Loures; 2000.
45. Associação Portuguesa dos Enfermeiros de Reabilitação (APER). Contributos para o plano nacional de saúde 2011-2016. Porto; 2010.
46. Association of Rehabilitation Nurses. Rehabilitation nurses make a real difference in their patient's lives. Chicago; 2020.
47. Justo C. A crise do modelo biomédico e a resposta da promoção da saúde. Revista Portuguesa de Saúde Pública. 2010;28:117-8.
48. Organização Mundial da Saúde. CIF: Classificação Internacional de Funcionalidade, Incapacidade e Saúde. Lisboa; 2004.
49. Fontes AP, Fernandes AA, Botelho MA. Funcionalidade e incapacidade: aspectos conceptuais, estruturais e de aplicação da Classificação Internacional de Funcionalidade, Incapacidade e Saúde (CIF). Revista Portuguesa de Saúde Pública. 2010;28:171-8.
50. Wade DT, Halligan P. New wine in old bottles: the WHO ICF as an explanatory model of human behaviour. Clin Rehabil. 2003;17(4):349-54.

51. Schneidert M, Hurst R, Miller J, Ustün B. The role of environment in the International Classification of Functioning, Disability and Health (ICF). Disabil Rehabil. 2003;25(11-12):588-95.
52. Holland K, Jenkins J. Applyng the Roper, Logan, Tierney Model in Practice. 3rd ed. Elsevier; 2019.
53. Organização Mundial da Saúde. Como usar a CIF: Um manual prático para o uso da Classificação Internacional de Funcionalidade, Incapacidade e Saúde (CIF). Versão preliminar para discussão. Genebra: OMS, Outubro de 2013.
54. Mesa do Colégio da Especialidade de Enfermagem de Reabilitação. Parecer nº 12/2011 - Parecer sobre Atividades de Vida Diária.
55. Ordem dos Enfermeiros. Regulamento nº125/2011 – Regulamento das Competências Específicas do Enfermeiro Especialista em Enfermagem de Reabilitação.
56. Viera CM, Sousa L. Cuidados de Enfermagem de Reabilitação à pessoa ao longo da vida. Loures, 2016.
57. Relvas AP. O ciclo Vital da Família. 2. ed. Porto; 2000.

REABILITAÇÃO BASEADA NA COMUNIDADE E NAS REDES DE APOIO

Adriana Bispo Alvarez ▪ Maria Salomé Martins Ferreira
Indiana Acordi ▪ Maria Angel Orjuela de Jongbloed
Josefina Ruiz Arias

RESUMO

A reabilitação baseada na comunidade (RBC) promove a mudança do conceito da deficiência ligado historicamente ao modelo exclusivamente médico e de habilitação/reabilitação física, desconectado dos processos sociais e participativos, culturais e políticos. A RBC atua como estratégia multissetorial de cuidado que contribui para o desenvolvimento da inclusão e a participação social das pessoas com deficiência, garantindo desde os seus direitos até a consolidação das redes de apoio que abordam a família e os profissionais de saúde promovendo assim a qualidade de vida.

INTRODUÇÃO

De acordo com a Organização Internacional do Trabalho (OIT), a Organização das Nações Unidas para a Educação, Ciência e Cultura (UNESCO) e a Organização Mundial da Saúde (OMS), a reabilitação baseada na comunidade (RBC) constitui uma estratégia de desenvolvimento comunitário para a reabilitação, equalização de oportunidades e integração social de pessoas com deficiência.[1,2] Essa estratégia multissetorial tem sido abordada em diferentes países ao longo dos anos a partir de esforços conjuntos entre as pessoas com deficiência, suas famílias, organizações, as comunidades das quais fazem parte, e dos serviços governamentais e não governamentais de saúde, educação, trabalho e outros.

A reabilitação baseada na comunidade, como o próprio nome indica, parte da ideia constitutiva da integração e da participação direta da/com a comunidade, na qual se gera um espaço autônomo de inclusão das pessoas com deficiência, e, ao mesmo tempo, dá visibilidade ao desenvolvimento comunitário voltado para a consolidação de redes de apoio e transformação social. Deste modo, a reabilitação baseada na comunidade também pressupõe uma delegação de responsabilidades e transferência de recursos dos governos para as comunidades, para que possam construir seus programas de reabilitação.

Nesse sentido, as orientações ou diretrizes da RBC dadas pela OMS, OIT, UNESCO e IDDC (*International Disability and Development Consortium* – IDDC), têm se concentrado na criação de sociedades e comunidades inclusivas onde a acessibilidade da população com qualquer tipo de deficiência torna-se um benefício do desenvolvimento baseado nos princípios dos direitos humanos. No entanto, os procedimentos específicos usados na aplicação da RBC e os recursos disponíveis para esses fins divergem de país para país.³

Um dos principais desafios tem sido a adoção da RBC em vários países como parte integrante das políticas sociais. Isso significa que, no âmbito das políticas nacionais, a reabilitação baseada na comunidade seja parte das medidas governamentais adotadas em benefício de todas as pessoas com algum tipo de deficiência sem importar a idade. Para a área de política regional é essencial no desenvolvimento dos diferentes programas de RBC contar com serviços de atenção e apoio que envolvam múltiplos setores na promoção, execução e monitoramento dos programas, além de ter cenários que estimulem a transmissão do conhecimento entre as comunidades. Da mesma forma, no nível da comunidade, é relevante manter as políticas de inserção que são realizadas sob a gestão da própria comunidade, pois é nela que se "cria e desenvolve" o programa RBC, permitindo uma maior participação das pessoas com deficiência, suas famílias e redes multissetoriais locais, garantindo assim a qualidade de vida.

Portanto, esta seção mostra a partir de diferentes componentes como as ações voltadas para a área da saúde, tais como a assistência médica no tratamento das doenças associadas à deficiência ou o acesso aos serviços de reabilitação com dispositivos assistivos, são essenciais para o bem-estar global das pessoas com deficiência. Mas também, mostra a importância de empoderar as pessoas com deficiência e seu contexto familiar por meio de um componente social que possa facilitar o acesso às oportunidades sociais, fornecer as redes de apoio e enfraquecer o estigma e a discriminação. As práticas da RBC são inovadoras, já que promovem uma ruptura das ações paternalistas e segregacionistas no tratamento das pessoas com deficiência,⁴ estabelecendo mudanças sociais positivas que garantem a participação, o acesso e o exercício de seus direitos.

REDES DE CUIDADOS EM SAÚDE À PESSOA COM DEFICIÊNCIA

De acordo com o plano de ação global sobre deficiência 2014-2021 elaborado pela Organização Mundial da Saúde, existem mais de 1 bilhão de pessoas com deficiência (PcDs) no mundo, o equivalente a aproximadamente 15% da população. Neste relatório, avalia-se que aproximadamente 93 milhões de crianças possuem deficiência moderada ou grave.[5]

Devido ao envelhecimento populacional, além do aumento da violência urbana, bem como acidentes automobilísticos, quedas e desastres naturais, por exemplo, o plano aponta que a população com deficiência tende a aumentar. Em 2013, a Assembleia Geral das Nações Unidas desenvolveu um relatório referente à reunião sobre deficiência e desenvolvimento e identificou que em torno de 80% das pessoas com deficiência vivem em países em desenvolvimento, constatando-se que a prevalência de incapacidade é menor em países que possuem maior renda.[5] Em concordância com estas estatísticas se faz mister garantir políticas públicas e articulação dos serviços dos diversos níveis de complexidade no que tange à integralidade do cuidado da pessoa com deficiência.

A Realidade Brasileira

No Brasil, por exemplo, as estatísticas referentes ao censo de 2010, revelam um panorama de 23,9% da população brasileira apresentando pelo menos uma das seguintes deficiências: auditiva, motora, mental ou intelectual. A deficiência visual se encontra em primeiro lugar, totalizando 18,6%; logo a seguir, a deficiência motora representa 7,0%; a auditiva, 5,1% e a intelectual, 1,4% da população.[6]

Apesar da população brasileira com deficiência ser significante, os serviços públicos de reabilitação ocorrem de forma descontinuada e fragmentada, impactando diretamente na articulação dos pontos de atenção à saúde, no planejamento e na execução das atividades gerenciais e assistenciais, a partir de uma lógica interdisciplinar.[7]

A rede de cuidados à pessoa com deficiência no âmbito do Sistema Único de Saúde é disposta pela portaria nº 793/2012 e possui, dentre seus objetivos, a ampliação do acesso e a qualificação do atendimento às PcDs, promovendo a articulação e a integração dos pontos de atenção das redes de saúde.[8] Os gestores bem como os profissionais devem entender como sua equipe se articula identificando a rede em sua totalidade bem como seus pontos de atenção, caracterizando o território.

A atenção primária em saúde (APS) deve ser entendida como a porta de entrada do sistema em rede, promovendo o direito ao acesso com qualidade, através de suas ações e caracterizada no primeiro nível de atenção e, organizando o fluxo através do sistema de referência e contra referência aos demais pontos de atenção da rede de cuidados, possibilitando assim o acesso integral desde a promoção da saúde até a reabilitação.[7]

Através da Portaria 4.279/2010 é possível compreender acerca da organização das redes de atenção à saúde (RAS) que são definidas como "arranjos organizativos de ações e serviços de saúde, de diferentes densidades tecnológicas, que integradas por meio de sistemas de apoio técnico, logístico e de gestão buscam garantir a integralidade do cuidado". Para que haja a organização da RAS é fundamental a definição de região de saúde, através da demarcação dos limites geográficos e da sua população, além do estabelecimento das ações e serviços dispostos na região.[9]

A atenção básica (AB) consiste em uma estratégia com a finalidade de organizar os sistemas de saúde, de acordo com a Organização Pan-Americana de Saúde, garantindo ampla cobertura às PcDs através de uma atenção à saúde articulada e sistemática, assistindo esta pessoa de acordo com suas necessidades de cuidado.[10] Apesar da Portaria 4.279/2010 abarcar a relevância da orientação comunitária, não há uma apresentação detalhada sobre acessibilidade, adequações dos ambientes, protetização, entre outros dados relevantes apontando assim, uma necessidade de fortalecimento das temáticas dentro de uma RAS.[7]

A rede de cuidados compreende além da atenção básica, compondo também a atenção especializada em reabilitação auditiva, física, intelectual, visual, ostomia e em múltiplas deficiências e na atenção hospitalar e de urgência e emergência,[8] componentes estes que devem ser articulados entre si.

O Ministério da Saúde abarca na Portaria nº 835, de 25 de abril 2012, a instituição de "incentivos financeiros de investimento e de custeio para o componente atenção especializada da rede de cuidados à pessoa com deficiência no âmbito do Sistema Único de Saúde". Estes incentivos são válidos para a construção, reforma e ampliação dos serviços, com a finalidade de oferecer subsídios para promoção e proteção dos acessos nos fluxos assistenciais tanto nos centros especializados de reabilitação (CER) quanto na oficina ortopédica.[11]

Os CER são pontos de atenção regulados e se estabelecem em referência na RAS de determinado território. Os CER são classificados de acordo com as respectivas modalidades de atenção podendo agrupar, no mesmo local, até quatro tipos. Os centros são fundamentais para a continuidade do cuidado uma vez que realiza, de forma singular, diversas atividades como diagnóstico, tratamento, adaptação e manutenção das tecnologias assistivas, dentre outros.[12]

Com relação aos serviços de urgência e emergência, faz-se imprescindível salientar a necessidade de adequação à rede de cuidados de forma que priorize a intervenção precoce e a articulação com os serviços extra-hospitalares, proporcionando acolhimento, classificação de risco e cuidado nestas situações a pessoas com deficiência qualificando assim, a assistência à saúde e preconizando a visão da clínica ampliada.[13]

Sendo assim, a rede de cuidados à pessoa com deficiência no âmbito do SUS estabelece a necessidade de mudanças no modelo assistencial através de um fluxo assistencial organizado, articulado, integrado e condizente com a necessidades da população,[8] necessitando de atenção e investimentos governamentais com a finalidade de garantir o acesso integral aos serviços de saúde.

A CONTRIBUIÇÃO DAS REDES DE APOIO À FAMÍLIA

As pessoas com deficiência apresentam alterações de natureza física, mental ou sensorial que a impedem de participar de forma efetiva na sociedade prejudicando a igualdade de condições relativamente às outras pessoas. Normalmente as pessoas com deficiência são marcadas por uma exclusão social que se revela muitas vezes por condições de precariedade econômica, de desemprego, de isolamento social, bem como no reduzido acesso a bens públicos enfrentando muitas vezes obstáculos no acesso aos transportes, barreiras arquitetônicas e comunicacionais, ausência, insuficiência ou inadequação do apoio no sistema regular de educação e critérios de exclusão no acesso ao emprego.[14]

A presença de uma pessoa com deficiência no seio da família, poderá ser uma experiência traumática e desgastante para os pais, mães ou outro familiar que a vivem, representando um desafio ao equilíbrio da família, atendendo às dificuldades que a experiência da deficiência impõe à vida dos diferentes membros.[15] As famílias poderão encarar a deficiência de um dos seus membros como um desafio, e estabelecer sinergias com os outros membros e com instituições, serviços e técnicos que os possam apoiar e capacitar, com o objetivo da autonomia.

Considerando que dentro do sistema familiar uns membros influenciam os outros, o impacto que a deficiência tem na família é muito diferente de situação para situação, e varia de pessoa para pessoa, e de família para família, no entanto o que acontece a um elemento da família vai interferir em todas as outras com maior incidência nas famílias equilibradas.[16] De fato, a nova situação poderá desencadear diversas dificuldades para o agregado familiar, nomeadamente no que se refere à sua organização e às suas dinâmicas, uma vez que a família vai ter de se adaptar à nova situação sendo que por consequência esta situação vai ainda influenciar a dinâmica dos processos relacionais.[17]

Para lidar com a deficiência, a família tem necessidade de reorganizar as suas rotinas quotidianas e muitas vezes alterar os seus projetos de vida. O surgimento de uma deficiência no seio de uma família, constitui-se num verdadeiro desafio colocando à prova o seu funcionamento e a sua dinâmica podendo ser influenciada pelo tipo de deficiência e ainda pelas alterações a que a família se vê obrigada a fazer relacionadas com a nova circunstância.

De fato, a incapacidade pode ser sentida e vivenciada com maior intensidade por todos elementos da família, numa base na solidariedade e no afeto mútuo, refletindo-se na qualidade de vida de todos os elementos.[16] Considerando que as famílias muitas vezes têm dificuldade em conciliar as atividades domésticas com as profissionais, essas dificuldades aumentam quando existe uma pessoa com deficiência, sendo necessário muitas vezes recorrer a redes de suporte na perspectiva de obter ajuda e conseguir mais facilidade na sua adaptação à nova situação. Quando existe uma rede de apoio e serviços disponíveis para acompanhamento da pessoa com deficiência, a família terá mais facilidade em se adaptar e por isso a rede de apoio é assim considerada como uma estrutura a partir da qual se consegue o apoio, ou seja, é o conjunto de ajudas que podem surgir dos vínculos conseguidos pelos laços de parentesco, amizades, vizinhos, instituições e serviços de saúde, configurados em diferentes níveis de proximidade e com diferentes participações, mas disponíveis para ajudar na resolução de problemas.

As redes de apoio assumem-se assim como estratégias que reduzem as implicações negativas relacionadas com o ato de cuidar, dentro das quais os familiares possam encontrar auxílio para satisfazerem as suas necessidades em situações do dia a dia ou em momentos de crise.[18] O apoio social, reportado às relações sociais e às ligações entre pessoas e grupos que envolvem a família, considerados como contributos informais, e o apoio que surge das instituições e associações de doenças crônicas, considerados como contributos formais, podem compor as redes de apoio das pessoas doentes e das suas famílias, consolidando-se num suporte muito importante, quer para a vida da pessoa e da família, quer ainda para a qualidade da assistência à pessoa com deficiência.[17]

A falta de apoio à família pode traduzir-se em efeitos negativos para esta, nomeadamente no aumento do estresse e de problemas psicológicos; na deterioração da saúde e na predisposição às doenças; no estigma; nos fatores e nos comportamentos de risco; no uso dos serviços e na adesão ou não aos tratamentos; na deterioração da saúde; nas desigualdades sociais e na pobreza. Por outro lado, quando a família tem apoio, verificam-se efeitos positivos, que podem ser a redução do estresse e dos problemas mentais e psicológicos; aumento da autoestima e bem-estar psicológico; ajustamentos às doença crônica e à perda; melhora na adesão aos tratamentos e no uso dos serviços de saúde; promoção e proteção da saúde; na qualidade de vida; na prevenção das doenças e no bem-estar; na integração social e no *empowerment;* na quebra do isolamento social e no aumento do sentido de controle e ainda na redução da morbimortalidade.[19]

Os principais contributos das redes de apoio são a diminuição das perdas funcionais, a preservação do sistema emocional, e o auxílio no enfrentamento da nova condição, considerados como funções primordiais para o restabelecimento da qualidade de vida e do viver com as limitações impostas pela deficiência.[14] As redes de apoio também contribuem para o suporte emocional, físico, material/instrumental e informativo.[20]

De fato, as redes de apoio podem oferecer suporte emocional, que consiste na contributo relacionado com a melhora do funcionamento psicossocial em termos de redução do estresse e melhora da orientação positiva dos sentimentos; suporte físico, que diz respeito à assistência relacionada com a melhora da saúde física ou com o desenvolvimento das atividades de vida diária do membro da família com deficiência, como, por exemplo, ajudar para ir ao banheiro, comer ou movimentar-se no seu ambiente; suporte material/instrumental, relacionado com os recursos financeiros e assistência na realização de tarefas ou responsabilidades como por exemplo a utilização de transporte para se deslocar às consultas médicas/escola/trabalho permitindo que os outros membros da família possam trabalhar ou dedicar-se a outras tarefas domésticas, suporte informativo que consiste na aquisição de conhecimento e informação relacionada com legislação, direitos, informação sobre os produtos de apoio, dispositivos, equipamentos ou sistemas técnicos utilizados por pessoas com deficiência ou incapacidades.[20]

A importância do suporte emocional e relacional é estruturante, porque vai ajudar a família, e de forma particular o cuidador, a viver a situação de deficiência com mais confiança. É muito importante que a família se sinta ouvida e que alguém de forma individual ou institucional esteja disponível para a escutar como se lhe estivesse a tirar um pouco da sua carga emocional e isto consegue-se quando a família sente apoio afetivo por parte do outro.

O suporte material/instrumental é de extrema importância porque para além de diminuir as despesas que normalmente são muito elevadas, nestas circunstâncias, este suporte normalmente diz respeito a material específico para aquela situação de deficiência e por isso facilitador, quer no desenvolvimento das atividades, quer no dispêndio de energia necessária por parte do cuidador para ajudar a pessoa com deficiência no exercício das suas atividades dentro e fora de casa.

O suporte físico é também de extrema importância, pois quando o cuidador tem ajuda para executar as tarefas relacionadas com as necessidades da pessoa com deficiência vai diminuir a sua exigência física e desta forma ser menos desgastante, culminando em mais saúde para o cuidador.

Relativamente ao suporte informativo, este é fulcral pois o familiar cuidador, quando detentor de informação relacionada, quer com a própria deficiência ou com a forma de lidar com ela, em nível de nutrição, mobilidade, técnicas de aprendizagem, técnicas de execução das atividades de vida diária, quer ainda informação sobre os direitos da pessoa com deficiência e da própria família. É ainda importante ter informação atualizada sobre os apoios por parte da segurança social, relacionados com questões laborais e direitos do familiar cuidador a fim de que este se sinta mais confortável e consiga fazer valer os seus direitos sem que se possa considerar que lhe estão a fazer um favor.

Com as redes e apoio, a família também consegue obter uma melhor qualidade de vida (QV), uma vez que o apoio social influencia positivamente a QV do cuidador familiar porque permite maior liberdade para que este possa desenvolver as suas atividades cotidianas,[18] sendo este apoio mais importante quando se trata de famílias equilibradas, considerando que são as que mais sentem o impacto da doença na sua qualidade de vida.[16]

As redes de apoio social, quer sejam formais ou informais, têm impacto na família e interferem com o funcionamento familiar porque escores mais satisfatórios com as redes de apoio, acompanham maior satisfação e níveis mais altos de funcionamento familiar enquanto níveis de insatisfação com as relações sociais acompanham níveis mais baixos de funcionamento familiar.[21] Por outro lado, receber mais apoio social resulta em menos sobrecarga e maiores níveis de bem-estar, bem como menos sintomas associados a sofrimento psicológico e uma menor perceção do impacto negativo da deficiência.[22]

As redes de apoio devem ser vistas como recursos que permitem à família lidar de forma bem-sucedida com os acontecimentos da vida e que oferecem um potencial enorme na ajuda da orientação e resolução dos problemas que se colocam quando precisam lidar com uma pessoa deficiente. Concomitantemente é muito importante que todos os profissionais se articulem de forma a que a intervenção global não deixe nenhuma família que experiencia a deficiência de um dos seus membros fique sem ajuda para as suas necessidades, desde a intervenção mais básica à mais complexa, e que esta possa ser colmatada e assim aumentar o suporte familiar rumo à sua satisfação e ao bom funcionamento. A participação e a ampliação das redes de apoio social podem contribuir para retirar os sujeitos deficientes da condição de isolamento em que se encontram e diminuir a sobrecarga familiar,[23] tornando-os mais felizes.

Se conjugarmos os esforços que a família faz para lidar com a situação de deficiência, à intervenção dos profissionais envolvidos nas redes de apoio familiar, esta atuação conjunta pode (re)ativar os laços sociais e estimular a formação de novas redes.[23] No entanto é importante que todos os profissionais e, de forma particular, o enfermeiro fiquem atentos para identificar situações como estas e desenvolver estratégias para o estabelecimento e o fortalecimento dos vínculos e ações de educação em saúde compartilhadas[24] rumo a um atendimento global e eficaz, quer à pessoa com deficiência, quer à sua família.

A CONTRIBUIÇÃO DAS REDES DE APOIO AOS PROFISSIONAIS DE SAÚDE

A assistência à saúde da pessoa com deficiência não ocorre somente nas instituições específicas de reabilitação. O atendimento deve ser assegurado em toda a rede de serviços.[7] Sendo assim o atendimento prestado na comunidade tem papel crucial na saúde da pessoa que necessita de reabilitação. Apesar disso, a assistência à saúde das pessoas com deficiência ainda está muito restrita aos centros de reabilitação e outros serviços de atenção secundária, comprometendo o acesso, considerando-se a demanda reprimida existente nesses locais e não garantindo a integralidade da atenção.[25]

A integralidade do cuidado pode ser construída através do apoio que costumeiramente provém da família, dos vizinhos e amigos, bem como de profissionais de saúde que estão de algum modo envolvidos nesse processo. Forma-se, assim, uma rede de apoio social, que assume uma importância fundamental na vida e na qualidade de assistência à pessoa com deficiência. Uma rede social pessoal estável, sensível, ativa e confiável atua como um fator de proteção para a saúde, funciona como agente de ajuda e encaminhamento, afeta a pertinência e a rapidez da utilização de serviços de saúde, acelera os processos de cura e aumenta a sobrevida, gerando saúde.[25]

Em síntese, as redes de apoio são compostas por: familiares, amigos, vizinhos, colegas de trabalho e profissionais de saúde, em diferentes níveis de proximidade e com diferentes participações na rede.[14] Assim, a rede de cuidados dos profissionais de saúde abrange a atenção à saúde prestada na comunidade.

A atenção em saúde na comunidade envolve o cuidado às condições prevalentes e multifatoriais com coexistência de determinantes biológicos e socioculturais, e sua abordagem, para ser efetiva, envolve as diversas categorias profissionais das equipes de saúde e exige o protagonismo dos indivíduos, suas famílias e comunidade.[26] Nesse sentido, a ação dos profissionais da área da saúde ganha fundamental importância para a ampliação e a potencialização das redes de apoio social das pessoas com deficiência física, cabendo-lhes incentivar as habilidades sociais, que podem ser adquiridas num contexto de apoio e estímulos.[14]

O enfermeiro e os demais profissionais de saúde podem distinguir as redes sociais das pessoas a quem prestam cuidado de ambas as formas, no entanto, uma análise que parta do sujeito a ser cuidado permite uma compreensão mais ampla tanto da estrutura quanto da função de apoio dessas redes. Esse apoio social é imprescindível no cuidado, uma vez que o ser humano necessita de relações interpessoais, integra uma rede social de apoio e a aciona para enfrentamento e resolução de situações diversas em sua vida.[24]

Partindo dessa rede social, considera-se que o indivíduo não é uma entidade isolada, mas sim a pessoa integrada no contexto familiar e na comunidade. O enfermeiro de atenção primária deve cuidar do indivíduo, da família e da comunidade, atuando junto à essa comunidade integrando-se nela como agente de saúde e liderando programas e atividades de promoção da saúde e prevenção de agravos. Assim, todo cuidado é precedido de uma avaliação holística e abrangente, atuando no indivíduo, na família e na comunidade.[27]

No campo das tecnologias leves, uma importante ação é a interação entre os profissionais de saúde e pacientes, familiares ou cuidadores. Assim, as tecnologias leves de cuidado aparecem em ações como escuta ativa, apoio, conforto, respeito, relação de ajuda e diálogo, comunicação efetiva e no estabelecimento de uma relação de confiança com usuários e familiares, o que constitui parte fundamental do trabalho do enfermeiro na atenção básica.[28]

A reabilitação é a área responsável por possibilitar o treino de novas habilidades às pessoas que delas se utilizam, tornando possível o enfrentamento dos obstáculos cotidianos. É reabilitar e habilitar alguém novamente de algo que foi perdido, sendo fundamental o trabalho de uma equipe multidisciplinar, envolvendo profissões das mais diversas áreas.[7]

Assim, o processo do cuidado é multifacetado e de natureza bastante distinta, que requer, além das competências técnicas inerentes a cada profissão, atitudes humanizadas e humanizadoras, bem como favorecedoras de acolhimento. Pressupõe relações humanizadas e éticas, construídas por meio de ferramentas tecnológicas de níveis de complexidade variados, permitindo, dessa maneira, que se fortaleçam por meio de ações humanizadoras entre aquele que cuida e aquele que é cuidado.[29] Na assistência de enfermagem à pessoa com deficiência, o princípio da autonomia é ainda mais indispensável. Os enfermeiros podem ser fundamentais no processo de aprendizado de tarefas consideradas fáceis antes da deficiência.[30]

A enfermagem é considerada pelos usuários como peça-chave no processo de trabalho em reabilitação, pois é a que mais tem contato com o usuário, o que evidencia que o processo de trabalho em reabilitação é, por um lado, multiprofissional e, por outro, tem como um dos profissionais mais importantes o enfermeiro, sendo sua contribuição fundamental no processo de reabilitação. Isso porque a enfermagem é a profissão que tem a integralidade do sujeito como fundamento do próprio cuidado e volta-se para a realização de atividades que objetivam o autocuidado na vida diária.[31] Vale ressaltar que o enfermeiro presta assistência em reabilitação tanto na fase inicial pós-lesão quanto em longo prazo. O objetivo das ações de enfermagem é promover a recuperação e adaptação às limitações impostas pelas deficiências e atender às necessidades individuais de cada pessoa a ser cuidada e de seus familiares, principalmente funcionais, motoras, psicossociais e espirituais; ao mesmo tempo que buscam ajudar na independência, apesar das limitações físicas, cognitivas e comportamentais impostas.[32]

O cuidado de enfermagem de reabilitação é um processo emancipatório, cuja finalidade é o bem-estar das pessoas envolvidas – profissionais, pessoas com deficiência e suas famílias.[33] Cabe ao enfermeiro estar atento para identificar situações e desenvolver estratégias para estabelecimento e fortalecimento dos vínculos, e ações de educação em saúde compartilhadas, pois nem sempre a rede social de apoio tem o efeito esperado, já que uma rede com poucos membros pode ter limitada possibilidade de atender às necessidades da pessoa; a rede social que oferece apoio inadequado, por meio de conselhos e informações inapropriados, pode trazer riscos à pessoa; e nas situações em que os integrantes da rede não reconhecem sua função de apoiadores.

A compreensão das interações da rede social de apoio permite que o enfermeiro realize uma autoanálise das suas competências e habilidades, como ser integrante da rede social secundária da pessoa. Isso proporciona a corresponsabilização traduzida num cuidado integral e contínuo, com acionamento, quando necessário, dos diferentes setores institucionais em prol do atendimento às necessidades dos seus clientes.[24]

O apoio social representa uma alternativa para potencializar a ação de alguns profissionais que lidam com os problemas de saúde das coletividades. O apoio social vem sendo representado na saúde coletiva como uma das ações relevantes para se promover e restabelecer a saúde e o bem-estar. A intervenção dos profissionais envolvidos na rede dessas pessoas, atuando juntamente com os membros que a compõem, reativa os laços sociais e estimula a formação de novas redes. É necessário, para tanto, conhecer a rede pessoal, buscar formas de estabelecimento de novos contatos, contribuindo para que essas pessoas saiam do isolamento e restabeleçam ou estabeleçam vínculos sociais, assim os profissionais de saúde que atuam na comunidade devem atuar como facilitadores desse processo.[25]

A CONTRIBUIÇÃO DAS REDES DE APOIO PARA A QUALIDADE DE VIDA

De acordo a Organização Mundial da Saúde (OMS), "Saúde é um estado de completo bem-estar físico, mental e social". Isso significa que a saúde é um elemento fundamental para a vida e, no caso de pessoas com algum tipo de deficiência, seja motora ou intelectual, representa um fator que pode facilitar ou inibir sua capacidade de funcionar.[34]

Atualmente são poucos os estudos que buscam conhecer a relação entre o estado de saúde e a qualidade de vida percebida por pessoas com deficiência. O psicólogo norte-americano Robert Schalock, reconhecido especialista internacional no estudo da deficiência intelectual e da qualidade de vida, explicou que a deficiência de uma pessoa é o resultado da interação entre a pessoa e seu ambiente. E que, portanto, depende não apenas de limitações funcionais, mas também da disponibilidade de assistência individualizada.

A qualidade de vida reflete a percepção subjetiva que uma pessoa tem sobre sua expectativa de vida, por isso é difícil expressar o peso e o significado do conceito, principalmente pelas diferenças que podem existir de uma pessoa para outra. Com o exposto, seria interessante sugerir que, na realidade, qualidade de vida não tem outro significado senão o atribuído por cada ser humano.

Qualidade de Vida em Situação de Deficiência

De acordo com a Classificação Internacional de Funcionalidade, Incapacidade e Saúde (CIF),[35] a deficiência é assumida como um processo contínuo de ajuste entre as capacidades da pessoa com determinada condição de saúde e os fatores externos em que vive, levando em consideração o meio em que se desenvolve.

No campo da deficiência, uma das propostas mais aceitas e com maior aplicação em diferentes países e populações com deficiência é o modelo de Schalock.[36] São quatro princípios que norteiam o modelo conceitual de qualidade de vida para pessoas com deficiência:

1. A qualidade de vida das pessoas com deficiência é constituída pelos mesmos elementos que as outras pessoas; ela terá suas peculiaridades e/ou escolhas, mas não serão tão diferentes das demais.
2. A qualidade de vida pode ser melhorada quando as pessoas se percebem com poder de decisão.
3. A qualidade de vida pode melhorar quando há aceitação e integração da pessoa na sociedade.
4. O ser humano percebe qualidade de vida quando satisfaz suas necessidades básicas e tem oportunidades iguais em casa, na sociedade, na escola ou no trabalho.

Schalock considera que a qualidade de vida reflete as condições de vida desejadas por uma pessoa em relação a oito dimensões, que incluem três aspectos principais: independência, participação social e bem-estar.

Dimensões da qualidade de vida estão apresentados na Tabela 5-1.

Tabela 5-1. Dimensões da Qualidade de Vida

Dimensão	Indicadores
Bem-estar emocional	▪ Satisfação ▪ Autoconceito ▪ Ausência de estresse – sentimentos negativos
Relações interpessoais	▪ Lugar de vida ▪ Trabalho ▪ Salário ▪ Posses ▪ Poupança
Desenvolvimento pessoal	▪ Limitações/capacidades ▪ Oportunidades de aprendizagem ▪ Habilidades funcionais
Bem-estar físico	▪ Cuidados de saúde ▪ Atividades da vida diária ▪ Ajuda técnica
Autodeterminação	▪ Metas ▪ Tomando uma decisão ▪ Autonomia
Inclusão social	▪ Integração ▪ Participação ▪ Acessibilidade e redes de apoio
Direitos	▪ Privacidade ▪ Respeito ▪ Exercício de direitos

Nota: Os indicadores são percepções, comportamentos ou condições específicas; que devem ser psicometricamente válidos, de forma que sirvam para avaliar o bem-estar percebido como "autorrelato" ou "observação direta".
(Fonte: Schalock e Verdugo, 2002).[36]

CONCLUSÃO

A deficiência é uma situação clínica que pode levar ao isolamento, quer na família, quer ainda na sociedade, principalmente porque impossibilita o alcance de um nível ótimo de qualidade de vida.

Uma das principais ações desenvolvidas pelas diferentes entidades que promovem o apoio às pessoas com deficiência visa a concepção e implementação de estratégias que possibilitem a integração social em condições de igualdade, promovendo um melhor estado de saúde e bem-estar para todos os intervenientes. Isto pode tornar-se possível com as ações promovidas pela equipa interdisciplinar que envolve a reabilitação na comunidade.

A intervenção em redes de apoio beneficia e fornece as ferramentas necessárias para enfrentar e aceitar o processo de deficiência tanto para quem vive a deficiência como para a família e a comunidade.

Lembrando que cada ser humano tem expectativas diferentes quanto à sua qualidade de vida associada à deficiência. As redes de apoio devem ser direcionadas de acordo com a percepção de cada um deles, principalmente facilitando melhoras em suas práticas diárias, com base na teoria de que melhorar as rotinas diárias da pessoa com deficiência e do seu ambiente pode melhorar sua percepção sobre a sua qualidade de vida.

As redes de apoio são reforços muito importantes, ajudando a família a enfrentar e controlar todas as dificuldades associadas ao fato de viverem a situação de deficiência de um familiar, quer seja criança, quer seja adulto. As equipes de reabilitação na comunidade assumem-se como elementos estruturantes no bem-estar da pessoa com deficiência e sua família, contribuindo para o fornecimento de informação preciosa na área da saúde e dos direitos da pessoa com deficiência, na educação para a saúde ao doente/família e na promoção da autonomia possível em torno da situação clínica e social da pessoa/família em causa.

Assim, a reabilitação baseada na comunidade utiliza as redes de apoio como ferramenta essencial para promoção do cuidado à pessoa com deficiência, assim como dos familiares e dos profissionais de saúde envolvidos nesse processo, sendo estes, em conjunto com a família, a comunidade e a pessoa deficiente, imprescindíveis no sucesso da reabilitação.

REFERÊNCIAS BIBLIOGRÁFICAS

1. Organización Internacional del Trabajo (OIT); Organización de las Naciones Unidas para la Educación, Ciencia y Cultura (UNESCO); Organización Mundial de la Salud (OMS). Rehabilitación basada en la comunidad (RBC) con y para personas con discapacidad. Ponencia conjunta, documento de programa o de reunión; 1994. p. 1-20.
2. World Health Organization (WHO). Community-based rehabilitation: CBR guidelines. [Internet]. Editores: Chapal Khasnabis, Karen Heinicke Motsch; 2010. Acesso em 10 Dezembro 2020. Disponível em: https://www.who.int/publications/i/item/9789241548052
3. International Disability and Development Consortium (IDDC). CBR Guidelines as a Tool for Community Based Inclusive Development. [Internet]. IDDC CBR Task Group. Editora: Maya Thomas; 2012. Acesso em 10 Dezembro/2020. Disponível em: https://www.iddcconsortium.net/blog/librairie/cbr-guidelines-as-a-tool-for-community-based-inclusive-development/
4. Da Silva L, De Faria V. Programa de Reabilitação Baseado na Comunidade. Cadernos Gestão Pública e Cidadania. 2004;9(43):10-26.
5. World Health Organization. WHO global disability action plan 2014-2021, 2015.
6. Instituto Brasileiro de Geografia e Estatística. Censo Demográfico: Resultados preliminares da amostra. 2010 [Internet] Acesso em 20 Dezembro 2020. Disponível em: http://www.ibge.gov.br/home/ estatistica/populacao/censo2010/resultados_ preliminaresamostra/default_ resultados_ preliminares_amostra.shtm
7. Machado WC, Pereira JS, Schoeller SD, Júlio LC, Martins MM, Figueiredo NM. Integralidade na Rede de Cuidados da Pessoa com Deficiência. Texto Contexto - Enferm. 2018;27(3). Florianópolis.
8. Ministério da Saúde (Brasil). Portaria nº 793. de 24 de abril de 2012. Rede de Cuidados à Pessoa com Deficiência no âmbito do Sistema Único de Saúde. Diário Oficial da União 25 abril 2012;Seção1.
9. Ministério da Saúde (Brasil). Portaria nº 4.279, de 30 de dezembro de 2010. Estabelece diretrizes para a organização da Rede de Atenção à Saúde no âmbito do Sistema Único de Saúde (SUS). Diário Oficial da União 31 dezembro 2010.
10. Castro RCL, Knauth DR, Harzheim E, Hauser L, Duncan BB. Avaliação da qualidade da atenção primária pelos profissionais de saúde: comparação entre diferentes tipos de serviços. Cad Saúde Pública. 2012;28(9):1772-84.
11. Ministério da Saúde (Brasil). Portaria nº 835. de 25 de abril de 2012. Incentivos financeiros de investimento e de custeio para o Componente Atenção Especializada da Rede de Cuidados à Pessoa com Deficiência no âmbito do Sistema Único de Saúde. Diário Oficial da União 26 abril 2012.

12. Brasil. Ministério da Saúde. Reabilitação: Centro Especializado em Reabilitação. 2013. Acesso em 20 Dezembro 2020. Disponível em: http://portalms.saude.gov.br/saude-para-voce/saude-da-pessoa-com-deficiencia/reabilitacao
13. Weber KT, Guimarães VA, Pontes Neto OM, Leite JP, Takayanagui OM, Santos-Pontelli, TEG. Predictors of quality of life after moderate to severe traumatic brain injury. Arq Neuro-Psiquiatr. [Internet] 2016;74(5):409-15. Acesso em 20 Dezembro 2020. Disponível em: http://www.scielo.br/scielo.php?script=sci_ arttext&pid=S0004-282X2016000500409
14. Brignol P. Rede de apoio à pessoa com deficiência física. Universidade Federal de Santa Catarina; 2015.
15. Caiola A. Família, deficiência e transições de vida: [Internet]. Instituto Politécnico de Portalegre; 2017. Disponível em: https://comum.rcaap.pt/bitstream/10400.26/22729/1/.pdf
16. Ferreira MS, Pereira MG. O papel moderador do tipo de família na relação entre incapacidade funcional e qualidade de vida em doentes com lombalgia crônica. Ciência e Saúde Coletiva. 2016;21(1):303-9.
17. Guadalupe S, Costa É, Daniel F. Sentimentos face ao futuro, necessidades percebidas e redes de suporte social de cuidadores informais de pessoas adultas com deficiência. Rev Port Investig Comport e Soc. 2016;2(1):53-66.
18. Anjos KF, de Oliveira Boery RNS, Pereira R, Pedreira LC, Vilela ABA, Santos VC, et al. Association between social support and quality of life of relative caregivers of elderly dependents. Ciência e Saúde Coletiva. 2015;20(5):1321-30.
19. Canesqui AM, Barsaglini RA. Apoio social e saúde: Pontos de vista das ciências sociais e humanas. Ciência e Saúde Coletiva. 2012;17(5):1103-14.
20. Kyzar KB, Turnbull AP, Summers JA, GFmez VA. The relationship of family support to family outcomes: A synthesis of key findings from research on severe disability. Res Pract Pers with Sev Disabil. 2012;37(1):31-44.
21. Seibel BL, Falceto OG, Hollist CS, Springer P, Fernandes CLC, Koller SH. Rede de apoio social e funcionamento familiar: estudo longitudinal sobre famílias em vulnerabilidade social TT - Social support and family functioning: longitudinal study of vulnerable families. Pensando Familias [Internet]. 2017;21(1):120-36. Disponível em: http://pepsic.bvsalud.org/scielo.php?script=sci_arttext&pid=S1679-494X2017000100010
22. Gallagher S, Whiteley J. Social support is associated with blood pressure responses in parents caring for children with developmental disabilities. Res Dev Disabil. 2012;33(6):2099-105.
23. Almeida Holanda CM, Andrade FLJP, Bezerra MA, da Silva Nascimento JP, da Fonseca Neves R, Alves SB, et al. Support networks and people with physical disabilities: Social inclusion and access to health services. Ciência e Saúde Coletiva. 2015;20(1):175-84.
24. França MS, Lopes MV, Frazão CMF, Guedes TG, Linhares FMP, Pontes CM. Características da rede social de apoio ineficaz: revisão integrativa. Rev Gauch Enferm. 2018;39:e20170303.
25. Holanda CM, Andrade FL, Bezerra MA, Nascimento JP, Neves RF, Alves SB, et al. Redes de apoio e pessoas com deficiência física: inserção social e acesso aos serviços de saúde. Ciência & Saúde Coletiva. 2015;20(1):175-184.
26. Brasil. Ministério da Saúde. Secretaria de Atenção à Saúde. Departamento de Atenção Básica. Estratégias para o cuidado da pessoa com doença crônica/Ministério da Saúde, Secretaria de Atenção à Saúde, Departamento de Atenção Básica. Brasília: Ministério da Saúde; 2014, 162 p. : il. Cadernos de Atenção Básica, n. 35.
27. Madrazo-Pérez M, Parás-Bravo P, Rayón-Valpuesta E, Blanco-Fraile C, Palacios-Ceña D. The Impact of Health Human Resources Policies in Primary Care Nursing: A Qualitative Study. Int J Environ Res Public Health. Oct 2019;16(19):3653.
28. Santos FB, Valente GSC. Sistematização da Assistência de Enfermagem e a Segurança do Paciente no Ambiente Domiciliar/Systematization of nursing care and patient safety in the home environment. Enferm Foco. [Internet] Jun 2020;11(1):106-113. Acesso em 10 Janeiro 2020. Disponível em: http://revista.cofen.gov.br/index.php/enfermagem/article/view/2679/713
29. Zuchetto MA, Engel FD, Medeiros LS, Hammerschmidt KS, Schoeller SD. Empatia no processo de cuidado em enfermagem sob a ótica da teoria do reconhecimento: síntese reflexiva. Rev Cuid.

[Internet] 2019;10(3):e624. Acesso em 10 Dezembro/2020. Disponível em: https://revistas.udes.edu.co/cuidarte/article/view/624
30. Schoeller SD, Lima DK, Martins MM, Ramos FR, Zuchetto MA, Bampi LN, et al. Protocol for a scoping review on nursing care and the autonomy of disabled persons. BMJ Open. Out 2018;8(10):e022106.
31. Schoeller SD, Bento LM, Lorenzetti J, Klein AC, Pires D. Processo de trabalho em reabilitação: a perspectiva do trabalhador e do usuário. Aquichan. [Internet] 2015;15(3):403-412. Acesso em 15 Dezembro 2020. Disponível em: https://www.redalyc.org/articulo.oa?id=74141027008
32. Machado WC, da Silva VM, da Silva RA, Ramos RL, Figueiredo NMA, Castelo Branco EMS, et al. Hospital discharge of patients with disabling neurological injury: necessary referrals to rehabilitation. Cien Saude Colet. Out 2016;21(10):3161-3170.
33. Schoeller SD, Martins MM, Ramos FR, Vargas CP, Zuchetto MA, Lima DK. Cuidado em enfermagem de reabilitação e processo emancipatório. Revista de Enfermagem Referência. 2020;5(2):e19084.
34. Alcantara MG. A definição de saúde da Organização Mundial de Saúde e Sapiens interdisciplinar. University Journal of Research. Jun 2008;9(1):93-107. Disponível em: https://www.redalyc.org/articulo.oa?id=41011135004
35. Organização Mundial da Saúde. Classificação Internacional de Funcionalidade, Incapacidade e da Saúde. Versão abreviada. Ministério do Trabalho e Assuntos Sociais, 2001, p. 11-29. Disponível em: http: //apss.who.int/iris/bitstream/handle/10665/43360/9241545445
36. Verdugo MA, Schalock RL. Deficiência e Inclusão: Manual de ensino. Salamanca: Amarú; 2013, p. 443-461. Disponível em: http://www.researchgate.net/publication/283211086

REABILITAÇÃO LABORAL DA PESSOA COM DEFICIÊNCIA: CONCEITOS, DIREITOS E MÉTODO INCLUSIVO DO EMPREGO APOIADO

CAPÍTULO 6

Fabiana Faleiros ▪ Tony Ely Oliveira Cunha
Rute Pereira ▪ Karina de Fátima Bimbatti
Oswaldo Ferreira Barbosa Junior

RESUMO

Este capítulo abordará os conceitos aplicados à reabilitação laboral, apoio social, direito ao emprego e finalizará descrevendo um método inclusivo de PcD chamado emprego apoiado. A reabilitação laboral traz no seu bojo o sentido de desenvolver formas ativas de vida em função das potencialidades, independente da deficiência. É preciso espaço para que a pessoa, em reabilitação, no seu particular modo ativo, desenvolvido, obtenha acesso e tenha mobilidade como cidadão de direito, em função da sua evolução no ciclo vital, para mover-se livremente e fazer escolhas, em sociedade. Assim, a reabilitação laboral pode ser desassociada da necessidade produtiva, daquele trabalho que apenas satisfaz a necessidade de sobrevivência, sendo parte da vida em sociedade. O direito ao trabalho é constituído por três elementos: escolha livre do trabalho, através de valores como liberdade individual e possibilidade de escolher uma ocupação sem restrições ou discriminação injustificada; trabalho digno com condições e ambiente de trabalho favoráveis; e proteção no desemprego, na qual a pessoa poderá beneficiar-se de um sistema de proteção social que a proteja contra a pobreza e a exclusão social. O método do emprego apoiado é apresentado como uma estratégia capaz de romper paradigmas e contribuir para que os diversos atores envolvidos façam a sua parte em relação à oferta de apoios, rompimento de barreiras arquitetônicas, atitudinais e comunicacionais, visando o aumento significativo de pessoas que obterão um melhor nível de qualidade de vida advinda do trabalho.

INTRODUÇÃO

Acesso ao mercado de trabalho permite ao ser humano desenvolver sua vida diária, participar da sociedade e construir significados para a sua qualidade de vida. Entretanto essa não é a realidade vivida pelas pessoas com deficiência (PcD) na sociedade. A exclusão dessas pessoas em espaços de convivência é identificada em pesquisas que demonstram o alto índice de desemprego em diversos países.[1-3]

Para que tenhamos um trabalho inclusivo é essencial a compreensão sobre o paradigma da autonomia, conhecido no Brasil como o paradigma inclusivo que possui as seguintes considerações:[4]

- O problema não reside nas pessoas, mas em seu entorno, na sociedade;
- As pessoas tomam suas próprias decisões e buscam o controle da própria vida;

- Movimento da normalização: as pessoas com deficiência têm os mesmos direitos das pessoas sem deficiência;
- Ênfase nos aspectos sociais e fortalezas das pessoas;
- Pessoas com posicionamento mais político;
- Mover as barreiras físicas e sociais;
- Perspectiva socioecológica;
- Enfoque multidimensional da deficiência centrada no indivíduo;
- Deficiência não é algo dicotômico, mas fluído, contínuo e variável.

Dessa forma, Barbosa Junior[4] apresenta uma releitura do conceito sobre pessoas com deficiência apresentado na Convenção Internacional para que as pessoas tenham uma percepção mais clara e direta sobre o significado e a adequação ao paradigma inclusivo, vejamos:

"As pessoas com deficiência são aquelas que, a depender de sua interação com diversos tipo de ambiente, possuem características e condições física, intelectual ou sensorial que precisam da oferta de acessibilidade, recursos e tecnologias para uma participação plena e efetiva em igualdade de condições junto à sociedade."[4]

Ou seja, um dos desafios das organizações que atendem pessoas com deficiência, das políticas públicas, dos familiares, dos gestores de recursos humanos nas empresas e seus colaboradores é compreender que as limitações, dificuldades e tipos de deficiência possuem relação direta com o ambiente em que a pessoa vive e está sujeita.

A seguir este capítulo abordará os conceitos aplicados à reabilitação laboral, apoio social, direito ao emprego e finalizará descrevendo um método inclusivo de PcD chamado emprego apoiado.

CONCEITOS APLICADOS À REABILITAÇÃO LABORAL

A atualidade é marcada por um dinamismo, sem precedentes, no processo constitutivo das relações sociais, que por sua vez está sujeito à influência linguística, de um mundo globalizado. A mutualidade entre língua e sociedade produz mudanças na estrutura social, consequência dessa relação. Entende-se que aprofundar-se nas concepções e visão de mundo, pela análise linguística, dará subsídios para a compreensão de elementos fundamentais de estruturantes sociais, em torno de um tema.

Silva e Souza[5] afirmam que "[...] a mudança de grupo social só se completa quando o falante também muda sua fala [...]" e, de acordo com esses autores, a linguística não ocorre autonomamente, mas em processo de interação social.

A evolução e a transformação da língua se dá por meio da significação linguística. Para Bakhtin[6] ela surge a partir das orientações contraditórias das lutas entre valores, como "produtos da interação viva das forças sociais" expressos em palavras. Foucault[7] concebe que "[...] não é a manifestação, majestosamente desenvolvida, de um sujeito que pensa [...]", ela pode ser a descontinuidade de estruturantes em si mesmo. Destes aspectos, infere-se a transformação conceptiva, que se constitui no que ele chamou de "espaço de exterioridade".

Assim, Silva e Souza[5] afirmam que a palavra é a materialidade da língua, e que na palavra a língua se realiza, como também em todo um contexto que envolve o falante. Esse contexto Foucault[7] chama de meio exterior, onde "a linguagem se entrecruza com o espaço".

Do exposto, entende-se a necessidade de recorrer à compreensão das concepções de termos, a fim de compreender o universo das pessoas com deficiência e sua rede de apoio, assim como os desígnios de cada termo, já que nesta linha de pensamento as relações de poderes e construtos sociais se estabelecem por meio da palavra, do processo linguístico como produto; tecidos das relações sociais de cada grupo que envolve esses atores.

Não há um consenso da forma com a qual a deficiência é compreendida e talvez não se pretenda tê-lo, contudo discuti-lo é um ponto fundamental que viabiliza o universo inclusivo e sua evolução.

Diniz, Barbosa e Santos[8] afirmam que existe pelo menos duas maneiras de compreender a deficiência; como diversidade humana (modelo social) e pela relação de causalidade e dependência entre as limitações corporais e desvantagens sociais (modelo biomédico), sendo que a primeira contrapõe a segunda.

No modelo biomédico predomina a ideia de que os corpos com limitações são a causa, motivo pelo qual estão em desvantagens sociais, enquanto no modelo social este motivo se encontra nas barreiras impostas aos corpos, o que gera desigualdades. O que se pode evidenciar é que essa transformação conceptiva ainda passa por transposição. O século XX avançou na concepção de deficiência, tanto quanto avança, na atualidade, na transposição do modelo biomédico para o modelo biopsicossocial, diluindo conceitos e fazendo alterações significativas ao deslocar o foco do "corpo doente individual" para o "corpo doente social".[9]

A Organização Mundial da Saúde na Classificação Internacional das Deficiências Atividades e Participação (CIDDM-2) define a deficiência como [...] uma perda ou anormalidade de uma parte do corpo (estrutura) ou função corporal (fisiológica), incluindo as funções mentais [...].[10] As limitações, anteriormente conceituadas como incapacidade, passam a serem entendidas como dificuldades no desempenho pessoal. O termo incapacidade deixa de ser utilizado a fim de não conotar uma desqualificação social. Ao ampliar o conceito, essa classificação internacional inclui a participação, definida como a interação que se estabelece entre a pessoa portadora da deficiência, a limitação da atividade e os fatores do contexto socioambiental.

Assim, essa a concepção de deficiência ao dar significado a pessoa, a coloca como principal ator, valorizando suas dimensões biopsicossocial e espiritual, focalizando o todo que compõe a pessoa em seu ambiente, como ser ativo, protagonista de suas escolhas e decisões em torno da própria vida.

A Convenção sobre os Direitos das Pessoas com Deficiência[11] chega a essa compreensão da pessoa ativa, o que na verdade nunca o deixou de ser, mas que por concepções determinantes, em dados momentos históricos o foi desconsiderada socialmente e economicamente. A contrapartida deste pensamento sobre a pessoa com deficiência a retira da condição de ser tutelada pela família, instituições ou Estado.

Observa-se então, a necessidade de que se continue a disseminar tais concepções, uma vez que formas sociais de vida se diluem culturalmente. Desta forma, o que dizer sobre os termos a serem utilizados nesse processo de "tornar-se" em sociedade quando se está numa condição que limita parcialmente potencialidades humanas?

Neste ponto, é preciso recorrer a outras definições de termos. Uma vez entendida a deficiência como parte da área de desenvolvimento social e de direitos humanos e reconhecendo que o ambiente desfavorável à limitação exclui a possibilidade de exercício de emancipação da pessoa, é preciso pensar no processo contrário; aquele que favorece uma vivência mais plena da pessoa com deficiência.

Esse processo que visa favorecer acesso e mobilidade a esses atores sociais é denominado, por vezes, de habilitação e por outras de reabilitação. A Organização Mundial da Saúde (OMS), ao utilizar tais nomenclaturas, define **habilitação** como o processo dirigido a desenvolver capacidades à maior funcionalidade possível, no auxílio de pessoas que possuem deficiências congênitas ou adquiridas na primeira infância, e de **reabilitação** como o processo em que pessoas são auxiliadas a desenvolver capacidades, após ter passado por perdas funcionais adquiridas em momentos mais tardios do ciclo vital. Contudo, observa-se que o termo reabilitação é utilizado para referir-se aos dois contextos, até mesmo pela OMS, em seus documentos.[12]

O Relatório Mundial sobre Deficiência dedica um capítulo à reabilitação definindo-a como "um conjunto de medidas que ajudam pessoas com deficiências ou prestes a adquirir deficiências, a terem e manterem uma funcionalidade ideal na interação com seu ambiente".[12] Vale ressaltar que na língua portuguesa o prefixo – re – é posto como uma ideia de repetição, contudo, não deixando de lado a designação do verbo em separado, o que sugere a ação primária e sua repetição, no contexto explanado – *habilitar e reabilitar*. Logo, ao utilizar o termo reabilitar, a grande maioria de profissionais da saúde também incluem os dois contextos.[12]

Em si tratando do processo de pessoas com deficiência, a utilização do termo reabilitar para os dois contextos pode-se achar adequada, uma vez que todo aquele que vai reabilitar alguma função, pode-se achar em um contexto jamais vivido de habilitação, o que relativiza o termo, exceto para pessoas que nascem com deficiências congênitas que necessitarão desenvolver potencialidades para ampliar seu repertório funcional no desenvolvimento de suas atividades de vida diária, em cada momento do ciclo vital.

Pensando nos modos de vida que se constrói sobre a égide de uma sociedade produtiva, num mundo globalizado, é preciso pensar para que se habilita ou reabilita, ou melhor, em função do que se habilita ou reabilita a pessoa.

Observa-se que a produção move a grande parte dos sistemas globais e o trabalho é seu principal meio de alcance que alavanca as economias mundiais. Recentemente com o advento da pandemia de COVID-19 houve grande discussão social, dividindo opiniões entre a saúde e o trabalho, dada as orientações sobre isolamento social.

A concepção de Hannah Arendt[13] sobre trabalho e labor associado a vida ativa, é apenas satisfeita com a "contemplação", após processo produtivo. Contudo, é um movimento natural do corpo no exercício da atividade. Parece-nos uma direção espontânea da vida humana, que neste raciocínio, 'arenditiano', produz necessidades vitais e alimenta o processo vital do corpo humano.

> *Se deixarmos de lado todas as teorias, especialmente as modernas teorias do trabalho depois de Marx, e seguirmos apenas as evidências etimológicas e históricas, é óbvio que o trabalho é uma atividade que corresponde ao biológico aos processos do corpo, que é, como dizia o jovem Marx, o metabolismo entre o homem e a natureza ou o modo humano desse metabolismo que compartilhamos com todos os organismos vivos.*[13]

Não obstante, para Arendt[13] o trabalho cessa quando o objeto está terminado. Já o labor, este não cessa, não chega ao fim enquanto dure a vida, uma vez que está diretamente ligado à vida ativa.

Neste contexto, a reabilitação laboral traz no seu bojo o sentido de desenvolver formas ativas de vida em função das potencialidades, independente da deficiência. É preciso espaço para que a pessoa, em reabilitação, no seu particular modo ativo, desenvolvido, obtenha acesso e tenha mobilidade como cidadão de direito, em função da sua evolução no ciclo vital, para mover-se livremente e fazer escolhas, em sociedade. Assim, a reabilitação laboral pode ser desassociada da necessidade produtiva, daquele trabalho que apenas satisfaz a necessidade de sobrevivência, sendo parte da vida em sociedade.

Observa-se que o termo reabilitação profissional aparece como sinônimo de reabilitação vocacional, designando treinamento físico ou mental para trabalhos especializados com o objetivo voltado a empregabilidade a partir de um ofício aprendido.[14] Infere-se que vocação e profissão são termos associados, porém, distintos.

O termo reabilitação profissional (RP) consta no Manual Técnico de Procedimentos da área de reabilitação profissional do Instituto Nacional do Seguro Social.[15] No Brasil, a RP é um serviço utilizado pela Previdência Social, cujo objetivo é promover o retorno ao trabalho dos segurados que, por motivo de doença ou acidente, encontram-se impossibilitados total ou parcialmente para o exercício de atividade laboral.[16]

O termo avaliação laboral aparece no mesmo manual[15] como avaliação de potencialidades, em função da reabilitação profissional. Da forma como exposto se aproxima dos pensamentos 'arenditianos', explanados acima, sobre as diferenças entre labor e trabalho, embora que o INSS proceda com a avaliação laboral em função de reabilitação profissional e trabalho.

Para o INSS,[15] a avaliação do potencial laboral irá definir a real capacidade de retorno ao trabalho e suas instruções:

> Consiste na análise global dos seguintes aspectos: perdas funcionais, funções que se mantiveram conservadas, potencialidades e prognósticos para o retorno ao trabalho, habilidades e aptidões, potencial para aprendizagem, experiências profissionais e situação empregatícia, nível de escolaridade, faixa etária, e mercado de trabalho; [...][15]

O desígnio desta avaliação define sobre capacidade laboral no momento que associa o termo a potencialidades, aptidões, habilidades, contudo, em função do emprego e retorno a ele. Como se observa a empregabilidade está ligada direto às potencialidades da pessoa e por outro lado o mercado (emprego) absolve, se somente, estiver aberto para as potencialidades diferentes, o que mais uma vez retorna ao crivo social e suscita assim a discussão sobre inclusão, reintegração ou reinserção.

Estudos que avaliam programas de reabilitação profissional (PRP) relatam que não há efetividade no programa e que há dificuldades das pessoas, ao retornar ao trabalho, evidenciadas no relacionamento com chefias e com colegas, como fatores que influenciam a readaptação laboral.[17] Estes fatores apontam, exatamente, o que se fala de crivo social e revela a necessidade, não só de reabilitação da pessoa com deficiência como por outro lado de um processo de reinserção aos ambientes a fim de que a pessoa seja reintegrada e permaneça inclusa ou seja reintegração, reinserção e inclusão depende das variáveis ambientais que definem a absorção do outro a ser reintegrado.

Neste contexto, reinserção, reintegração e inclusão não são sinônimos. Reinserção e reintegração poderiam se dizer de um processo e inclusão de um produto final. Como no dicionário a reinserção teria o sentido e tarefa de (re)introduzir o indivíduo em um dado universo, a reintegração de restituir neste universo algo que já lhe era próprio e comum, a inclusão teria um efeito, mais abrangente, que diria respeito à completa absorção, pelo universo, da pessoa com deficiência no gozo de seus direitos e da vida ativa, apesar das diferenças.

Neste sentido, a inclusão social é o processo pelo qual a sociedade se adapta para conviver, envolver as pessoas com deficiência em seus sistemas,[18,19] infere-se que, dinamicamente, estas preparam-se para assumir seus papéis na sociedade. É então, um processo bilateral no qual tanto a pessoa quanto à sociedade, buscam equacionar problemas, soluções a fim de minimizar desigualdades em um mesmo universo.

APOIO SOCIAL

O apoio social refere-se aos recursos de apoio emocional, afetivo, de interação social positiva, de acesso informacional e material que são oferecidos para as pessoas em situação de necessidade, indicando o quanto as relações interpessoais oferecem suporte nos momentos de crise ou de readaptação.[20-24]

São empregados diversos conceitos para significação de apoio social, estes que podem destacar diferentes aspectos interpessoais, considerado qualquer informação falada, a assistência material e a proteção oferecida por outras pessoas e/ou grupos, com potencial de resultar em efeitos emocionais e comportamentos positivos.[25] Ou até mesmo compreender outros aspectos como a reciprocidade nas relações, que está diretamente relacionado com a troca, a fim de beneficiar ambas as partes envolvidas nesta relação.[26,27]

Desta forma ao pensar na avaliação dessa variável, podem-se incluir diversos aspectos, visto que não há unanimidade em seu conceito, envolvendo desde a qualidade e a disponibilidade de apoio, a percepção subjetiva sobre o apoio, os tipos de apoio e a perspectiva de quem o recebe ou ainda até, mais raramente, na perspectiva do próprio provedor do apoio social.[25]

No contexto das PcDs, o apoio social ainda pode ser considerado um importante preditor para o enfrentamento bem-sucedido à nova condição, uma vez que as pessoas inseridas em redes de apoio e de suporte social, são mais participativas em atividades laborais e de lazer da sociedade.[28] Rintala, Young, Spencer e Bates[29] descrevem três tipos de apoio social mais importantes:

- Instrumental: que se refere à oferta de serviços tangíveis;
- Afetivo: que se refere as demonstrações de preocupação, afeto e interesse pelo outro;
- Cognitivo: que se refere ao oferecimento de informações e esclarecimento de recursos internos e externos disponíveis ao outro.

Adicionalmente, há indicativos de que a ausência de suporte social pode estar relacionada com as taxas mais altas de suicídio entre PcD.[30] A família está entre as primeiras fontes de suporte social, contudo o nó crítico neste caso é que a família também pode necessitar de apoio frente a essa nova condição. Desta forma, o foco durante o processo de reabilitação deve ser o grupo familiar e não somente a pessoa com deficiência.[31]

Ainda se compreende que o apoio social pode ter grande impacto em diversos âmbitos da vida das pessoas e, desta forma, a avaliação do indivíduo, no que se refere a esta variável, está associada a desfechos positivos na saúde física e mental, influenciando a forma com que situações adversas e estressantes são enfrentadas. Além disso, contribui para o bem-estar emocional, psicológico e, consequentemente, na reabilitação laboral.

Desenvolvida para o *Medical Outcome Study*,[32] a Escala de Apoio Social MOS-SSS (*Social Support Scale*) investiga a frequência com que o indivíduo percebe a necessidade de pessoas que se disponham a o apoiarem em diversas situações. Ela foi desenvolvida para a avaliação de pacientes crônicos, mas seu uso já é visto em diferentes populações, uma vez que sua aplicação é fácil e uma boa qualidade psicométrica já foi demonstrada em vários estudos com populações diferentes e contextos diversos.[33-35]

DIREITO, ACESSO AO EMPREGO E MEDIDAS DE PROMOÇÃO

A deficiência não é uma condição em si mesma que conduza à pobreza ou exclusão social, contudo, conforme citado anteriormente, as pessoas com deficiência estão em maior risco de exclusão social.[36]

A implementação de medidas públicas que previnam a pobreza e a exclusão social vai muito além daquilo que são os apoios financeiros e de provisão de necessidades dessa população, sendo que o trabalho instável e a perda das redes de contato social são fatores determinantes,[36] fazendo a diferença entre inclusão e exclusão social.

Muitas pessoas com deficiência vivem em condições de pobreza e vulnerabilidade social, pelo que o direito ao trabalho e ao emprego têm especial importância para a sua independência econômica e qualidade de vida, e permite a concretização de outros direitos fundamentais como o respeito pela dignidade, a igualdade de oportunidade e a participação e inclusão plenas nas diversas esferas da vida em sociedade.

Para a inclusão da pessoa com deficiência é fundamental que ela participe nas diversas atividades, como na educação, na economia, em atividade de cultura e lazer, no trabalho, entre outras.[37] Ao participarem nestas atividades, as pessoas com deficiência, acreditam que, assim, ajudam a mudar a forma como as outras pessoas as veem. Desta forma, acrescentam que o trabalho, para além de um meio de realização pessoal, é também um caminho que permite viver uma vida plena em sociedade, logo, favorece a sua inclusão social.[38]

O trabalho surge como forma de emancipação econômica, social e política onde é possível construir um projeto de vida com objetivos a alcançar para uma vida de sucesso. Na perspectiva dos países, a participação das PcDs no mercado de trabalho permite maximizar os recursos humanos e aumentar a produtividade do país; promover a dignidade humana e a coesão social; e, com o aumento da esperança média de vida, o envelhecimento da população mundial e o aumento da prevalência da deficiência, permite contratar e acomodar esta população em idade ativa.[12]

Será esta uma realidade para todas as pessoas com deficiência?

De acordo com o Instituto sobre a Deficiência, em 2018, de um total de 20.212.750 pessoas com deficiência, apenas 37,6% estavam empregadas, em contraste com 77,8% de pessoas sem deficiência que se encontrava a trabalhar. A taxa de emprego está sujeita ao tipo de deficiência, sendo a mais elevada para pessoas com deficiência auditiva (53,4%), visual (44,9%), cognitiva (28,6%) e de mobilidade (25,5%).[39]

Face à necessidade de promover e proteger os direitos humanos das pessoas com deficiência uma vez que continuam a ser alvo de discriminação com barreiras à sua participação em sociedade, em 13 de dezembro de 2006 foi adotada a Convenção sobre os Direitos das Pessoas com Deficiência, tendo o Brasil sido um dos países signatários.[40-41]

O direito ao trabalho e ao emprego está consagrado na Convenção sobre os Direitos das Pessoas com Deficiência. O artigo 27º sobre o trabalho e o emprego refere que compete aos Estados Partes garantir que as pessoas com deficiência têm direito à oportunidade de ganhar a vida através de um trabalho escolhido por ela ou aceite num contexto de mercado aberto.[41]

O conceito do direito ao trabalho é constituído por três elementos: **escolha livre do trabalho**, através de valores como liberdade individual e possibilidade de escolher uma ocupação sem restrições ou discriminação injustificada; **trabalho digno** com condições e ambiente de trabalho favoráveis; e, **proteção no desemprego**, no caso de desemprego a pessoa poderá se beneficiar de um sistema de proteção social que a ampare contra a pobreza e a exclusão social.[37]

Segundo o autor, estes três elementos que constituem o *core* do conceito direito ao trabalho, são diferentes entre si, quer nos objetivos que propõem, quer na forma de cumprimento dos mesmos, todavia eles enquadram o conceito como o direito a ter um emprego, remunerado adequadamente.

O direito ao trabalho encontra grande expressão nos dispositivos legais dos países, como forma de travar falhas no mercado de trabalho e incentivar a contratação de pessoas com deficiência e, por exemplo, no caso do Brasil ele é um direito garantido na própria Constituição. Assim, quando falamos em leis sobre o direito ao trabalho o seu objetivo passa por garantir o acesso ao trabalho, o direito ao desempenho das funções profissionais e o direito ao tratamento igual e à não discriminação.[37]

No Relatório Mundial sobre a Deficiência, foram identificadas **barreiras à entrada no mercado de trabalho** das pessoas com deficiência por **falta de acesso**, por exemplo, à educação ou até mesmo pelas barreiras físicas existentes; a **conceitos errados sobre a deficiência,** por exemplo, através de crenças e preconceitos sobre a capacidade para o trabalho e produtividade da pessoa, que por vezes surgem não apenas por parte dos empregadores, mas também dentro da própria família; **discriminação** em virtude do tipo de deficiência, por exemplo; **superproteção nas leis do trabalho,** permitindo trabalhar menos dias, com maior período remunerado e maiores indenizações, apesar das necessidades.[12]

A não contratação de pessoas com deficiência é justificada, pelas organizações, pela falta de condições de trabalho e de dificuldade na adaptação do ambiente que permita à pessoa a manutenção do seu posto de trabalho, o que conduz ao prolongar da discriminação e segregação social em virtude da deficiência.[42]

Por outro lado, a manutenção do trabalho é uma dificuldade encontrada pelas pessoas com deficiência que se deve a atitudes negativas por parte do empregador e à falta de aceitação destas pessoas, sendo que mesmo quando são contratadas se assiste a uma segregação quer pelos pares, quer pela organização, num nível vertical. As pessoas com deficiência estão sub-representadas em lugares de chefia e gestão, ocupando mais funções não qualificadas, o que traduz menor salário, menor segurança no emprego, piores condições de trabalho e falta de oportunidades de progressão de carreira.[37]

Alguns dos fatores que conduzem à exclusão são a existência de barreiras arquitetônicas na via pública e locais que recebem público, nomeadamente nos locais de trabalho, e a discriminação no mercado de trabalho para esta população.[36]

Existem outros locais com barreiras arquitetônicas que também podem condicionar o acesso das pessoas com deficiência ao local de trabalho e, assim, o direito ao trabalho, como barreiras nas habitações, nos transportes públicos ou privados, restaurantes, locais de lazer, entre outros.[43]

A existência de medidas legislativas de promoção do emprego das pessoas com deficiência por si só não constitui uma garantia da inclusão destas pessoas no mercado de trabalho, muito menos assegura a sua permanência.

Apesar das medidas legislativas sobre o direito ao trabalho a inclusão de pessoas com deficiência no mercado de trabalho depende também, não apenas da formação profissional do trabalhador, mas também das condições da organização acolhedora, nomeadamente no nível das condições de estruturais, funcionais, cultura organizacional e social.

As medidas e estratégias que são usadas atualmente, em diversos países, no sentido de garantir o trabalho e a sua manutenção por parte das pessoas com deficiência são:[37,43]

1. **Serviços de emprego** que ofereçam orientação vocacional, formação profissional, com informação disponível sobre vagas de emprego, informação sobre medidas ativas de

procura de emprego, características do perfil pretendido, técnicas de entrevista e de preparação de currículo, entre outras.
2. **Capacitação para o trabalho/formação profissional** promovendo a educação, a formação profissional e a aprendizagem contínua, ao longo da vida, como forma de garantir o direito ao trabalho e o empoderamento da pessoa com deficiência.
3. **Apoio financeiro** para as organizações empregadoras no sentido de encorajar a contratação e retenção de pessoas com deficiência, por exemplo, através de subsídios salariais, apoios para adaptação do posto de trabalho e eliminação de barreiras arquitetônicas, prêmio para a organização que retenha os colaboradores, reduções nos encargos com a segurança social.
4. **Suporte técnico e pessoal** ao facultar ou permitir a permanência de um assistente pessoal para auxiliar em atividades necessárias, seja uso do sanitário, alimentação, higiene pessoal, mobilidade; a inclusão de intérpretes de língua gestual nas entrevistas de contratação, entre outras, a realização de provas de avaliação adaptadas, se necessário.
5. **Sistemas de cotas** para o emprego de pessoas com deficiência estão previstos na legislação de muitos países, como o Brasil, seja no do setor público, seja no do privado. Porém, entre os países com este sistema, variam em relação à obrigatoriedade e à não obrigatoriedade da medida, ao tamanho e ao tipo de entidade empregadora em causa, com as respetivas cotas de emprego face ao número de trabalhadores e na sanção aplicada em caso de incumprimento.
6. **Legislação antidiscriminação** que, como temos vindo a falar, também muitos países, como Portugal e Brasil, possuem legislação sobre a proibição da discriminação, seja direta ou indireta, ou sob qualquer forma, em virtude da deficiência condenando a prática de atos que violem os direitos fundamentais dos seus cidadãos, por exemplo, a recusa de contratação de uma pessoa subordinada a fatores de natureza física, intelectual ou sensorial.
7. **Medidas de persuasão** para além das medidas legais obrigatórias que as entidades empregadoras devem cumprir existem outras medidas de persuasão e autorregulação com o propósito de promover o emprego das pessoas com deficiência, como, por exemplo, um prêmio ou distinção da organização que possua uma política de recrutamento inclusivo e que impulsione outras a procurar o mesmo caminho.
8. **Gestão da deficiência**, muitas pessoas adquirem uma deficiência em idade adulta e já depois de estarem inseridas no mercado de trabalho, muitas vezes até em contexto de acidente de trabalho e conduzindo a longos períodos de absentismo. Por esta razão, para facilitar esta transição e permitir que a pessoa retome à sua atividade profissional é crucial a existência de programas de retorno ao trabalho, programas de apoio e assistência na saúde. Estas medidas favorecem a cultura organizacional e promovem um sentimento de lealdade para com a entidade empregadora por todos os seus colaboradores.
9. **Mecanismos de consulta** e envolvimento das pessoas com deficiência e das suas organizações representativas nas consultas públicas sobre medidas e políticas nacionais de emprego para pessoas com deficiência.
10. **Monitorização e avaliação** da implementação da Convenção dos Direitos das Pessoas com Deficiência, concretamente sobre o cumprimento do direito ao trabalho e, mais uma vez, as pessoas com deficiência e as suas organizações representativas devem estar envolvidas e participar ativamente neste processo de monitorização.

A contratação de pessoas com deficiência não pode ser apenas por um imperativo legal, mas deve ter em conta o potencial humano que a pessoa

A inclusão de pessoas com deficiência nas diversas organizações deve ser pautada pela preocupação com os dois intervenientes no processo a organização e as suas necessidades e a pessoa a ser incluída na organização percebendo quais as suas expectativas e percepções sobre o processo,[42] bem como, adequando ao perfil profissional da pessoa através de programas especiais de empregabilidade, o emprego apoiado/assistido.[43]

MÉTODO INCLUSIVO: EMPREGO APOIADO

Um método reconhecido internacionalmente criado há mais de 40 anos e que se apresenta como uma forma de contribuir diretamente para a redução do desemprego de trabalhadores com deficiência de forma inclusiva, gerando resultados de melhora na qualidade de vida, é o emprego apoiado.[44] Esse método visa à inclusão e ao desenvolvimento das pessoas diretamente no posto de trabalho, oferecendo os mais diversos tipos de apoios necessários para promover mais autonomia, produtividade e qualidade de vida no trabalho.

O que é o Emprego Apoiado?

Ao longo da história do desenvolvimento do método do emprego apoiado, novas abordagens e estratégias são apresentadas em busca de melhores resultados de empregabilidade para as pessoas com deficiência. O conceito seminal do emprego apoiado cunhado por Wehman,[45] que é considerado um dos precursores do método, é:

"Um emprego competitivo em ambientes integrados, para aqueles indivíduos que tradicionalmente não tiveram oportunidades, utilizando-se de treinadores de trabalho preparados adequadamente e fomentando a formação sistemática, o desenvolvimento laboral e os serviços de monitoramento, entre outros".[46]

O método do emprego apoiado é sustentado e orientado por valores e princípios que visam garantir a coerência das estratégias utilizadas para que a pessoa com deficiência seja incluída em uma função competitiva na empresa. Os valores são: presunção de empregabilidade; emprego competitivo; controle; salários e benefícios adequados; foco na capacidade e habilidades; a importância das relações; o poder dos apoios; a mudança de sistema; e a importância da comunidade. Quanto aos princípios, são eles: *empowerment*, autonomia, independência, exclusão zero e planejamento centrado na pessoa.[46-48]

O processo de inclusão de uma pessoa com deficiência em uma empresa será desenvolvido no ambiente organizacional composto por diversos agentes internos e externos com visões e experiências próprias sobre as potencialidades e limitações de trabalho para uma pessoa com deficiência. Tais agentes são: a pessoa com deficiência; o consultor de emprego apoiado; uma organização social especializada em inclusão no trabalho; o setor de recursos humanos da empresa que coordena o processo de inclusão; outros setores da empresa; clientes; e, em alguns, casos fornecedores.

As duas principais correntes que mais desenvolvem pesquisas sobre o uso do método do emprego apoiado são a americana[45,46,49] e a europeia.[50-52] Vale ressaltar que os primeiros estudos sobre o tema foram realizados nos Estados Unidos.

Nos Estados Unidos, local onde o conceito do emprego apoiado foi criado originalmente, são apresentadas três etapas clássicas de desenvolvimento do processo inclusivo das pessoas com deficiência. A primeira etapa refere-se ao desenvolvimento de um perfil vocacional no qual é realizada uma avaliação psicológica e funcional, não restrita à aplicação de testes e instrumentos padronizados, sendo as informações coletadas também por meio da observação, de entrevistas e da realização de atividades na própria comunidade.

A segunda etapa trata do desenvolvimento de emprego. Nessa etapa ocorre a procura por um trabalho que se encaixe no perfil do cliente. Para conseguir esse objetivo, o consultor em emprego apoiado deve criar um emprego customizado para seu cliente, auxiliado por uma análise das funções e de todas as variáveis que envolvem o ambiente de trabalho.

A terceira e última etapa envolve o acompanhamento da pessoa com deficiência no novo trabalho. É nessa etapa em que ocorre a realização do treinamento no local de trabalho e a disponibilização de apoio contínuo.

Em 2014, a Associação Europeia de Emprego Apoiado (EUSE, 2010) produziu um manual com o objetivo de difundir diretrizes e informações para as organizações, profissionais, pessoas com deficiência, órgãos públicos e demais atores envolvidos no desenvolvimento e aplicação do método para a inclusão no mercado de trabalho das pessoas que necessitam de apoios. Após a participação de várias organizações associadas, definiu-se a utilização de cinco etapas, conforme descrito anteriormente: 1) o compromisso com o cliente; 2) o perfil profissional; 3) a identificação e a busca do emprego; 4) o compromisso com o empresário; e 5) o apoio dentro e fora do ambiente de trabalho.

A difusão destas etapas tem como objetivo contribuir para que seja possível analisar como tem sido a qualidade dos resultados obtidos pelos programas de emprego apoiado realizados nas mais diversas localidades.[53] No caso europeu, identifica-se que a EUSE tem como iniciativa fortalecer e orientar as iniciativas focadas no método para que haja parâmetros que balizem o desenvolvimento de pesquisas para o aprimoramento das técnicas e etapas.

O emprego apoiado foi considerado como umas das seis práticas baseadas em evidências (*evidence based practices*), na área específica da saúde mental, pois teve impactos positivos para as pessoas com doença mental grave.[54] Para Konig e Schalock[55] o emprego apoiado é uma abordagem promissora para oferecer novas oportunidades para homens e mulheres com deficiências severas, pois a individualização e flexibilidade da abordagem são algumas das características do método que poderá revolucionar a reabilitação vocacional de forma geral.

O desenvolvimento do planejamento centrado na pessoa, utilizado pelo emprego apoiado para a promoção de emprego competitivo, produz resultados melhores para as pessoas que possuem deficiência intelectual com alto grau de dificuldades do que os programas de formação profissional tradicionais, independentemente das questões demográficas, clínicas e das características do emprego.[56] O emprego apoiado é mais vantajoso em termos de custo-benefício para as pessoas com deficiência, para a empresa e para a sociedade do que os centros especiais de emprego.[57]

Segundo Cimera[1] os salários das pessoas que participam de programas de emprego apoiado são maiores do que os salários oferecidos nas oficinas protegidas.

O emprego apoiado tende a produzir um processo com melhores resultados de reabilitação profissional, de oferta de salários mais altos e de redução de sintomas psicológicos para as pessoas com deficiência intelectual, quando o processo utiliza técnicas de uso pessoal com base na experiência pessoal, em vez de evidências científicas.[58] Embora, o emprego apoiado seja rentável e ajude as pessoas com deficiência a ganhar e manter o emprego, essas pessoas ainda enfrentam subemprego e são mal pagas.[1]

Na pesquisa de Estrada-Hernández et al.[59] foi constatado que quanto maior a gravidade da deficiência, menores são os salários. Uma das explicações é que as pessoas com deficiência considerada de maior gravidade acabam alocadas em funções de remuneração mais baixa.

Os empregadores precisam perceber a vantagem econômica na contratação de trabalhadores com deficiência intelectual, mas também os valores destes trabalhadores a partir de uma perspectiva que considera a deficiência não como uma perspectiva caridosa, mas como uma característica multicultural.[60] O emprego apoiado é um dos métodos mais proeminentes destinados a combater a exclusão das pessoas com deficiência no local de trabalho. E, uma oportunidade existente é que a perspectiva do empregador não é muito pesquisada.[61]

Segundo Rodríguez *et al.*[62] a visita do mediador de trabalho é importante, pelo menos, uma vez por mês, na opinião de empresas. Os principais apoios realizados estão relacionados com aspectos como ordenar as atividades, controlar prazo, adaptar novas tarefas e orientar para que a pessoa consiga lidar com suas dificuldades, emoções e superação pessoal.

Outro ponto discutido em pesquisas sobre o emprego apoiado está relacionado com o uso de práticas baseadas em evidências, método este muito utilizado e difundido na área médica, utilizado para alinhar pesquisa e prática no fornecimento de conhecimento para a aplicação profissional.[58] A incorporação de práticas baseadas em evidências em emprego apoiado pode oferecer uma série de benefícios para os funcionários participantes do programa e os seus clientes com deficiência intelectual. A pesquisa desses autores identifica que quanto maior é o grau de escolaridade, maior é a propensão para o uso de práticas baseadas em evidências.[58]

Quando a equipe de recursos humanos compreende a importância da adequação dos processos tradicionais de recrutamento e seleção, pessoas com deficiência que dificilmente conseguiriam uma vaga em determinada empresa, passam a ter oportunidades reais de adequação à função oferecida.[63]

A interação e o compartilhamento de boas práticas entre as organizações que trabalham com a inclusão de pessoas com deficiência e os gestores de recursos humanos possibilita um espaço de inovação para a construção de novas estratégias inclusivas mais efetivas no ambiente organizacional.[63]

A pesquisa de Gustafsson *et al.*[61] apresenta a importância das organizações que trabalham com a inclusão de pessoas com deficiência em entender e falar a linguagem dos empregadores. Em todo o processo inclusivo, a perspectiva do empregador deve ser considerada para que as adequações dos apoios oferecidos tenham resultados satisfatórios. Os empregadores possuem às seguintes perspectivas em relação às organizações que oferecem apoios: que haja um processo de mediação entre o empregado e o empregador; que sejam elaboradas as diretrizes do processo; e que haja efetividade na resolução dos problemas identificados no ambiente de trabalho.

A capacidade das organizações que oferecem trabalho de apoio para as empresas em oferecer um acompanhamento de longo prazo dos trabalhadores é um fator-chave de sucesso para a permanência e o desenvolvimento profissional, contribuindo para a redução do *turnover* deste público Gustafsson *et al.*[61] O desenvolvimento do emprego apoiado precisa de uma contínua melhora de suas práticas para conseguir os melhores resultados no ambiente de trabalho.[50]

Após a identificação das produções acadêmicas internacionais percebe-se que há uma corrente de pesquisadores e organizações que buscam compreender os fatores que podem influenciar em diferentes níveis a aplicação de processos que visam uma inclusão produtiva e de qualidade das pessoas com deficiência. Conclui-se que é necessário incentivar e promover estudos nas organizações brasileiras que possuem programas inclusivos para que tenhamos também mais dados e informações para que sejam utilizadas no desenvolvimento de políticas públicas, campanhas e ações que incentivem a sociedade na busca de atitudes e ações que contribuam para uma maior participação das pessoas com deficiência na vida e no trabalho.

CONSIDERAÇÕES FINAIS

As pessoas com deficiência possuem cada vez mais um papel ativo de participação e de reivindicação dos seus direitos como qualquer outro cidadão. Em relação ao trabalho, não é diferente, pois a cada dia estas pessoas buscam a sua colocação no mercado de trabalho para buscarem a sua inclusão na sociedade, conquistar maior autonomia e independência.[4,64]

A visão protecionista e estigmatizada das pessoas com deficiência está sendo modificada na sociedade, pois muitos ainda não possuem a consciência de que o emprego é possível e que existem metodologias, como o emprego apoiado, que contribuem para a adequação da realidade de cada pessoa às oportunidades de trabalho. As famílias precisam ser educadas sobre essa nova visão que irá libertar e incluir as pessoas na sociedade.[4,64]

Compreender como o método do emprego apoiado pode impactar na melhora da qualidade de vida de trabalhadores com deficiência passa a ser um tema importante para as pesquisas, uma vez que, ainda se identifica um número baixo de contratação de pessoas com deficiência no mercado de trabalho no âmbito internacional.[4]

A literatura indica um caminho com muitos desafios que ainda precisam ser enfrentados pelas pessoas com deficiência, pelas organizações de *advocacy*, pelos governos e empresas. Contudo, o método do emprego apoiado é apresentado como uma estratégia capaz de romper paradigmas e contribuir para os diversos atores envolvidos façam a sua parte em relação à oferta de apoios, rompimento de barreiras arquitetônicas, atitudinais e comunicacionais, visando o aumento significativo de pessoas que obterão um melhor nível de qualidade de vida advindo do trabalho.[4,65]

REFERÊNCIAS BIBLIOGRÁFICAS

1. Cimera RE. The economics of supported employment: what new data tell us. Journal of Vocational Rehabilitation. 2012;37(2):109-117.
2. Suibhne NO, Finnerty K. The Irish Association of Supported Employment Job Shadow Initiative: A tool for supported employment. J Vocat Rehab. 2014;41:3-11.
3. Völker MP. Supported employment and the current labor situation for people with disabilities in Argentina. J Vocat Rehab. 2013;38(3):207-214
4. Barbosa Junior OF, Nunes SC. Emprego Apoiado: alternativa para a inclusão de pessoas com deficiência no mercado de trabalho. XL Encontro da ANPAD. 2016:1-14.
5. Silva PCG, de Sousa AP. Língua e Sociedade: influências mútuas no processo de construção sociocultural. Revista Educação e Emancipação. 2017;(1):260-285.
6. Bakhtin MM. Marxismo e filosofia da linguagem: problemas fundamentais do método sociológico da linguagem. Tradução de Michel Lahud e Yara Frateschi Vieira. São Paulo: Hucitec; 2009.
7. Foucault M. A arqueologia do saber. Trad. Luiz Felipe Baeta Neves. Rio de Janeiro: Forense Universitária; 2000.
8. Diniz D, Barbosa L, Santos WRD. Deficiência, direitos humanos e justiça. Sur. Revista Internacional de Direitos Humanos. 2009;6(11):64-77.
9. Rocha EF. Deficiência e reabilitação: questões históricas e epistemológicas. Reabilitação de pessoas com deficiência: a intervenção em discussão. São Paulo: Roca; 2006:9-60.

10. Ministério da Saúde, Secretaria de Atenção à Saúde, Departamento de Ações Programáticas Estratégicas. Manual de Legislação em Saúde da Pessoa com Deficiência. Brasília: Ministério da Saúde; 2006.
11. Ministério Público do Trabalho no Estado do Espírito Santo. Convenção sobre os Direitos das Pessoas com Deficiência. Vitória: Tradução Ministério Público do Trabalho, Projeto PCD Legal; 2014.
12. Organização Mundial da Saúde. Relatório mundial sobre a deficiência. São Paulo: Organização Mundial da Saúde; 2011.
13. Arendt H. The Answer of Socrates. In: The Life of the Mind. 1st Ed. Harcourt, 1981.
14. Cestari E, Carlotto MS. Reabilitação profissional: o que pensa o trabalhador sobre sua reinserção. Estudos e Pesquisas em Psicologia. 2012;12(1):93-115.
15. Instituto Nacional de Seguro Social (INSS). Manual Técnico de Procedimentos da Área de Reabilitação Profissional. 2018;1.
16. Ziliotto DM, Berti AR. Reabilitação profissional para trabalhadores com deficiência: reflexões a partir do estado da arte. Saúde e Sociedade. 2013;22(3):736-750.
17. Vargas AC, Santos ACTD, Souza RM, Silveira-Monteiro CA. Percepção dos usuários a respeito de um serviço de reabilitação profissional. Revista Brasileira de Saúde Ocupacional; 2017. p. 42.
18. Pacheco KMDB, Alves VLR. A história da deficiência, da marginalização à inclusão social: uma mudança de paradigma. Acta Fisiátrica. 2007;14(4):242-248.
19. Ministério da Saúde. Secretaria de Atenção à Saúde. Departamento de Ações Programáticas Estratégicas e Departamento de Atenção Especializada. Diretrizes de Atenção à Pessoa com Lesão Medular. Brasília: Ministério da Saúde, 2015.
20. Geyh S, Fellinghauer BA, Kirchberger I, Post MW. Cross-cultural validity of four quality of life scales in persons with spinal cord injury. Health Qual Life Outcomes. 2010 Sep 3;8:94.
21. Rubinelli S, Glässel A, Brach M. From the person's perspective: Perceived problems in functioning among individuals with spinal cord injury in Switzerland. J Rehab Med. 2016 Feb;48(2):235-43.
22. Van Middendorp JJ, Allison HC, Ahuja S, Bracher D, Dyson C, Fairbank J, et al. Top ten research priorities for spinal cord injury: the methodology and results of a British priority setting partnership. Spinal Cord. 2016 May;54(5):341-6.
23. Zanini DS, Peixoto EM, Nakano TDC. Escala de Apoio Social (MOS-SSS): proposta de normatização com referência nos itens. Trends in Psychology. 2018;26(1):387-399.
24. Griep RH, Chor D, Faerstein E, Werneck GL, Lopes CS. Validade de constructo de escala de apoio social do Medical Outcomes Study adaptada para o português no Estudo Pró-Saúde. Cadernos de Saúde Pública. 2005;21:703-714.
25. Gonçalves TR, Pawlowski J, Bandeira DR, Piccinini CA. Avaliação de apoio social em estudos brasileiros: aspectos conceituais e instrumentos. Ciência & Saúde Coletiva. 2011;16(3):1755-1769.
26. Hupcey JE. Clarifying the social support theory-research linkage. J Adv Nurs. 1998 Jun;27(6):1231-41.
27. Valla VV. Educação popular, saúde comunitária e apoio social numa conjuntura de globalização. Cad Saude Publica. 1999;15(Suppl.2):7-14.
28. Hutchinson SL, Loy DP, Kleiber DA, Dattilo J. Leisure as a coping resource: Variations in coping with traumatic injury and illness. Leisure Sciences. 2003;25(2-3):143-161.
29. Rintala DH, Young ME, Spencer JC, Bates PS. Family relationships and adaptation to spinal cord injury: a qualitative study. Rehabil Nurs. 1996 Mar-Apr;21(2):67-74, 90.
30. DeVivo MJ, Black KJ, Richards JS, Stover SL. Suicide following spinal cord injury. Paraplegia. 1991 Nov;29(9):620-7.
31. Vash CL. Enfrentando a deficiência. A manifestação, a psicologia, a reabilitação. São Paulo: Editora da Universidade de São Paulo & Pioneira; 1988.
32. Sherbourne CD, Stewart AL. The MOS social support survey. Social Science & Medicine. 1991;32(6):705-714.

33. Gómez-Campelo P, Pérez-Moreno EM, de Burgos-Lunar C, Bragado-Álvarez C, Jiménez-García R, Salinero-Fort MÁ; Health and Immigration Group. Psychometric properties of the eight-item modified Medical Outcomes Study Social Support Survey based on Spanish outpatients. Qual Life Res. 2014 Sep;23(7):2073-8.
34. Andrade CR, Chor D, Faerstein E, Griep RH, Lopes C, Fonseca MJM. Apoio social e auto-exame das mamas no Estudo Pró-Saúde. Cadernos de Saúde Pública. 2005;21(2):379-386.
35. Zanini DS, Verolla-Moura A, Queiroz IPAR. Apoio social: Aspectos da validade de constructo em estudantes universitários. Psicologia em Estudo. 2009;14(1):195-202.
36. Belzunegui-Eraso A, Pastor-Gosalbez I, Puig-Andreu X, Valls-Fonayet F. Risk of Exclusion in People with Disabilities in Spain: Determinants of Health and Poverty. Int J Environm Res Pub Health. 2018;15(10).
37. Blattner CE. Right to work or refusal to work: Disability rights at a crossroads. Disability and Society; 2020. p. 1-24.
38. Kim KM, Shin YR, Yu DC, Kim DK. The Meaning of Social Inclusion for People with Disabilities in South Korea. International Journal of Disability, Development and Education. 2017;64(1):19-32.
39. Lauer EA, Boege SL, Houtenville AJ. Annual Disability Statistics Compendium: 2019. NH: University of New Hampshire, Institute on Disability. Durham, 2020.
40. Nações Unidas. Convention on the Rights of Persons with Disabilities (CRPD). 2006. Disponível em: https://www.un.org/disabilities/documents/convention/convoptprot-e.pdf
41. Piovesan F. Convenção da ONU sobre os direitos das pessoas com deficiência: inovações, alcance e impacto. In: CV Ferraz, GS Leite, GS Leite, GS Leite. Manual do direitos da pessoa com deficiência. São Paulo: Saraiva Educação AS, 2012.
42. Maccali N, Kuabara PSS, Takahashi ARW, Roglio KDED, Boehs STM. As práticas de recursos humanos para a gestão da diversidade: a inclusão de deficientes intelectuais em uma Federação Pública do Brasil. RAM. Revista de Administração Mackenzie. 2015;16(2):157-187.
43. International Labour Organization. Decent work for persons with disabilities: promoting rights in the global development agenda. International Labour Organization; Geneva, 2015.
44. Gugel MA. Diálogos Aprofundados sobre os Direitos das Pessoas com Deficiência. RTM; 2019. p. 619.
45. Wehman P, Revell G. Supported employment: A decade of rapid growth and impact. American Rehabilitation. 1998;24(1):31-43.
46. Wehman P. Supported Employment: What is it? J Vocat Rehab. 2012;37(3):139-142.
47. Delgado-Garcia JC, Sassaki RK, Betti AP. Metodologia do Emprego 15 Apoiado. Cnp.-P. 48-6257/2007-0 Jesus Carlos Garcia Delgado (Coord.) (Ed.). São Paulo: ITS Brasil, 2011.
48. Jordán de Urríes FB. El lento avance del empleo con apoyo. Gizarte.doc. 2007(11):1-7.
49. Wehman P, Bricout J. Supported employment and natural supports: a critique analysis. In: Revell G, Inge KJ, Mank D, Wehman P. (Eds). The impact of supported employment for peoplewith significant disabilities: preliminary findings from the NationalSupported Employment Consortium; 1999. p. 215-228.
50. Jordán de Urríes FB, Verdugo MÁ, Rio CJ. Tipicidad, calidad de vida y 16 mejora de los resultados en empleo con apoyo. In: Verdugo MA (Coord). Cómo mejorar la calidad de vida de las personas con discapacidad - Instrumentos y estrategias de evaluación. España: Amarú; 2006, p. 143-176.
51. Verdugo MA, Urríes FBJ. El futuro del empleo con apoyo. Hacia dónde nos dirigimos? Revista Española Sobre Discapacidad Intelectual; 2007. p. 39-50.
52. Verdugo MÁ, Urríes FBJ, Domínguez MS, Baz BO, Simón NR, Ingelmo RM, et al. La mejora de la calidad de vida mediante el empleo con apoyo. La experiencia del programa ECA Caja Madrid. Educación y Futuro. 2010;23:13-30.
53. European Union of Supported Employment. Caja de Herramientas para la diversidad de la Unión Europea de Empleo con Apoyo. Lifelong Learning Programme; 2010.
54. Coelho VP, Ornelas J. Os contributos do Emprego Apoiado para a integração das pessoas com doença mental. Analise Psicologica. 2010;28(3):465-478.

55. Konig A, Schalock R. Supported employment: Equal opportunities for severely disabled men and women. International Labour Review. 1991;130(1):21-37.
56. Campbell K, Bond GR, Drake RE. Who benefits from supported employment: a meta-analytic study. Schizophrenia Bulletin. 2011;37(2):370-380.
57. Jordán de Urríes FB, Rodriguez DL, Gómez FH, Cardeña SM, Domínguez MS. Aproximación al análisis coste-beneficio entre empleo con apoyo y centros especiales de empleo mediante simulación comparativa con 24 trabajadores. Revista Española de Discapacidad; 2014. p. 33-50.
58. Diallo A, Chen RK, Barrera MM. Barriers to Using Evidence-Based Practice Among Supported Employment Staff Serving Individuals with Intellectual Disabilities. Journal of Rehabilitation Administration. 2014;38(1):35-44.
59. Estrada-Hernández N, Wadsworth JS, Nietupski JA, Warth J, Winslow A. Employment or economic success: The experience of individuals with disabilities in transition from school to work. Journal of Employment Counseling Association. 2008;45(March):14-24.
60. Lysaght R, Ouellette-Kuntz H, Lin CJ. Untapped potential: Perspectives on the employment of people with intellectual disability. Work. 2012;41(4):409-422.
61. Gustafsson J, Peralta JP, Danermark B. The employer's perspective on Supported employment for people with disabilities: Successful approaches of Supported employment organizations. J Vocat Rehab. 2013;38(2):99-111.
62. Rodríguez O, Izuzquiza D, Rodríguez P, Ruiz S. Evaluación de la metodología empleo con apoyo (ECA) en el programa promentor de la fundación prodis. In: IX Jornadas Cientificas Internacionales de Investigación sobre Personas con Discapacidad. 2015;9:1-7.
63. Post M, Campbell C, Heinz T, Kotsonas L, Montgomery J, Storey K. Collaboration Between Supported Employment and Human Resource Services: Strategies for Success. Research & Practice for Persons with Severe Disbilities. 2010;35(1):24-30.
64. Völker MP. Supported employment and the current labor situation for people with disabilities in Argentina. J Vocat Rehab. 2013;38(3):207-214.
65. Barbosa Junior OF. O Emprego Apoiado na Inclusão da Pessoa com Deficiência: um estudo em organizações sociais no Brasil. Pontifícia Universidade Católica de Minas Gerais, 2018.

PRINCIPAIS AÇÕES DE CUIDADO EM REABILITAÇÃO – ABORDAGENS RELACIONADAS AO CORPO, À SEXUALIDADE E À ESPIRITUALIDADE

Adair Roberto Soares Santos *(in memoriam)* ▪ Adriana Cordeiro
Daniella Karine Souza Lima ▪ Filipe Gustavo Lopes
Marcos Lisboa Neves ▪ Morgana Duarte da Silva

RESUMO

A reabilitação é um conjunto de medidas que exige uma atuação multiprofissional e interdisciplinar adequada para auxiliar pessoas com deficiências, ou prestes a adquirir deficiências, a terem e manterem certa funcionalidade, que permite a interação do indivíduo com seu ambiente. Intervenções não farmacológicas são frequentemente utilizadas no processo de reabilitação e possuem uma base teórico-filosófica, que busca um entendimento integral dos fenômenos, agregando os sistemas físico, psicológico, social e espiritual. Diante disso, neste capítulo, serão brevemente descritos alguns recursos terapêuticos complementares utilizados no processo de reabilitação. Algumas das terapias descritas apresentam consenso e evidências científicas consolidadas, outras ainda necessitam de mais estudos. Entretanto, todas elas podem proporcionar aos pacientes, em grau variado, a melhora da recuperação motora e cardiopulmonar, bem como de distúrbios psiquiátricos, neurológicos e da qualidade de vida. Alguns recursos podem ser usados por diferentes profissionais, como acupuntura e eletrotermofototerapia, englobando agentes mecânicos, térmicos, elétricos ou luminosos, capazes de gerar e liberar energia que será absorvida por um tecido biológico. Terapêuticas com o uso das mãos, como as técnicas de terapia manual, também são empregadas com grande utilidade na reabilitação motora, especialmente pelo alívio da dor em diferentes locais do corpo. Ademais, indivíduos com distúrbios neurológicos, que apresentam paresia ou paralisia, podem desenvolver problemas como as disfunções sexuais. Portanto, conhecer e entender os problemas nessa população podem auxiliar na reabilitação sexual desses indivíduos, com base em informações, diagnóstico e tratamento dos distúrbios sexuais com uso de várias técnicas que podem contribuir para a melhora do desempenho e fertilidade dos pacientes. Na integralidade em saúde, um aspecto importante é a questão da espiritualidade, que apresenta influência positiva e protetora no enfrentamento e na convivência com as deficiências, quer estas sejam congênitas ou adquiridas. Se abordada adequadamente, pode contribuir para o processo de reabilitação do indivíduo. De fato, os indivíduos em processo de reabilitação muitas vezes estão em uma crise física, emocional e espiritual.

INTRODUÇÃO

A reabilitação é o processo de consolidação de objetivos terapêuticos, não caracterizando área de exclusividade profissional, e sim uma proposta de atuação multiprofissional e interdisciplinar, composta por um conjunto de medidas que ajudam pessoas com deficiências, ou prestes a adquirir deficiências, a terem e manterem uma funcionalidade ideal (física, sensorial, intelectual, psicológica e social) na interação com seu ambiente, fornecendo as ferramentas que necessitam para atingir a independência e a autodeterminação.[1] Para algumas pessoas, o objetivo é a recuperação com função completa, sem restrição; para outros, é a recuperação da capacidade de realizar o máximo possível de atividades da vida diária. A natureza da deficiência e a motivação pessoal são fatores determinantes e impactam o processo de reabilitação. Ademais, a incapacidade pode levar a várias comorbidades e problemas (p. ex., depressão, falta de motivação para recuperar a função perdida, problemas financeiros) que necessitam de uma abordagem interdisciplinar e multiprofissional para que se possam alcançar os melhores resultados na reabilitação. Diante disso, os pacientes podem necessitar de intervenção psicológica e ajuda de assistentes sociais ou agentes de saúde mental, além de enfermeiros, fisioterapeutas, nutricionista, odontólogo, entre outros. Não obstante, existem questões de ordem subjetiva que dizem respeito não só à própria pessoa que tem a deficiência, mas também aos familiares e sua rede de apoio. Enfim, sempre, em alguma medida, serão necessários cuidados profissionais – muitas vezes por toda a vida – para que a pessoa possa ter melhores condições e qualidade de vida.[2]

Uma condição frequente em pessoas com deficiência, por um período ou por toda a vida, altamente debilitante é a dor crônica. Convencionalmente, a dor crônica é tratada farmacologicamente, embora a medicação para dor de longo prazo seja frequentemente refratária e associada a efeitos colaterais.[3-5] Intervenções não farmacológicas são frequentemente defendidas no que tange à questão do adoecimento e às formas de nele intervir, tais como a clínica ampliada, a humanização do atendimento, as discussões sobre a integralidade em saúde e a produção do cuidado com vistas à transformação do modelo técnico-assistencial.[6] Juntamente a tais abordagens não farmacológicas, tem-se observado, nos últimos anos, uma crescente aceitação das terapias complementares em nossa sociedade.[6] Essas terapias possuem bases teórico-filosóficas que se contrapõem ao modelo convencional, o biomédico, cujo alicerce é o pensamento cartesiano. Seu enfoque visa um olhar holístico do ser humano, integrando os sistemas físico, psicológico, social e espiritual. Portanto, refutam a concepção do ser humano constituído de partes isoladas que podem ser analisadas independentemente, entendendo-o pela interdependência dessas partes que formam sua integralidade.[6] Neste capítulo, serão descritos sucintamente alguns recursos terapêuticos complementares utilizados no processo de reabilitação. Apesar de algumas terapias ainda não apresentarem consenso e evidências científicas consolidadas, outras os possuem; entretanto as mesmas podem proporcionar aos pacientes, em grau variado, a melhora da recuperação e da qualidade de vida.[3-8]

ACUPUNTURA

A acupuntura é uma técnica que, a exemplo da massagem (Tui-Na), de exercícios respiratórios (Chi-Gung), orientações nutricionais (ShuShieh) e farmacopeia chinesa (medicamentos de origem animal, vegetal e mineral), faz parte da Medicina Tradicional Chinesa (MTC). A MTC é uma denominação geralmente empregada para o conjunto de práticas de medicina tradicional em uso na China, que foram desenvolvidas no curso da história do país e de outros países orientais. O conjunto de modalidades de tratamento e de meios de diagnósticos que formam a MTC foi construído a partir de uma concepção holística sobre a natureza do ser humano e suas relações com o mundo que o cerca e do qual faz parte. É utilizado especialmente como medicina alternativa, apresentando caráter integrativo e complementar, sem substituir a medicina alopática. Nos últimos anos, ampliou-se o número de países que utilizam recursos das medicinas tradicionais para ampliar o espectro das condutas terapêuticas e das práticas de promoção da saúde coletiva, contribuindo de forma extremamente significativa para a melhoria das condições de vida da população. Portanto, cresce gradativamente o quadro de doenças tratadas com acupuntura, fitoterapia e outras práticas físicas e meditativas da MTC que apresentam resultados positivos na cura e somam um enfoque terapêutico baseado em procedimento pedagógico, na medida em que se propõem a repensar o conceito e o ensino da saúde.

Todos os tratamentos da MTC têm o objetivo de equilibrar as funções orgânicas assim como a relação do corpo com o meio externo, baseados nas teorias do Yin-Yang e dos Cinco Movimentos ou Elementos. Essas teorias indicam que Qi (por falta de melhor tradução, pode ser considerado como energia) e Xue (sangue) fluem pelos órgãos e pelos meridianos ou canais de energia – são considerados os dois fluidos básicos na MTC. Os meridianos, referidos como canais (Jing) e seus ramos (Luo), são considerados um sistema de rede que ligam órgãos à superfície do corpo e possuem pontos externamente que servem de via para "Qi" e "Xue". O bloqueio desses meridianos pode provocar disfunções e doenças que podem ser removidas pela acupuntura. Ainda, na MTC, acredita-se que a saúde é dependente das funções psiconeuroendócrinas, sob influência de fatores intrínsecos (genéticos) e extrínsecos, como nutrição, hábitos de vida, clima, qualidade do ambiente, entre outros. Assim, o uso de técnicas como a acupuntura tem o intuito de afetar positivamente a condição clínica do indivíduo, promovendo sua saúde e a melhora da qualidade de vida.[9-12]

O termo "acupuntura" deriva de palavras latinas – *acus* (agulha) e *pungere* (perfurar). Portanto, a acupuntura consiste na inserção de agulhas finas em locais específicos do corpo, conhecidos como acupontos, localizados em tecidos profundos com rica inervação sensorial. A prática da acupuntura é baseada na observação e na pesquisa científica, que está em evolução contínua há milhares de anos.[12-13] A acupuntura pode ser associada a estímulos elétricos, sendo chamada de eletroacupuntura. No entanto, outros métodos de estimulação dos pontos de acupuntura podem ser utilizados, como injeções de fármacos e substâncias naturais, massagem, agulhamento de ponto gatilho e outros. Não obstante, existem vários métodos que estão incluídos no campo geral das modalidades relacionadas à acupuntura, tendo como principal diferenciação a fonte de força aplicada à região do ponto de acupuntura – fontes térmicas, elétricas, químicas, fótons e outras.[14] Assim, é comum o uso de outras modalidades de manipulação dos acupontos: (1) uso de calor com moxas feitas com ervas, principalmente a artemísia (moxabustão); (2) de ventosas, tratamento com "copos" que produzem vácuo quando contraídos na pele; (3) de auriculoacupuntura ou auriculoterapia – tratamento baseado na ideia de que o pavilhão auditivo da orelha, ou aurícula, é um microssistema em que todo o corpo é representado por um mapa; (4) de estimulação elétrica, com uso de correntes elétricas aplicadas transcutaneamente com elétrodos localizados nos acupontos ou meridianos; (5) de fotobioestimulação, como o laser (acrônimo de amplificação de luz por emissão estimulada de radiação), que é um dispositivo que produz radiação eletromagnética com características muito especiais; (6) além de pressão ou automassagem (Do-in), técnica que basicamente utiliza a pressão dos dedos das mãos em pontos específicos do corpo humano.

A Organização Mundial da Saúde (OMS) recomenda a acupuntura para várias doenças e aprova o uso da técnica para muitas condições de saúde. A acupuntura é uma prática convencional, fazendo parte da medicina complementar e pode ser associada ou não a outras terapias. Existe consenso de que a acupuntura é eficaz no tratamento de dor pós-operatória, bem como no de náusea e vômitos desencadeados por quimioterapia; pode ser útil na reabilitação de pacientes com AVE (acidente vascular encefálico), nas dores de cabeça, cólicas menstruais, epicondilites, fibromialgia, dor miofascial, osteoartrite, dores lombares, síndrome do túnel do carpo e asma.[12-17]

A acupuntura pode contribuir muito para um protocolo de reabilitação, promovendo analgesia, cicatrização de tecidos e força muscular. Além disso, a acupuntura alivia sintomas de várias doenças difíceis de serem tratadas com fármacos tipicamente usados na clínica e não apresenta risco de dependência. O uso da acupuntura na clínica é de extrema importância, pois é uma técnica com um custo relativamente baixo, com efeitos colaterais prejudiciais mínimos e bem tolerada pela maioria dos indivíduos, sendo considerada uma terapia de escolha para o tratamento de numerosas condições de saúde.[13,16]

Acupontos

Existem basicamente dois tipos de acupontos disponíveis para uso terapêutico na reabilitação de lesões, pontos localizados nos meridianos ou canais clássicos e pontos em não meridianos (Fig. 7-1). Os meridianos estão dispostos no corpo verticalmente ou horizontalmente e são demarcados para os órgãos ou as funções sobre os quais parecem atuar (Fig. 7-1 e Tabela 7-1). Os meridianos são classificados em doze regulares: pulmão (P), intestino grosso (IG), intestino delgado (ID), vesícula biliar (VB), bexiga (B), rim (R), pericárdio (Pc), triplo aquecedor (TA), estômago (E), baço-pâncreas (BP), fígado (F), coração (C); e dois extraordinários: vaso governador (VG) e vaso concepção (VC). São descritos 361 pontos nos meridianos de acupuntura (Tabela 7-1), porém, outros acupontos são distribuídos em locais como orelha, cabeça, nariz, mãos e pés, apresentando efeitos de reflexo específicos. Para facilitar, no Ocidente, ficou determinado o uso de códigos alfanuméricos para localização dos acupontos, e a OMS tem padronizado uma linguagem única para os pontos de acupuntura. Os acupontos foram descobertos no decorrer da prática milenar da MTC, e cada um deles tem seus efeitos e indicações específicas.[18] No entanto, pontos de um mesmo meridiano apresentam efeitos terapêuticos semelhantes, descritos como

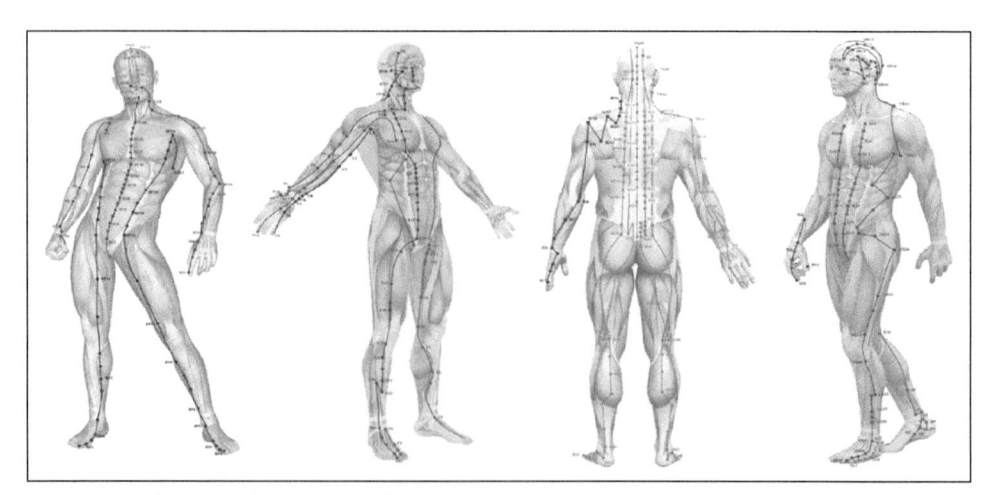

Fig. 7-1. Meridianos regulares e extraordinários e seus acupontos. Meridianos regulares do pulmão (P), intestino grosso (IG), intestino delgado (ID), vesícula biliar (VB), bexiga (B), rim (R), pericárdio (Pc), triplo aquecedor (TA), estômago (E), baço-pâncreas (BP), fígado (F), coração (C); e extraordinários do vaso governador (VG) e do vaso concepção (VC).

Tabela 7-1. Trajeto dos Meridianos

Meridiano	Trajeto
Fígado	Inicia no ângulo ungueal externo do hálux, segue pela face dorsal do pé entre 1º e 2º metatarsos, passa pela região anterior do tornozelo, face medial da tíbia, joelho, coxa, linha inguinal, pélvis, abdômen, tórax e finaliza com seu último ponto no 6º espaço intercostal, alinhado com o mamilo. Possui 14 pontos de acupuntura
Vesícula biliar	Inicia no ângulo externo do olho, segue junto ao entorno do pavilhão auricular e à região temporal do crânio, desce pela região occipital, atinge o músculo trapézio, desce pela lateral do tronco, quadril, membro inferior, face lateral e anterior do tornozelo e finaliza com o ângulo ungueal externo do 4º artelho. Possui 44 pontos de acupuntura
Coração	Inicia no centro da fossa axilar, segue pela face interna e lateral do braço, passa pelo epicôndilo medial, punho e finaliza no ângulo ungueal interno do 5º artelho. Possui 9 pontos de acupuntura. Possui 19 pontos de acupuntura
Intestino delgado	Inicia no ângulo ungueal externo do 5º artelho, segue pela sua borda lateral, punho, antebraço, goteira do olécrano, face posterior do braço, atinge a escápula, ascende pela região posterior da cervical, chega à mandíbula e finaliza na ATM, à frente do trágus auricular. Possui 19 pontos de acupuntura
Pericárdio	inicia no 4º espaço intercostal a 1 tsun ao lado do mamilo, segue pela face anterior do ombro, braço, chega na prega anterior de flexão do cotovelo, passa pela região anterior do antebraço, punho e finaliza no ângulo ungueal interno do dedo médio. Possui 9 pontos de acupuntura
Triplo aquecedor	inicia no ângulo ungueal externo do anular, segue pelo dorso da mão, região posterior do membro superior, ombro, nuca, contorna o pavilhão auricular e finaliza na extremidade lateral do supercílio. Possui 23 pontos de acupuntura
Baço	inicia no ângulo ungueal do hálux, segue pela borda medial do pé, por maléolo interno, face interna do membro inferior, crista ilíaca anterossuperior, região anterolateral do abdômen e finaliza no 6º espaço intercostal, alinhado com a axila. Possui 21 pontos de acupuntura
Estômago	inicia no rebordo infraorbital, segue pela região anterior da rosto, atinge a proximidade do ângulo labial, mandíbula, borda inferior do arco zigomático, sobe até o canto superolateral da linha do cabelo e reaparece na região anterior do pescoço, descendo pela fossa supraclavicular, linha mamilar, passando pelo abdômen, pela região inguinal, face anterior de todo o membro inferior, dorso do pé, entre o 2º e 3º metatarso e finaliza no ângulo ungueal externo do 2º artelho. Possui 45 pontos de acupuntura
Pulmão	inicia abaixo da fossa infraclavicular, segue pela região anterior do músculo bíceps braquial, passa pela prega anterior do cotovelo, pela região radial do punho e finaliza no leito ungueal interno do polegar. Possui 11 pontos de acupuntura
Intestino grosso	inicia no ângulo ungueal interno do dedo indicador, segue por sua lateral, pelo espaço interdigital entre o 1º e 2º espaço metacarpiano, atinge a tabaqueira anatômica, passa pela borda medial do antebraço, região externa do cotovelo, lateral do braço, acrômio, músculo esternocleidomastóideo, atinge o lábio superior, sulco nasolabial, atravessa a linha mediana e finaliza na asa contralateral do nariz. Possui 20 pontos de acupuntura
Rim	inicia na região anterior da planta do pé, segue pela região escafoide, maléolo interno, sobe pela face interna da perna, passa pela região posterior do joelho, medial da coxa, face anterior na prega inguinal, atinge o abdômen, o tórax e finaliza sob a clavícula a 2 tsun da linha média. Possui 27 pontos de acupuntura
Bexiga	inicia pelo canto interno do olho, segue pela região frontal, parietal e occipital do crânio, desce pela cervical e por toda extensão paravertebral, por meio de dois ramos, atinge a região sacroilíaca, desce pela face posterior do membro inferior, chega à região lateral do tornozelo, borda externa do pé e finaliza no ângulo ungueal externo do 5º artelho. Possui 27 pontos de acupuntura

Nota. Indicação do trajeto dos meridianos regulares e extraordinários.

efeitos sistêmicos, locais ou a distância. Para selecionar os acupontos adequados a cada situação, existem alguns princípios básicos segundo a MTC, como a (1) escolha de pontos do meridiano (órgão, tecido ou trajeto) afetado; (2) escolha dos meridianos relacionados (especialmente observada na Teoria dos Cinco Movimentos); e (3) escolha de pontos de outros meridianos, afetados ou não, se o indivíduo não responder às seleções de pontos anteriores ou se o acuponto apresentar o efeito desejado.[19]

O resultado terapêutico da acupuntura depende da precisão da aplicação da técnica. Para localizar os pontos de acupuntura, é indicado seguir a descrição anatômica exata usando-se a medição com base nos dedos do próprio indivíduo (polegada – chamada de cun) ou, menos precisamente, um sistema de medição do terapeuta considerando os indivíduos sempre normolíneos (Fig. 7-2).[19]

Os pontos não meridianos costumam ser chamados de pontos Ashi (ā shì xué) e geralmente são considerados o equivalente a pontos-gatilho miofasciais. Esses pontos são identificados por sua reatividade e sensibilidade ao toque. Os acupontos de meridianos clássicos são previsivelmente encontrados nas mesmas localizações anatômicas. Contudo, os pontos Ashi são frequentemente variáveis, embora não necessariamente, e parecem relativos aos sintomas individuais. Mesmo os pontos meridianos de localização fixa ainda são ativamente dinâmicos em resposta às diferentes condições de saúde, mudando em sensibilidade, tamanho e reatividade. A reatividade é categorizada como latente (normal), passiva (dor apenas na estimulação) ou ativa (dor constante). Ainda, aproximadamente 70% dos acupontos clássicos, dos meridianos ou canais, também podem ser classificados como pontos-gatilho por sua associação com os músculos esqueléticos. A reatividade de um ponto de acupuntura se desenvolve quando a homeostase local ou sistêmica é perturbada. No geral, os pontos reativos associados à disfunção homeostática ou global tendem a ser simétricos; em contraposição, os pontos Ashi tendem a ser unilaterais. Dessa forma, pontos passivos e ativos

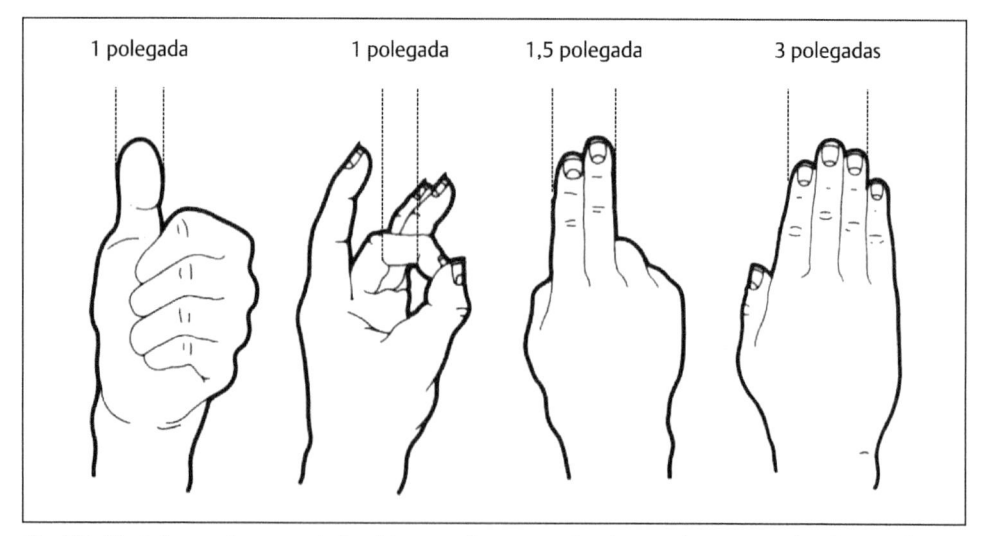

Fig. 7-2. Medição com base nos dedos. Mensurações proporcionais para determinar a localização dos pontos de acupuntura, a medida é realizada pelos dedos do próprio indivíduo (1 polegada é equivalente a 1 cun).

podem ser reconhecidos pela presença de dor ao toque, temperatura da superfície mais alta e aumento da condutividade elétrica de forma significativa.[20]

Com a manipulação da agulha de acupuntura durante a terapia, o indivíduo pode referir uma "sensação de agulhamento".[17,21] Essa sensação é denominada "*De Qi*" e é descrita como dor, dormência, peso e distensão nos tecidos profundos sob o acuponto. O próprio acupunturista pode sentir o *De-Qi* como uma resistência à agulha inserida, semelhante à sensação de um pescador quando o peixe morde a isca. Essa sensação do indivíduo pode estar relacionada à inervação do acuponto, visto que os pontos de acupuntura têm relações estreitas com os nervos. Entretanto, raramente o agulhamento de um ponto meridiano ou extrameridiano clássico realmente envolve a penetração de uma agulha em um tronco nervoso principal. Diferentes estruturas estão associadas aos acupontos, embora não façam parte do próprio local, como troncos nervosos, nervos superficiais, anexos neuromusculares, feixes neurovasculares, áreas onde os troncos nervosos penetram através da fáscia. Portanto, alguns autores indicam que os pontos de acupuntura talvez estejam mais associados à fáscia do que necessariamente aos nervos. O tecido conjuntivo da fáscia é importante para a criação do *De-Qi*, bem como na sinalização mecânica para o tecido circundante, como os nervos, que podem iniciar a resposta da acupuntura.[17,22-24]

Acupuntura para Reabilitação

A efetividade da analgesia por acupuntura já foi bastante descrita e estabelecida nas pesquisas em animais e humanos, como em estudos clínicos controlados. Revisões sistemáticas e metanálises indicam que a acupuntura é eficaz para diferentes casos de dor, como dor lombar inespecífica, podendo ser um suplemento importante para os cuidados habituais no tratamento desse problema;[25,26] além de ser efetiva na redução da dor crônica no joelho,[27] assim como na redução da dor, fadiga e melhora da qualidade de vida de pacientes com câncer.[28] A acupuntura utilizada em pontos não meridianos também foi efetiva na redução da dor miofascial e irritabilidade muscular,[12] podendo ativar o sistema opioide endógeno com liberação de encefalina e β-endorfina, induzindo efeito analgésico (Tabela 7-2).[29]

Tabela 7-2. Ação Local de Acupontos e Indicação do Efeito Homeostático do Meridiano

Meridiano	Ação local de alguns pontos	Indicação homeostática do meridiano
Fígado	F3 (hálux) F8 (joelho)	Dor ou distensão no hipocôndrio, cefaleia, vertigem, zumbido, unhas ressecadas e quebradiças, secura nos olhos, dor nas mamas, câimbras e dificuldade visual
Vesícula biliar	VB40 (tornozelo) VB34 (joelho) VB30 (quadril) VB25 (lombar) VB21 (ombro, cervical e cabela) VB20 (cervical)	Dor no hipocôndrio e gosto amargo na boca, náusea e vômito
Coração	C7 (punho) C3 (cotovelo) C1 (ombro)	Palpitação, opressão ou dor no peito, angústia e agitação, úlceras na boca e língua, confusão ou apatia mental

(Continua)

Tabela 7-2. *(Cont.)* Ação Local de Acupontos e Indicação do Efeito Homeostático do Meridiano

Meridiano	Ação local de alguns pontos	Indicação homeostática do meridiano
Pericárdio	PC7 (punho) PC1 (tórax)	Mesmos sintomas do coração
Intestino delgado	ID4 (punho) ID8 (cotovelo) ID 11 e ID12 (ombro) ID19 (ouvido e ATM)	Dor abdominal baixa ou distensão abdominal baixa, fezes moles ou flatulência
Tripo aquecedor	TA4 (punho) TA14 (ombro)	Manifestações que podem envolver sintomas cardiorrespiratórios (aquecedor superior), digestórios (aquecedor médio) e intestinais e urinários (aquecedor inferior)
Baço	Ba3 (hálux) Ba9 e Ba10 (joelho) Ba21 (tórax)	Inapetência, distensão abdominal, emagrecimento ou obesidade, fraqueza, náusea, diarreia e preocupação excessiva
Estômago	E36, E35 e E34 (joelho) E30 (genitais e virilha) E25 (abdômen) E9 (pescoço) E1 e E2 (face)	Emagrecimento, boca seca, mau hálito, gengivite, úlceras bucais, tártaro nos dentes, sensação de plenitude, inapetência e vômito
Pulmão	P9, P8 e P7 (punho) P5 (cotovelo) P2 e P1 (tórax)	Respiração ruidosa, tosse com ou sem secreção, sede, garganta dolorida, dor torácica, constipação, pele seca ou com erupções, falta de ar, voz fraca, suspiros frequentes, melancolia, cansaço, obstrução nasal, aversão ao frio, coriza e pruridos frequentes
Intestino grosso	IG4 (mão) IG5 (punho) IG11 (cotovelo) IG14, IG15 e IG16 (ombro) IG20 (nariz)	Constipação, dor abdominal baixa, dor anal, erupções na pele, odontalgia e gengivite, diarreia ou flatulência
Rim	R1 (pé) R3 (tornozelo) R10 (joelho)	Perda da vitalidade, dor lombar, fraqueza dos joelhos, dor nos calcâneos, alterações urinárias, infertilidade, zumbidos ou hipoacusia
Bexiga	B62 e B60 (tornozelo) B40 (joelho) B23 (lombar) B20, B18, B15 e B13 (dorsal) B10 (cervical)	Dor ao urinar, urina fétida e escura, dificuldade de urinar, dor lombar irradiada para os membros inferiores

    Os mecanismos neurofisiológicos da acupuntura, especialmente para o tratamento da dor aguda e crônica, estão bastante documentados, embora com muitas lacunas. Vários trabalhos com humanos e animais avaliam os efeitos da acupuntura com participação de mecanismos opiáceos e não opiáceos - catecolamina, acetilcolina, serotonina, glutamato e ácido γ-aminobutírico (GABA), neuropeptídeos, citocinas e fatores de crescimento foram identificados como possíveis mediadores para efeitos específicos da acupuntura (Tabela 7-2). Dessa forma, os mecanismos da acupuntura para a dor estão entre os aspectos mais pesquisados, e o controle da dor é um tópico de importância significativa para a reabilitação, podendo auxiliar na compreensão dessa terapia. A ação analgésica da acupuntura pode ser dividida em efeitos no sistema nervoso periférico e central, embora as duas ações ocorram em conjunto. As respostas do sistema nervoso central podem ocorrer em níveis segmentais espinais e não segmentares supraespinais. Os pontos sintomáticos (Ashi) são processados segmentalmente na medula espinal e áreas supraespinais, como mesencéfalo, tálamo, hipófise e córtex cerebral. A estimulação de pontos meridianos ativos mais distais, que tendem a ser mais um reflexo do desequilíbrio homeostático, é processada principalmente de forma não segmentar no sistema nervoso central supraespinal. Ambos os mecanismos estão intimamente relacionados e fornecem redundância, aprimorando as vias de controle descendente, com secreção de neurotransmissores como os opioides, ativação do sistema nervoso autônomo (simpáticos e parassimpáticos) e liberação de hormônios que modulam a dor e afetam os sistemas imunológico, endócrino, digestivo, cardiovascular e emocional. Alcançar os resultados máximos e mais sustentados, especialmente em casos crônicos, pode ditar uma seleção cuidadosa e equilibrada por acupunturistas de pontos sintomáticos (como os Ashi ou locais) e homeostáticos (meridianos clássicos) (Tabela 7-2).[20]

Condições dolorosas, especialmente as crônicas, geralmente são acompanhadas de alterações no sistema locomotor. As restrições dos movimentos das articulações também podem ser tratadas com acupuntura não só pelo alívio da dor, mas também porque a técnica pode reduzir o espasmo muscular, aumentando a mobilidade do segmento. Lesões articulares frequentemente resultam em mau funcionamento muscular, por isso muitos indivíduos enfrentam artralgia antes mesmo de apresentar uma deformação confirmada por exames de imagem.[30]

Indivíduos que estão em reabilitação cardiopulmonar podem se beneficiar do tratamento com acupuntura, pois a técnica também é utilizada para tratar distúrbios respiratórios, como alergias e bronquite. O tratamento com acupuntura tem efeitos benéficos no alívio dos sintomas e na atividade imunomoduladora (via células inflamatórias e citocinas) em pacientes com asma, como uma terapia de suporte combinada com tratamentos convencionais.[31] Ademais, a acupuntura também é indicada no tratamento de hipotensão, hipertensão, doenças cardíacas (especialmente psicossomáticas), doenças coronárias e melhora da capacidade cardíaca, entre outros. Em comparação com o tratamento convencional, a acupuntura pode reduzir os sintomas de angina pectoris em pacientes com doença cardíaca coronária, melhorar o eletrocardiograma, reduzir a quantidade de nitroglicerina e melhorar a hemodinâmica do paciente.[32]

A acupuntura também tem sido muito utilizada para o tratamento de distúrbios psiquiátricos, como depressão (incluindo depressão pós-AVE), ansiedade e para indivíduos que queiram abandonar o vício em cigarros ou álcool. O tratamento com acupuntura combinado com medicamentos antidepressivos é eficaz, tendo um início de ação precoce, além de ser seguro e bem tolerado durante as primeiras seis semanas de uso. Além disso, essa combinação de tratamento parece resultar em maior eficácia terapêutica do que a terapia com inibidores de recaptação de serotonina isoladamente.[33] Dessa forma, a acupuntura é uma prática terapêutica bastante humanizada, com a visão integral do indivíduo, realizando o tratamento de doenças e de distúrbios do corpo e da mente que podem afetar a qualidade de vida, social e ambiental do paciente, bem como sua funcionalidade.

Acupuntura para Reabilitação em Neurologia

Condições que comprometem o sistema motor, como distúrbios neurológicos, podem apresentar melhora com o tratamento pela acupuntura. O AVE é o problema neurológico mais estudado nesse sentido. O AVE é definido como uma lesão focal aguda do sistema nervoso central decorrente de uma causa vascular - como infarto, hemorragia intracerebral ou hemorragia subaracnoide.[34] Existem diferentes tipos de AVE, sendo principalmente classificados como isquêmico (~80%) e hemorrágico (~20%). O número de indivíduos que tiveram AVE no mundo aumentou significativamente entre 1990 e 2010.[34] No entanto, diversas estratégias terapêuticas têm sido utilizadas para prevenir o AVE e reduzir o número de mortes e/ou incapacidades, como a aplicação de fator tecidual ativador de plasminogênio (rt-PA), que deve ser administrado até 4,5 horas após o início do AVE. Mesmo assim, observa-se um acréscimo das mortes relacionadas ao AVE e identifica-se, principalmente, um aumento de sobreviventes de AVE que sofrem por anos com incapacidades devidas ao evento.[35] Os sobreviventes frequentemente sofrem com dor e várias deficiências físicas. Dentre as condições associadas ao AVE, podem ser observados déficits sensório-motor - como disfagia (dificuldade de engolir), paralisia facial, fraqueza muscular, alterações de sensibilidade, problemas visuais, limitação de atividades motoras, funcionais e da vida diária e problemas na comunicação (afasia, dispraxia oral, dispraxia de fala e disartria). Ademais, os indivíduos podem apresentar déficits cognitivos e distúrbios de humor, como depressão e alterações no padrão do sono.[36,37]

Acredita-se que o tratamento com acupuntura possa ser utilizado não apenas como uma terapia complementar e alternativa para a reabilitação das condições encontradas no indivíduo pós-AVE, mas também como uma estratégia preventiva promissora.[36] Segundo a concepção da MTC, a hemiplegia, referente à sequela de AVE, é um "golpe de Vento". Golpes de Ventos externos podem ocasionar paralisias faciais (de Bell) ou tiques, e golpes de Ventos internos podem provocar o AVE, por exemplo (Tabela 7-3). De acordo com a etiopatologia da MTC, o "Vento" é dependente, principalmente, de órgãos como o rim (Shen), fígado (Gan) e baço (Pi), além de fatores patogênicos (como o próprio Vento, Fogo e Mucosidade) e psicológicos (estresse, raiva, frustação, medo, ansiedade, entre outros) (Tabela 7-3). A apresentação clínica do problema vai depender do envolvimento do órgão, fator patogênico e psicológico, podendo gerar AVE, coma, problemas mentais, paralisia, rigidez nos membros e outros. Para o tratamento dos espasmos musculares ou da atrofia muscular, são utilizados, geralmente, acupontos no lado afetado, especialmente os dos canais Yang, sempre buscando o equilíbrio Yin-Yang.[38,39]

No campo da pesquisa sobre acupuntura, vários trabalhos demonstram que a técnica em combinação com a fisioterapia na reabilitação pode trazer benefícios para as sequelas de AVE, agudas e subagudas, em comparação com a reabilitação física sozinha, demonstradas, por exemplo, pela mensuração do comprometimento motor e sensorial com a Escala de Avaliação de FuglMeyer (EFM).[30] Uma revisão sistemática e metanálise de ensaios clínicos randomizados indicou que a acupuntura pode ser eficaz na melhoria de comprometimento pós-AVE, por seu efeito analgésico, reabilitação motora, aumento da perfusão no peri-infarto e nas zonas de baixa perfusão, melhora da reorganização neuronal, entre outras descobertas.[40] Outra revisão sistemática recente mostrou que a acupuntura pode ter efeitos benéficos na melhoria da dependência, da deficiência neurológica global e de algumas deficiências neurológicas específicas de pessoas com AVE em estágio de convalescença, sem grandes eventos adversos.[41] De fato, além de ser indicada no tratamento de AVE e suas sequelas, como paresias, a acupuntura no campo da neurologia mostra benefícios

Tabela 7-3. Pontos de Acupuntura Mais Utilizados no Tratamento de AVE, Segundo Revisão de Chavez *et al.* (2017)

Acuponto	Localização
VG20 (Baihui)	Na linha centro-vertical da cabeça; 7 polegadas acima da borda posterior do cabelo; 5 polegadas atrás da margem anterior do cabelo
E36 (Zusanli)	3 polegadas abaixo da patela, entre o músculo tibial anterior e o músculo extensor longo dos dedos
IG11 (Quchi)	Lado radial do cotovelo, no músculo braquiorradial; ao flexionar o cotovelo, na depressão radial no fim da linha cubital
VG26 (Shuigou)	Na linha centro-vertical, um terço de distância entre o lábio e o nariz
VG14 (Dazhui)	No ponto médio entre os processos espinhosos da sétima vértebra cervical e primeira vértebra dorsal
IG4 (Hegu)	No lado dorsal da mão, entre o primeiro e o segundo osso metacarpo no meio do primeiro músculo interósseo dorsal; ao fechar a mão, entre o primeiro e o segundo metacarpo, o ponto mais alto em cima do músculo interósseo
VC6 (Qihai)	1,5 polegada abaixo do umbigo, na linha central do abdômen
VC17 (Tanzhong)	Na linha medial do externo no nível do mamilo
VC12 (Zhongwan)	4 polegadas acima do umbigo, na linha central do abdômen; no meio do ponto entre o processo xifoide e o umbigo
BP10 (Xuehai)	2 polegadas acima da borda superior da patela, no lado do músculo vasto medial
VG16 (Fengfu)	Linha centro-vertical do occipital, na fossa inferior da protuberância occipital
VC24 (Chengiang)	Na linha central do rosto, na depressão abaixo do lábio inferior
VB20 (Fengchi)	Abaixo da borda occipital na depressão entre os músculos trapézio e esternocleidomastóideo, na margem do cabelo
VG24 (Shenting)	Na região frontal, na linha média do corpo; a 0,5 polegada acima da linha de inserção dos cabelos
P5 (Chize)	Na linha média do cúbito do lado medial do cotovelo; ao lado externo do tendão do músculo bíceps braquial
BP6 (Sanyinjiao)	3 polegadas acima do maléolo medial, na borda posteromedial da tíbia
VG11 (Qubin)	Na linha central da coluna; entre o quinto e o sexto processo espinhoso das vértebras dorsais
PC6 (Neiguan)	2 polegadas proximais à prega distal do punho, entre os tendões do músculo palmar longo e do flexor radial do carpo

no tratamento de dores de cabeça e enxaquecas de diferentes causas, isquemia cerebrovascular, melhora da função de nervos periféricos e insônia, entre outros (Tabela 7-3).[42]

A acupuntura em combinação com exercícios terapêuticos padrões parece ser um tratamento adjuvante, seguro e eficaz para a dor no ombro hemiplégico. No entanto, pelo número limitado de ensaios disponíveis, as conclusões permanecem incertas.[30] Dessa forma, a acupuntura para o tratamento da dor no ombro hemiplégico é considerada com níveis de evidência na Classe II (condições para as quais há evidências conflitantes e/ou divergência de opinião sobre a utilidade/eficácia de um procedimento ou tratamento) e nível de evidência B (dados derivados de um único ensaio randomizado ou estudos não randomizados) (Tabelas 7-3 e 7-4). A acupuntura também é considerada como terapia coadjuvante benéfica para a disfagia (Classe II, nível de evidência B). Ademais, o Painel de Ottawa recomenda que haja boas evidências científicas para se considerar a inclusão da acupuntura como um complemento na reabilitação padrão – para melhorar a mobilidade ao caminhar – do indivíduo que teve AVE. Uma revisão de uma série de ensaios clínicos randomizados de acupuntura na recuperação de derrame sugere que a terapia pode ser eficaz como um tratamento adjuvante para melhorar a velocidade de caminhada. No entanto, ainda não há evidências suficientes para recomendar a acupuntura na facilitação da recuperação motora e habilidade para caminhar (Classe IIb, nível de evidência B), assim como na melhora das atividades de vida diária e dos membros superiores (Classe III – condições para as quais há evidência e/ou acordo geral de que o procedimento ou tratamento não é útil/eficaz, nível de evidência A – dados derivados de múltiplos ensaios clínicos randomizados ou metanálises) (Tabelas 7-3 e 7-4).[43,44]

Os benefícios da acupuntura e da eletroacupuntura na reabilitação após isquemia possuem alguns mecanismos que são amparados por evidências encontradas na literatura: (1) promoção de neurogênese e proliferação celular no sistema nervoso central – zona subventricular do ventrículo lateral e giro denteado no hipocampo; (2) regulação do fluxo sanguíneo nas áreas afetadas, com angiogênese e modulação vasoativa no tecido isquêmico; (3) antiapoptose na área isquêmica; (4) regulação de neurotransmissores e receptores, enzimas antioxidantes, mediadores anti-inflamatórios, fatores neurotróficos, metabolismo anaeróbico e (5) melhora da memória pós-AVE.[42]

Tabela 7-4. Classificação das Evidências e Recomendações Terapêuticas

Classe	Significado
Classe I	Condições para as quais há evidências de e/ou acordo geral de que o procedimento ou o tratamento é útil e eficaz
Classe II	Condições para as quais há conflito evidência e/ou divergência de opinião sobre a utilidade/eficácia de um procedimento ou tratamento
Classe IIa	O peso da evidência ou opinião está a favor do procedimento ou tratamento
Classe IIb	A utilidade/eficácia não é tão bem estabelecida por evidência ou opinião
Classe III	Condições para as quais há evidências e/ou acordo geral de que o procedimento ou o tratamento não é útil/eficaz e em alguns casos pode ser prejudicial
Recomendação terapêutica	
Nível de evidência A	Dados derivados de múltiplos ensaios clínicos randomizados, ou meta-análises
Nível de evidência B	Dados derivados de um único randomizado estudos experimentais ou não randomizados
Nível de evidência C	Opinião consensual de especialistas, caso estudos, ou padrão de atendimento

Contudo, a maioria dos ensaios clínicos incluídos em revisões sistemáticas sobre acupuntura no tratamento do AVE é de qualidade e tamanho inadequados. Dessa forma, não existem ainda evidências condizentes para serem tiradas conclusões sobre o uso rotineiro da acupuntura na reabilitação pós-AVE. Ademais, em recente revisão, a aparente redução na dependência física e a melhora na recuperação neurológica usando tratamento com acupuntura no indivíduo com AVE agudo são confundidas pelo risco de viés relacionado ao uso de grupos controles abertos (não placebos). No entanto, os eventos adversos com a acupuntura foram relatados como menores e, geralmente, não resultaram na interrupção do tratamento.[45] Ainda, de forma importante, a partir de evidências disponíveis atualmente, a acupuntura demonstrou efeitos benéficos na melhoria de dependência, deficiência neurológica global e algumas deficiências neurológicas específicas em pessoas que tiveram AVE e estão em estágio de convalescença, sem eventos adversos graves óbvios. Portanto, para avaliar melhor os efeitos da acupuntura em indivíduos que tiveram AVE, são necessários mais ensaios clínicos rigorosamente planejados, randomizados, multicêntricos e com grandes amostras.[44]

RECURSOS ELETROTERMOFOTOTERAPÊUTICOS

A eletrotermofototerapia é um recurso terapêutico muito utilizado em clínicas que trabalham com reabilitação, podendo ser usada para avaliação ou tratamento de diversas condições de saúde. Com esse recurso, podem-se utilizar agentes cinéticos ou mecânicos, térmicos (calor e frio), elétricos ou luminosos, com intuito terapêutico, visando ao tratamento de inúmeros problemas. Agentes eletrofísicos terapêuticos são dispositivos (aparelho ou equipamento) capazes de gerar e liberar energia. Dessa forma, eles podem ser considerados agentes que possuem certa energia que será gerada e liberada por determinado aparelho ou equipamento e absorvida, de alguma forma, por um tecido biológico específico.[16,46,47]

Após a lesão e a constatação uma avaliação da deficiência biológica e a realização do diagnóstico da disfunção tecidual ou cinético-funcional, deve-se escolher o tratamento adequado pelo uso de um ou mais agente eletrofísico, que proporcione a melhor interação entre energia e o tecido biológico. A aplicação externa ou exógena de energia pode promover inúmeros benefícios para ativar o processo fisiológico de um tecido e conseguir efeitos como reparo de um tecido lesionado, diminuição de edema ou hemorragia, melhora do processo de cicatrização de uma lesão, redução da dor e recuperação funcional, melhora da função muscular. Para que os efeitos dos agentes eletrofísicos sejam apropriados, o terapeuta deve escolher a quantidade adequada de energia que será distribuída em determinada área, procedimento conhecido como dosimetria. Para tanto, é indicada a escolha de parâmetros de emissão da energia, como intensidade e forma de emissão, direcionados aos efeitos terapêuticos desejados. Pouca energia pode ser insuficiente para estimular os tecidos absorventes e muita energia pode resultar em dano tissular.[16,46,47]

As intervenções com uso da eletrotermofototerapia são utilizadas como parte do programa global de reabilitação, especialmente para alívio da dor, aumento na amplitude de movimento, mobilidade, resistência física, força muscular, melhora da deambulação e estado funcional. Ademais, esses recursos oferecem várias vantagens, pois são intervenções não invasivas e com pouco tempo para administração, resultando em reduzidos efeitos adversos e contraindicações, se comparadas com a maior parte das intervenções farmacológicas. Entretanto, deve-se levar em consideração que, para utilizar esses recursos, é necessário que o profissional saiba os efeitos destes nos tecidos, além de utilizar adequadamente os equipamentos.

Efeitos Biofísicos e Fisiológicos dos Recursos Eletrotermofototerapêuticos

A ideia de que o corpo vivo contém energia elétrica, diferentemente de um corpo sem vida, foi proposta por Gavani (1780) e depois corroborada por vários pesquisadores. Portanto, o uso de recursos elétricos para avaliação e tratamento de diversas condições de saúde parece ser promissor, e o termo para esse fim é eletroterapia.

O uso da eletroterapia pode ser conseguido por um eletroestimulador conectado através de fios sobre a superfície da pele, de forma direta, geralmente por estimulação transcutânea – com eletrodos aderidos à pele, também conhecido como estimulação elétrica transcutânea, tendo objetivo de analgesia, fortalecimento muscular, cicatrização, drenagem, lipólise, entre outros. Durante esse tipo de estimulação, a impedância da pele (resistência ao fluxo da corrente elétrica) pode interferir na passagem da corrente elétrica. Portanto, é necessária a realização da assepsia da pele ou uso de correntes que contribuem para a redução da impedância e facilitam a passagem das correntes elétricas. Ademais, os fios dos eletroestimuladores podem estar conectados através de cabos que penetram na pele, de modo intracutâneo – procedimento parcialmente invasivo usando dispositivos que permitem a estimulação do tecido, como agulhas (eletrolipólise e eletroacupuntura) ou outro tipo de eletrodo. Ainda, pode-se utilizar a eletroterapia de forma indireta com uso de corrente elétrica para transformação de outro tipo de energia, como na fotobioestimulação e no ultrassom.[16,46,47]

A aplicação dos recursos elétricos requer necessariamente o conhecimento por parte do terapeuta das técnicas disponíveis e a adequação de seu uso. Além disso, existe a necessidade de discussão, explicação e instruções da terapêutica ao paciente; posicionamento adequado; exames e testes na área a ser tratada, como análise da sensibilidade, integridade da pele e fluxo sanguíneo; e preparação do local, quando necessário, como assepsia da pele. Ademais, é importante que o terapeuta utilize adequadamente o equipamento de eletroterapia, com análise dos eletrodos, das ligações, de cabos, tomadas, conectores, interruptores, controles, saídas, entre outros, minimizando riscos e proporcionando conforto ao indivíduo que receberá a terapia. Durante a aplicação da eletroterapia normalmente é necessária a verificação da sensibilidade do paciente ou da segurança da terapêutica. Ao término, é necessário a análise da área tratada, se apropriado, realizar a limpeza do local e instruções ao paciente.[16,46,47]

Existem diferentes tipos de correntes elétricas, que representam a quantidade de carga movimentada por segundo e que apresentam muitos parâmetros passíveis de modificação. O fluxo de corrente ou movimento da carga pode ser unidirecional ou bidirecional, representando a polaridade da corrente elétrica. Comercialmente, encontram-se aparelhos com correntes elétricas diretas (CD), que fluem somente em uma direção, podendo ser usados por seus efeitos específicos ou para a realização de iontoforese, favorecendo a penetração de íons, que proporcionam benefícios terapêuticos através da barreira da pele; bem como correntes elétricas alternadas (CA), que compreendem uma série contínua de pulsos alternados, nesse caso, os elétrons no circuito movem-se primeiro em uma direção; quando o campo é revertido, eles voltam aos seus locais de origem e então seguem em outra direção. Porque existem muitos tipos de correntes elétricas e parâmetros para manipulação - como a frequência (número de ocorrências por segundo), forma de pulsos, duração de pulso, tempo entre os pulsos, amplitude da onda, ciclo de trabalho e diferentes modulações, que são variáveis sistemáticas em um parâmetro particular, entre outros – não seria possível escrever neste capítulo toda a teoria e prática para utilização das correntes elétricas.[16,46,47] No entanto, é importante que o profissional de saúde identifique como esses recursos eletrotermofototerapêuticos podem afetar o tecido-alvo.

Na clínica, em processos de reabilitação, a maior parte dos tratamentos com eletroterapia é feita de forma transcutânea, apresentando a pele como uma barreira para as formas de energias exógenas aplicadas a ela. Porém, as propriedades da própria pele, do tipo de corrente elétrica ou de outro agente eletrofísico aplicado, bem como os parâmetros de aplicação podem reduzir a magnitude dessa barreira. Os tecidos sob a pele também serão afetados pela passagem da corrente elétrica, incluindo vasos sanguíneos e linfáticos, tecidos adiposo, muscular, ósseo, nervos e outros tecidos ou órgãos. As correntes elétricas afetam direta ou indiretamente as células desses tecidos. Se uma tensão ou diferença de potencial elétrico for aplicada à superfície da pele, causará a movimentação iônica nos tecidos, e esse movimento de cargas é uma corrente elétrica no próprio tecido. As células do corpo apresentam diferenças das cargas eletroquímicas do lado interno e externo de sua membrana plasmática. A membrana celular é permeável a íons positivos e negativos e mantém um potencial de repouso, que é a diferença de potencial elétrico das faces internas e externas na membrana de uma célula na ausência de um estímulo externo. Algumas células, na presença de um estímulo, podem apresentar alteração desse potencial de membrana, chamado potencial de ação. Os neurônios e os músculos são células potencialmente excitáveis e podem ser despolarizados (alteração do equilíbrio das cargas) através de um distúrbio químico de uma sinapse (junção ou contato especializado entre duas células) ou receptor, ou por algum outro distúrbio, como um pulso elétrico. O efeito da despolarização além do limiar de excitabilidade de uma célula consiste em estimular a membrana a tornar-se mais permeável a íons positivos, especialmente o Na^+ (sódio), pela abertura de canais ou entradas especiais na membrana plasmática.[16,46,47]

As correntes elétricas podem gerar despolarizações e potenciais de ação em diferentes tipos de fibras nervosas (sensoriais não nociceptivas, nociceptivas, motoras, autonômicas), apresentando diferentes curvas intensidade-duração do pulso para respostas sensorial, motora e dolorosa. Assim, a primeira resposta ao estímulo da corrente elétrica é normalmente sensorial, que depende da proximidade da inervação e elétrodo e da densidade de receptores sensoriais e da densidade da corrente. Além disso, o diâmetro da fibra nervosa também é um importante fator de interferência – quanto maior o diâmetro da fibra, menor é o limiar para excitação. Potenciais de ação em motoneurônios resultam na liberação de acetilcolina na terminação da fibra nervosa, a junção neuromuscular, provocando despolarização da membrana e posterior contração muscular, que pode ser conseguida com estímulo elétrico. Dessa forma, parâmetros adequados de corrente elétrica podem perturbar o equilíbrio iônico através das membranas do nervo e do músculo, causando um impulso nervoso ou uma contração muscular. Outras células podem ser influenciadas pela passagem da corrente elétrica, especialmente pela modificação do seu potencial de membrana, porém os efeitos ainda não são totalmente esclarecidos. Assim, tecidos como músculos e nervos, que são excitáveis, podem ser estimulados por correntes que variam em uma taxa apropriada – rápida para desequilibrar os íons em torno das membranas celulares, mas não a ponto de não permitir a resposta celular.

Algumas formas de energia podem produzir aquecimento significativo do tecido do corpo, que promovem efeitos específicos do próprio aquecimento. Ainda, existem efeitos em nível celular, com proliferação e migração crescente de células do tecido conectivo e epitelial, aumento da síntese proteica e regulação do crescimento celular.[16,46,47]

Eletroterapia na Reabilitação

A eletroterapia atua principalmente no tratamento da dor (especialmente, as crônicas), na atrofia muscular, na recuperação da função nervosa, na fibrose e nos processos inflamatórios. Cada tipo de corrente possui parâmetros específicos e estudos nas mais diversas áreas, que não serão abordados neste capítulo. Relataremos aqui os principais recursos e suas indicações na reabilitação de indivíduos com comprometimento neurológico, especialmente nos cuidados pós-acidente vascular encefálico (AVE), abordado frequentemente como acidente vascular cerebral (AVC).

Certos aspectos dos cuidados de reabilitação do indivíduo que apresentou AVE estão bem estabelecidos na prática clínica, como a fisioterapia para sobreviventes com dificuldade de mobilidade e locomoção. As diretrizes para uso de terapias nessa condição podem ser classificadas usando-se a estrutura estabelecida pela American Heart Association (AHA) em relação às classes e aos níveis de evidência para uso em diretrizes.[35]

Analgesia

As correntes elétricas podem ser usadas para realização de estimulação sensorial, um termo geral que engloba a utilização de correntes elétricas para alterações no sistema nervoso, com a finalidade de reduzir a dor. Assim, na estimulação sensorial, é aplicada uma corrente elétrica com a intenção de aumentar a entrada de informações na inervação aferente. A eletroestimulação atua na redução ou modulação da dor por diversos mecanismos, descritos na teoria da comporta da dor (envolvendo fibras sensoriais nociceptivas e mecanossensoriais), além do envolvimento de vários neurotransmissores, dentre eles, os mais relacionados são os opioides endógenos (endorfinas e as encefalinas). Portanto, indica-se o uso de eletroanalgesia, principalmente, quando o uso de medicação para o paciente não é possível ou desejável. Diferentes tipos de eletroestimuladores podem ser utilizados, com correntes como a Estimulação Elétrica Nervosa Transcutânea (TENS, do inglês T*ranscuteneous Electrical Nerve Stimulation*), Corrente Interferência, Corrente Aussie e estimulação de alta voltagem. No entanto, a terapia mais utilizada na clínica e mais descrita na literatura é a TENS, que pode ser usada com diferentes parâmetros e em diversas condições de saúde.[36,46,48]

Indivíduos que sofreram algum tipo de comprometimento neurológico podem apresentar déficits de sensibilidade, envolvendo as modalidades perceptivas e proprioceptivas. Dessa forma, a dor, o tato e a sensação térmica do indivíduo podem estar alterados. Ademais, a ocorrência de contraturas, associada à presença de espasticidade nos indivíduos com lesão neurológica, também podem causar dor e dificultar o autocuidado, incluindo realização de curativo e higiene. O derrame talâmico (síndrome de Dejerine-Roussy) ou uma lesão em qualquer lugar ao longo dos tratos espinotalâmico e talamocortical dentro do sistema nervoso central estão associados à Dor Central. Essa dor resulta de uma lesão no sistema somatossensorial, e não de uma causa nociceptiva periférica ou psicogênica, com sintomas geralmente descritos como queimação ou dor e frequentemente incluem alodinia (aumento da sensibilidade) associada ao toque, ao frio ou ao movimento. No entanto, a dor no ombro após o AVE é a condição de dor mais estudada na neurologia, com uma prevalência relatada entre 5% e 84%, dependendo da acuidade e da definição de dor no ombro utilizada. O desenvolvimento de dor no ombro após o AVE está associado a subluxação do ombro e fraqueza motora. Acredita-se que a espasticidade contribua para a gênese da dor no ombro em alguns pacientes, assim como outros preditores, como a idade avançada. Crianças com paralisia cerebral que apresentam déficits motores moderados e intensos frequentemente apresentam dores musculares e fraturas patológicas devidas ao déficit de mineralização óssea.[15,36,42,46,48]

Vários tipos de estimulação elétrica da superfície da pele foram avaliados para o tratamento da dor no ombro hemiplégico, como o TENS e a Estimulação Elétrica Neuromuscular (NMES, acrônimo do inglês *Neuromuscular Electrical Stimulation*). Essas modalidades não foram avaliadas suficientemente, e sua eficácia para a prevenção e o tratamento da dor permanece inconclusiva. Dessa forma, o TENS não foi estabelecido como um tratamento eficaz nessa condição (Classe III, Nível de evidência B), assim como na dor central após AVE, em que o uso da TENS não foi estabelecido como um tratamento eficaz (Classe III, Nível de evidência B). No entanto, segundo as Diretrizes de Atenção à Reabilitação da Pessoa com Acidente Vascular Cerebral, para a redução da dor por Síndrome Complexa Regional Dolorosa tipo 1 ou Distrofia Simpático Reflexa pós-AVE, é indicado o uso de eletroanalgesia com TENS e, para a dor no ombro, medidas analgésicas recomendadas para dores musculoesqueléticas, que incluem a eletroanalgesia. Contudo, sabe-se que a TENS fornece entrada sensorial para o membro inferior e pode apresentar benefício potencial na função física após o AVE, particularmente quando combinada com a tarefa atividade relacionada. No entanto, a eficácia da TENS em conjunto com as atividades diárias para melhorar a mobilidade, a força dos membros inferiores e a velocidade da marcha ainda é incerta (Classe IIb, Nível de evidência B).[15,25,35,36,46,48]

Outra modalidade eletroterapêutica considerada na reabilitação é o *biofeedback*, técnica de treinamento que permite a um indivíduo conseguir algum controle voluntário sobre as funções do sistema muscular ou nervoso autônomo usando-se um dispositivo que forneça estímulos visuais ou auditivos. Além disso, pode-se também aprender a efetuar uma mudança em suas respostas à dor, por exemplo, usando técnicas de relaxamento. A estimulação elétrica descrita anteriormente é usada para aprimorar a performance muscular, no reparo aos tecidos ou até no tratamento da dor, aplicando-se um estímulo elétrico no indivíduo. No entanto, no *biofeedback* nenhum estímulo elétrico é aplicado no paciente, mas sim o processo fisiológico do paciente (pressão sanguínea, temperatura da pele, atividade eletromiográfica) é registrado. Assim, em vez de adicionar algo ao paciente, o *biofeedback* retira uma informação que o profissional da saúde pode utilizar para aumentar o controle motor voluntário e até reduzir a dor. Ou seja, com *feedback* e reforço o paciente pode automodificar conscientemente os ritmos cerebrais alterados, sendo especialmente útil no tratamento da dor crônica.[49]

Estimulação Motora

A aplicação da corrente elétrica visando promover uma contração muscular pode ser utilizada para tratamento de hipotrofia muscular, espasticidade, contraturas e fortalecimento, além de em programas de treinamento de atletas. A contração muscular pelo uso do estímulo elétrico pode ocorrer pela estimulação da via de inervação motora ou, se o músculo estiver desnervado, pela estimulação direta das fibras musculares. Fibras nervosas são muito mais excitáveis e mais facilmente estimuladas do que fibras musculares, por isso existe diferença nos parâmetros das correntes elétricas em músculos desnervados. Vale ressaltar que músculos totalmente desnervados apresentarão déficit sensorial e, portanto, o uso de eletroterapia não é indicado. Em músculos inervados, nota-se que a estimulação elétrica do músculo difere de uma contração voluntária, porque o disparo de estimulação do neurônio motor é sincrônico. Além disso, a estimulação elétrica não estimulará unidades motoras na mesma ordem de recrutamento como na contração voluntária, assim como, no caso da eletroterapia, os neurônios sensoriais são inevitavelmente estimulados, por isso deve-se tomar o cuidado de não causar dor ao indivíduo.[16,46,47]

O termo apropriado para a contração motora através de estímulo elétrico parece ser Eletroestimulação Neuromuscular ou Estimulação Elétrica Neuromuscular (NMES) ou apenas estimulação elétrica neuromuscular (EENM). No entanto, alguns autores relatam que, quando a eletroestimulação é aplicada em pessoas com lesão medular, objetivando produzir uma função corpórea, é denominada Estimulação Elétrica Funcional (FES, acrônimo do inglês *Functional Electrical Stimulation*) ou como estimulação neuromuscular funcional (do inglês *Functional Neuromuscular Stimulation*). Quando o objetivo da eletroestimulação é gerar movimentos em pacientes hígidos (sadios), alguns autores utilizam a nomenclatura NMES. Ainda, pode-se encontrar o termo Estimulação Elétrica Neuromuscular (EENM), que é mais generalista e inclui várias formas de estimulação elétrica para provocar a resposta motora. Entretanto, mundialmente, a FES também é chamada, às vezes, de estimulação elétrica neuromuscular (NMES), principalmente na literatura internacional. Por isso, neste capítulo, iremos indicar o nome da corrente segundo a citação do autor.[16,46,47]

De fato, existem várias correntes elétricas que realizam contração muscular, como a corrente russa e a aussie (australiana). Ambas são correntes alternadas de média frequência, no entanto a corrente russa possui uma corrente elétrica fixa em 2.500 Hertz (Hz), e a Aussie é uma corrente elétrica com diferentes frequências (1.000 ou 4.000 Hz). Ademais, a corrente aussie apresenta duração de pulso curta; e, segundo seu idealizador, é exatamente isso que faz com que a estimulação proporcionada por ela seja mais eficiente em comparação com outras correntes elétricas terapêuticas, embora ela apresente alguma semelhança com a terapia interferencial e corrente russa.

As correntes de média frequências podem ser usadas para otimizar a contração muscular voluntária máxima, levando a bons resultados para o fortalecimento muscular. Por isso, são muito utilizadas na reabilitação ortopédica e em treinos esportivos, para auxiliar o ganho e a recuperação da força muscular e para melhoria do sistema circulatório. Ainda, essas correntes são grandemente utilizadas na dermatofuncional (estética), auxiliando no tratamento da flacidez e estimulando o sistema linfático. Enquanto as correntes de baixa frequência, como o FES, são as mais utilizadas nas terapêuticas para retreinar as funções motoras voluntárias, como agarrar, alcançar e andar, especialmente na reabilitação neurológica.[16,46,47]

Pessoas com paralisia cerebral podem apresentar comprometimento motor, cujo grau depende da idade de aquisição das etapas motoras, tais como o sentar e o engatinhar, e as deficiências associadas, como a deficiência visual e mental. Avaliações ortopédica e motora devem ser realizadas regularmente, com o objetivo de prevenir deformidades ósseas e contraturas musculares que se traduzam em perda de função motora, dores musculares e restrições respiratórias, cardíacas e alimentares. Pesquisas utilizando NMES em indivíduos com paralisia cerebral mostraram melhora no movimento do tornozelo na fase de balanço da marcha, mas seu resultado foi insuficiente para tratar anormalidades mais complexas da marcha, como joelho fletido e joelho rígido.[33,35,42] Nas Diretrizes de Atenção à Reabilitação da Pessoa com Acidente Vascular Cerebral encontram-se algumas possibilidades de intervenção para complicações apresentadas pelos pacientes, que podem ser realizadas na atenção hospitalar ou ambulatorial. Dentre as terapias indicadas encontra-se a eletroestimulação associada ao treino de tarefas funcionais, utilizada principalmente na fraqueza muscular encontrada pós-AVE. Para a limitação de atividades motoras e funcionais, indica-se a estimulação elétrica, especialmente quando a pessoa apresenta dificuldade com habilidades manuais (alcance, preensão, manipulação e soltar). Ainda, indica-se a estimulação elétrica para a subluxação de ombro do indivíduo pós-AVE. De fato, considera-se razoável o uso da NMES para indivíduos com movimento volitivo mínimo nos primeiros meses após o AVE ou para indivíduos com subluxação do ombro (Classe IIa, Nível de evidência A). Nas diretrizes pode-se verificar também a estimulação elétrica e/ou biofeedback indicada para o tratamento de espasticidade. Sabe-se que modalidades como o NMES ou a vibração aplicada para espasticidade pós-AVE podem ser razoáveis para melhorar temporariamente a espasticidade, sendo indicadas como complementares à reabilitação (Classe IIb, Nível de evidência A). Além disso, considera-se a NMES uma prática razoável para o pé caído dos pacientes neurológicos, podendo ser usada em alternativa a AFO (órtese tornozelo-pé, do inglês *ankle-foot-orthoses*), classificado como IIa e Nível de evidência A. Contudo, na disfagia e no suporte nutricional do indivíduo pós-AVE, a terapia medicamentosa, a NMES, a estimulação elétrica faríngea, a estimulação física, a estimulação transcraniana por corrente contínua e a estimulação magnética transcraniana têm benefícios incertos e atualmente não são recomendados.[15,35]

Ainda, a terapêutica utilizando o *biofeedback* pode treinar as pessoas para se tornarem cientes e obterem controle sobre certas funções corporais, incluindo função muscular, frequência cardíaca e temperatura da pele. Nas Diretrizes de Atenção à Reabilitação da Pessoa com Acidente Vascular Cerebral, o *biofeedback* é indicado quando o paciente apresenta sensação de alimento parado na garganta, dificuldade para deambular, dificuldade com habilidades manuais, além de espasticidade. A literatura sobre o uso de *biofeedback* eletromiográfico (mais frequentemente utilizado) somado a reabilitação convencional inclui alguns estudos que sugerem a melhora da potência motora, recuperação funcional e qualidade da marcha em comparação com a reabilitação convencional isoladamente. No entanto, uma revisão sistemática do banco de dados Cochrane (2007) não encontrou um benefício no tratamento, especialmente porque os ensaios utilizados eram pequenos, geralmente mal elaborados e com medidas de desfecho variáveis, tornando difícil a comparação entre os estudos (Classe IIb, Nível de evidência B).[35,48,49]

TERAPIA MANUAL MIOFASCIAL
Abordagem Manual no Manejo da Dor e na Reabilitação

O uso das mãos no manejo das mais diversas condições de saúde e doença, ou seja, com fins terapêuticos, faz parte da história da humanidade e data de séculos antes de Cristo, conforme documentado no Antigo Testamento e referenciado por Hipócrates. Da mesma forma, no século 2 d.C., Galeno também aplicava o uso da terapia manual, incluindo manipulações e massagens.[50] Nesse sentido, a terapia manual é bastante antiga e inclui diferentes técnicas que empregam o uso das mãos, assim como de outros segmentos dos membros – como dedos, antebraço e cotovelo – para tocar, diagnosticar, tratar, alongar, mobilizar ou manipular diferentes tecidos do corpo.[51]

Geralmente, técnicas de terapia manual são empregas objetivando como alvo um tecido específico do corpo, como articulações, músculos, tecido conjuntivo, sistema nervoso, vascular ou linfático.[52] Contudo, os estudos mostram que não é possível obter o contato isolado de uma única estrutura sem atingir as demais. Os mais diversos métodos de terapia manual focam em princípios que visam à correção de determinada condição tecidual e as evidências mostram uma importante participação da modulação do sistema nervoso por trás da eficácia das terapias manuais, embora seus mecanismos ainda não estejam completamente elucidados.[53,54] Nesse sentido, o toque por si só produz respostas analgésicas mediadas por vias ascendentes e descendentes do sistema nervoso, com a participação de respostas corticais e subcorticais.[55]

A exemplo disso, a terapia manual sobre tecidos moles, popularmente conhecida como massagem miofascial, ou liberação miofascial, foi pensada no intuito de desfazer nódulos palpáveis e sensíveis à pressão, onde é possível perceber a presença de uma banda muscular tensa e dor referida (Fig. 7-3). Essa é uma condição chamada de ponto-gatilho miofascial (PGM), que acompanha a síndrome dolorosa miofascial (SDM), um quadro que também envolve perda de força e amplitude do movimento. Diversas teorias tentam explicar o surgimento de PGM, e, em comum, além do fenômeno da contração sustentada do músculo, citam o acúmulo de substâncias inflamatórias e a sensibilização do sistema nervoso. Contudo, as análises de imagens por ultrassonografia não mostram diferenças morfológicas entre nódulos presentes em pessoas sintomáticas e assintomáticas.[56] A presença de nódulos em músculos é uma condição comum na população, parece que a diferença recai sobre a concentração dos mediadores inflamatórios, tanto no local do PGM, quanto em nível sistêmico. A hipótese é que portadores de PGM sintomáticos apresentem maior concentração de mediadores inflamatórios, o que fortalece a ideia de sensibilização do sistema nervoso.[57] Na revisão sistemática do banco de dados, Cochrane (2007) não encontrou um benefício no tratamento, especialmente porque os ensaios utilizados eram pequenos, geralmente mal elaborados e com medidas de desfecho variáveis, tornando difícil a comparação entre os estudos (Classe IIb, Nível de evidência B).

Uma hipótese integradora das demais propõe que a sobrecarga muscular não só ocasiona a constrição de capilares que irrigam os músculos, mas também é responsável por microlesões nas fibras musculares, resultando na liberação de mediadores inflamatórios que reduzem o pH local. Entre esses mediadores, o peptídeo relacionado com o gene da calcitonina (CGRP), somado à acidez do tecido, inibe a enzima acetilcolinesterase (AChE) em sua ação de degradar a acetilcolina (ACh), que é o neurotransmissor responsável pela contração muscular, aumentando a atividade da placa motora e a concentração de cálcio, levando ao estado de contração sustentada. Esse cenário, com a presente resposta inflamatória local, ativa nociceptores, sensibiliza terminações nervosas e leva a alterações neuroplásticas no corno dorsal da medula, contribuindo para um quadro de hipersensibilidade e dor referida.[58]

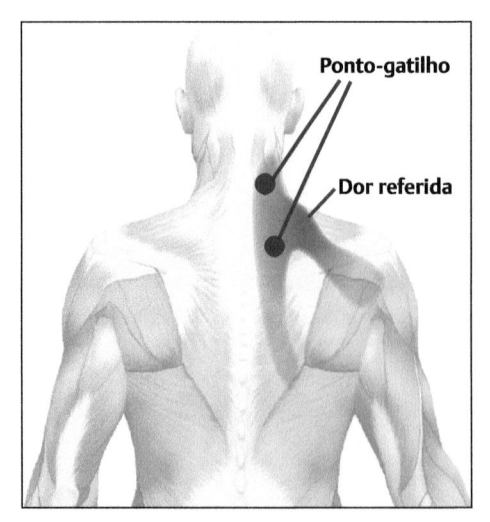

Fig. 7-3. Ponto-gatilho miofascial (PGM): é a localização dos nódulos palpáveis no músculo levantador da escápula; dor referida é o padrão de dor que se distribui para a região cervical e dorsal. (Acervo do autor.)

O termo miofascial foi usado primeiramente na década de 1950, pela médica Janet Graeme Travell, e leva a pensar que existam duas estruturas envolvidas nessa condição dolorosa, a fáscia e o músculo. A fáscia é uma membrana de tecido conjuntivo que reveste, une, protege e nutre todas as estruturas que ela envolve. Recobre músculos, ossos, tendões, nervos, vasos, articulações e órgãos viscerais. Sua morfologia lhe dá a condição de manter a tensão e coesão entre as estruturas, ao mesmo tempo em que mantém a sua elasticidade e a sua capacidade de suportar grandes sobrecargas tensionais. Entusiastas da terapia fascial acreditam que a disfunção desse tecido pode provocar perda de flexibilidade, redução de força muscular e queixa de dor. Entretanto, de fato, não existe consenso entre clínicos e pesquisadores de que alterações da fáscia sejam responsáveis por síndromes dolorosas e nem de que força mecânica imposta pela terapia manual possa provocar modificações nesse tecido.[59]

Embora ainda existam muitas questões a serem esclarecidas em relação a etiologia e fisiopatologia da dor miofascial, parece que a formação de PGM está associada a algum grau de sobrecarga muscular. Além disso, o PGM pode também estar relacionado a uma condição primária, com acometimento direto no músculo, ou a uma condição secundária, ou seja, acompanhando uma série de outras comorbidades (Tabela 7-5).

A busca por elucidação dos mecanismos envolvidos na síndrome miofascial representa um fato importante na evolução e no refinamento da prática clínica, pois ao invés de usarmos força excessiva, na tentativa de desfazer nódulos palpáveis, o que causa desconforto, dor e risco de dano tecidual, a terapia manual miofascial passa a ser uma técnica mais suave, segura e confortável. Sendo assim, o objetivo da terapia manual é dessensibilizar os tecidos por meio de pressão mecânica sobre eles, mas de forma tolerável e com força progressiva (compressão progressiva), respeitando a tolerância à dor de quem está sendo submetido à massagem miofascial. Inicialmente, a pressão é feita sobre o PGM, usando-se o dedo polegar, até que a mesma gere o fenômeno de dor referida (Fig. 7-4). A pressão é

Tabela 7-5. Fatores Provocativos, Primários e Secundários

Condição primária	Condição secundária
Esforço excessivo	Afecções ósseas
Esforço repetitivo	Cardiopatias
Entorses	Afecções viscerais
Postura sustentada	Neoplasias

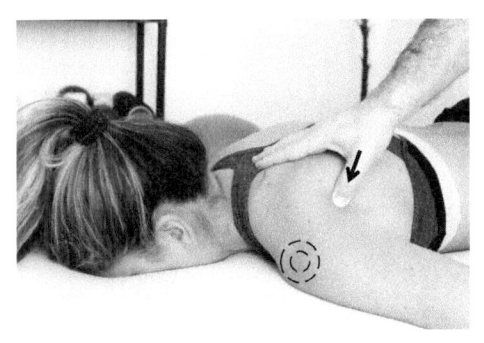

Fig. 7-4. Compressão progressiva: a seta mostra a pressão sobre o músculo infraespinal, com o uso do polegar, até que o paciente refira a dor que ele reconhece como sendo a sua queixa de dor (dor referida). A pressão é mantida até o desaparecimento da dor referida e o processo é repetido por 3 vezes. (Acervo do autor.)

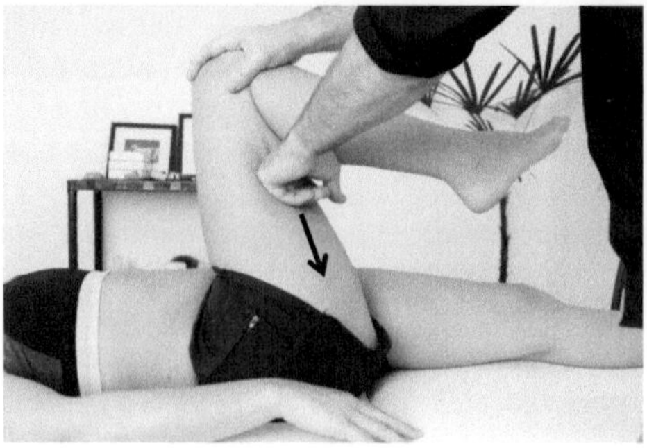

Fig. 7-5. Deslizamento miofascial: enquanto o terapeuta desliza o dorso da mão na direção descendente sobre os músculos posteriores da coxa (seta), o paciente realiza a flexão do quadril. O movimento ativo realizado pelo paciente é feito de forma lenta, sincronizado com a velocidade da manobra executada pelo terapeuta. (Acervo do autor.)

mantida de forma contínua até que a sensação da dor referida reduza significativamente, então mais pressão é imposta, com nova produção de dor referida, e assim o procedimento é repetido, em média, três vezes, possivelmente quando a pressão não gerar mais dor referida. Caso o paciente ainda apresente dor referida persistente à pressão, o processo pode ser repetido em outra sessão. É prudente não insistir com pressões excessivas, para evitar dor tardia em pacientes sensibilizados.[6]

Outra técnica bastante empregada na terapia manual, e que pode ser usada logo na sequência da compressão progressiva, é o deslizamento miofascial. Esse tipo de abordagem manual pode ser realizado com o dorso da mão (Fig. 7-5), mantendo-se pressão constante sobre os tecidos, enquanto a mão desliza lentamente pelo segmento tratado, respeitando a sensibilidade do paciente e podendo ser associado a movimentos ativos do segmento tratado. Esse processo é repetido algumas vezes, até que o paciente obtenha ganho na amplitude dos movimentos. Em geral, três repetições são o suficiente.[60]

Cefaleia Tensional e Dor Cervical

A cefaleia é uma condição comum e que acomete grande parte da população mundial. Cefaleias primárias são aquelas que não acompanham uma comorbidade subjacente, e a mais comum delas é a cefaleia do tipo tensional, sem dúvida a mais prevalente das dores de cabeça. Abordagens não farmacológicas, como a terapia manual, segundo algumas revisões sistemáticas, podem ser tão eficazes no tratamento das cefaleias primárias quanto o uso de antidepressivos tricíclicos e de propofol. Outras revisões mostram um cenário ainda mais favorável em relação à terapia manual, sendo esta superior às terapias farmacológicas.[61]

A dor cervical é outra condição bastante prevalente, perdendo em termos de incidência para a dor lombar inespecífica, mas tão estudada quanto esta. Outro aspecto relevante é que ela pode ter relação com cefaleia secundária, diagnosticada como cefaleia cervicogênica.[62] Também chamada de cervicalgia, segundo a Associação Internacional para o Estudo da Dor (IASP), dor cervical é percebida como uma dor localizada entre a linha nucal e os ombros.[63]

Alguns dos PGM mais comuns nesses casos podem se estender pelos músculos suboccipitais, trapézio e semiespinal da cabeça (Fig. 7-6), levando a um quadro de cefaleias que abrangem, principalmente, região temporal da cabeça.[64]

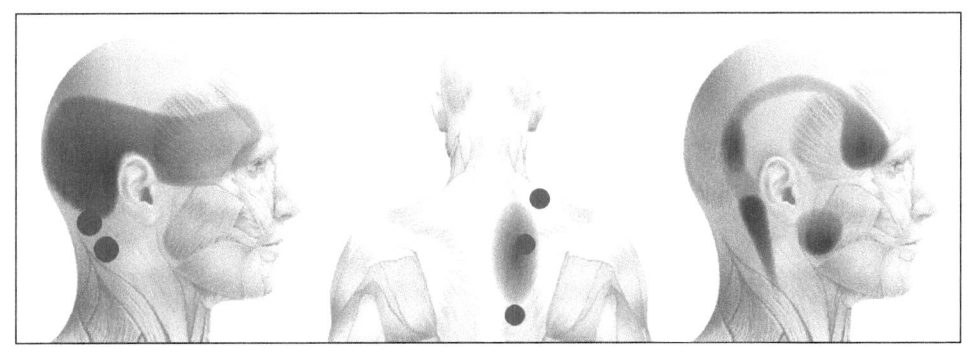

Fig. 7-6. Pontos-gatilhos miofasciais envolvidos na cefaleia tensional e cervicalgias: este tipo de condição gera pressão na região occipital, que piora com apoio sobre o travesseiro; dificuldade de fletir a cabeça e o e de realizar rotações. (Acervo do autor.)

Dor no Ombro

A prevalência de PGM em pessoas com dor crônica não traumática no ombro é maior que em indivíduos saudáveis, o que inclui os músculos da cintura escapular.[65] A abordagem com terapia manual miofascial produz melhorias clinicamente significativas na dor, rigidez, amplitude de movimento e na qualidade de vida.[66]

O comprometimento de músculos da cintura escapular por síndrome miofascial (Fig. 7-7), além do quadro doloroso, pode prejudicar a mobilidade dos membros superiores, dificultando atividade de vida diária, como usar a mão para escovar o cabelo e os dentes, vestir uma roupa, ou simplesmente deitar de lado sobre um dos ombros.[64]

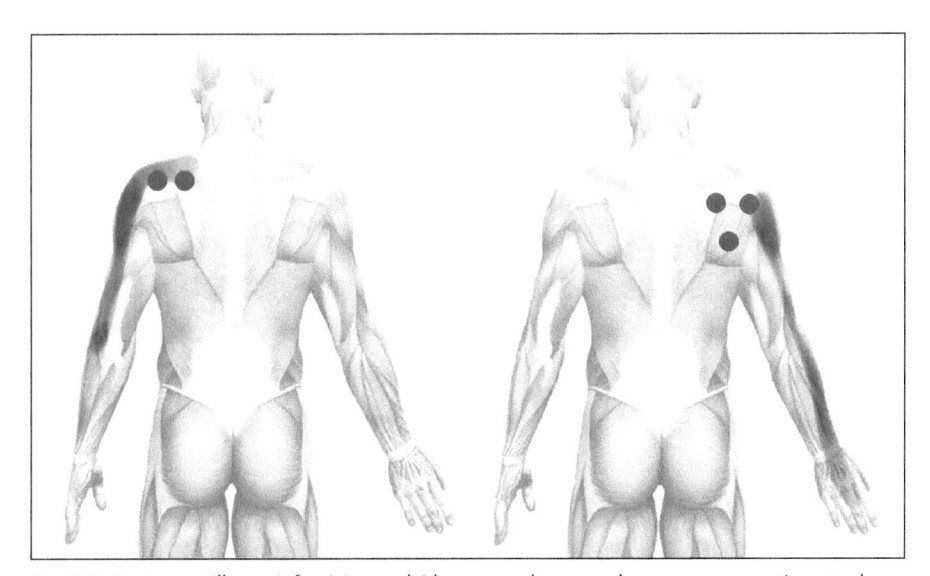

Fig. 7-7. Pontos-gatilhos miofasciais envolvidos com a dor no ombro: o comprometimento de músculos como infraespinal e supraespinal pode levar à dor referida em todo o membro superior, limitando as atividades de vida diária. (Acervo do autor.)

Dor Lombar e Dor Referida no Membro Inferior

A dor lombar é definida como aquela que abrange a região corporal compreendida entre a margem das últimas costelas e as dobras inferiores dos glúteos. É a principal queixa de dor e incapacidade física, sendo que a dor lombar mais prevalente é classificada como inespecífica, quando esta não está envolvida com fraturas, doenças da coluna, tumores, processos infecciosos, vasculares ou metabólicos. Por se tratar, na maioria das vezes, de uma condição inespecífica, estima-se que PGM possa estar envolvido nessa condição.[67]

Os músculos paravertebrais da coluna, como longuíssimo e iliocostal (Fig. 7-8), responsáveis pela manutenção da postura, extensão e inclinação do tronco, quando tensos, contribuem para a restrição nos movimentos da coluna, a dificuldade para levantar da posição sentada, subir escadas e até mesmo deambular ou fletir o tronco. A dor pode ser percebida ao longo da extensão dos paravertebrais e, por vezes, irradiar para os glúteos. Contudo, quando PGMs são encontrados nos glúteos, a dor pode irradiar para o quadril, a região sacral e até mesmo ao longo dos membros inferiores. Nesse caso, a dor pode intensificar durante a fase de apoio da marcha, causando claudicação, levar à dificuldade de dormir sobre o lado acometido ou de se sentar com apoio sobre esse lado.[64]

Dor no Joelho

Traumas e afecções do joelho podem levar a fraqueza e sobrecarga dos músculos que compõem o quadríceps. Como exemplo disso, pacientes com artrose dos joelhos, assim como pacientes submetidos às cirurgias dos meniscos apresentam menor circunferência dos músculos vasto lateral e vasto medial no lado comprometido, o que é evidenciado por exame de ressonância magnética. Por outro lado, alguns pesquisadores também defendem a hipótese que PGMs nos músculos do quadríceps (Fig. 7-9) podem contribuir para

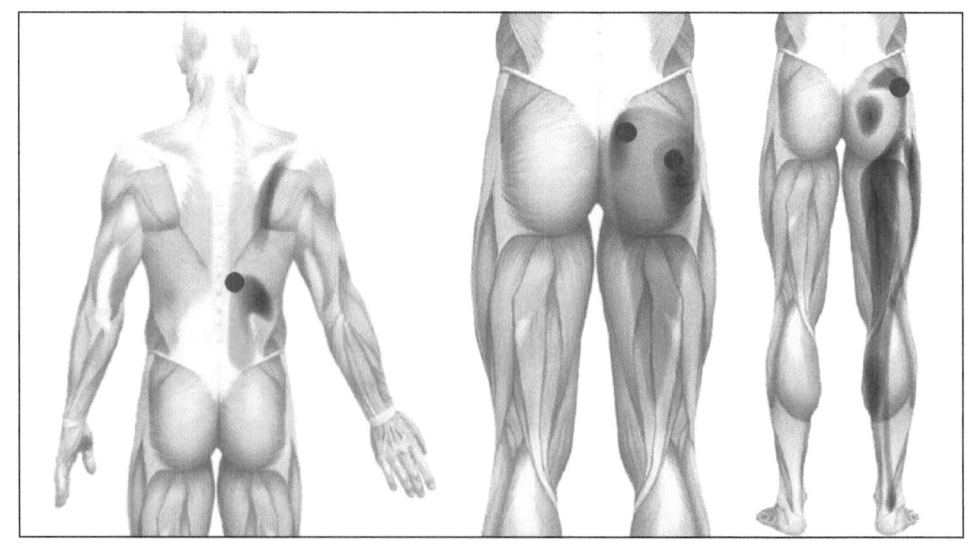

Fig. 7-8. Ponto-gatilhos miofasciais envolvidos na dor lombar: o comprometimento dos músculos paravertebrais pode levar à dor referida em toda a extensão da coluna, enquanto os PGMs nos músculos glúteos podem levar à dor referida no quadril e à irradiação para os membros inferiores. (Acervo do autor.)

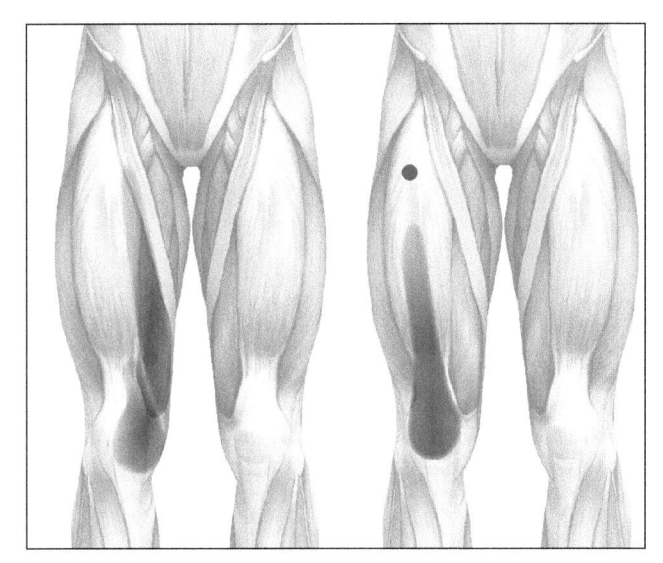

Fig. 7-9. Pontos-gatilhos miofasciais envolvidos com a dor nos joelhos: o comprometimento dos músculos vasto medial e reto femoral pode levar à dor referida na região anterior do joelho e à instabilidade da articulação. (Acervo do autor.)

fraqueza muscular, instabilidade da articulação do joelho não só levando a maior risco de quedas, principalmente em idosos, mas também a mudanças homeostáticas na articulação, com posterior degeneração das suas estruturas.[68-70]

Os PGMs localizados no músculo vasto medial e reto femoral costumam provocar dor na região anterior do joelho, a qual se intensifica ao deitar, mas também levam a instabilidade durante a marcha e dificuldade de descer escadas.[64]

REABILITAÇÃO SEXUAL

A sexualidade é um componente indissociável da vida dos indivíduos e está diretamente ligada aos fatores biológicos e fisiológicos, além de pertencer ao domínio da qualidade de vida das pessoas.[71]

A lesão medular altera a resposta sexual humana, em virtude da perturbação ou interrupção dos estímulos neurais responsáveis por essa função, resultado da deficiência ou ausência do sinergismo entre os sistemas que constituem o sistema nervoso autônomo, simpático e parassimpático.[72]

À primeira vista, a perda da realização sexual pode parecer uma consequência minoritária da lesão medular, quando confrontada com a profunda perda de autonomia ocasionada pela lesão, mas tal perda é muito valorizada por homens e mulheres ativos e saudáveis, os quais, segundo pesquisadores, relatam o déficit na função sexual como primeira ou segunda principal queixa, sobretudo no tocante à autoestima e à necessidade de oferecer suporte e afeto ao parceiro.[73] Como a maioria das pessoas afetadas pela lesão medular é jovem e em idade reprodutiva, a sexualidade reflete um aspecto importante da personalidade.[74]

Muitas mulheres com lesão medular são vistas pela sociedade como seres humanos assexuados, o que faz com que seja difícil que estas se reconheçam como pessoas com direito a viver uma vida sexual plena.[75]

Pesquisadores afirmam que, para muitos portadores de paraplegia, o significado de ser paraplégico é ser um homem inutilizado, demonstrando uma acentuada preocupação no âmbito da sexualidade. Esse sentimento de impotência que acomete os paraplégicos, principalmente do sexo masculino, traz fortes desajustes, fazendo com que ele se sinta inferiorizado em face da imagem corporal defeituosa e inútil.[76]

O efeito da lesão medular na resposta sexual é geralmente discutido com base no nível completo ou incompleto da lesão do paciente e se o dano neurológico que afeta as raízes sacrais é de neurônio motor superior ou inferior.[77]

As disfunções sexuais masculinas após a lesão medular podem afetar a ereção, a ejaculação, o orgasmo e a fertilidade, alterações essas que são dependentes do nível e do grau da lesão medular.[78] Para as mulheres, pode resultar em mudanças na lubrificação vaginal, na contração genital e no orgasmo, embora as mulheres ainda relatem prazer e satisfação sexual. Apesar de todas essas alterações, a fertilidade geralmente é mantida, porém o período de gestação requer monitoramento e acompanhamento rigorosos.[79]

A trajetória da atividade sexual após a lesão medular inclui um período inicial de assexualidade, seguido por um período de redescoberta, que ocorre durante o tempo de reabilitação. Após a lesão medular, a sexualidade é afetada pelos danos fisiológicos e pelas consequências do estresse emocional, da baixa da autoestima e dos sentimentos de inadequação, que acabam por complicar os relacionamentos íntimos. O apoio efetivo nesse campo contribui para a obtenção de resultados positivos em todo o processo de reabilitação.[72,80] Apesar das evidências de que esses indivíduos continuam sexualmente ativos, a maior parte sofre uma diminuição da frequência sexual.[81]

Alterações Sexuais no Homem com Lesão Medular

Após a lesão medular, estima-se que 75% dos pacientes do sexo masculino têm disfunção sexual, sendo a ejaculação a disfunção mais frequente quando comparada à ereção. Desse modo, apenas 5% dos homens relatam função ejaculatória normal, 25% mantêm uma ereção adequada para penetração e 40%-50% deles mantêm o orgasmo preservado, apesar da qualidade ser diferente.[82]

A função sexual masculina depende de uma série de fatores relacionados aos diferentes sistemas orgânicos, e sua avaliação aborda alguns componentes necessários para uma função sexual satisfatória. São eles: função erétil, orgasmo, desejo sexual, satisfação com a relação sexual e satisfação com a vida sexual como um todo.[83]

Para os homens, a diminuição da satisfação sexual se dá, principalmente, por perda da motricidade voluntária, dificuldade para atingir o orgasmo, diminuição da intensidade do orgasmo e dificuldade em conseguir e manter a ereção, ou seja, eles sentem falta da resposta sexual típica que conheciam antes da LM, por centralizarem a sexualidade, principalmente, no pênis.[84]

Acredita-se que seja necessário que os homens, após a lesão, revejam seus conceitos sobre sexualidade e passem a integrar uma nova imagem corporal de acordo com sua situação atual, buscando aumentar sua autoestima e reformular sua identidade sexual. Observou-se, contudo, que a falta de informação e de autoconhecimento leva esses homens a limitar a exploração de novas experiências sexuais (novas posições, zonas erógenas) além daquelas anteriormente conhecidas. O reconhecimento de suas limitações e a busca de conhecer novas formas de explorar o prazer podem resultar no aumento de sua confiança para retomada de um papel social e sexual efetiva.[85]

Ereção

A ereção peniana é um processo neurovascular complexo, sujeito a alterações por envolvimento dos sistemas nervoso central e endócrino A ereção pode ser iniciada por

Tabela 7-6. Tipos de Ereção

Ereção psicogênica	Ereção reflexa
Estímulos visuais, auditivos, olfatórios ou por imaginação, que são processados nos centros superiores, através do sistema límbico, rinencéfalo e região occipital e integrados na região pré-óptica medial e anterior do hipotálamo e no núcleo paraventricular. Outros estímulos sensoriais do pênis chegam ao cérebro através da via ascendente da medula espinal e, para regular o processo erétil, impulsos vindos do cérebro modulam os centros de ereção da medula, localizados nos segmentos T11-L2. Assim, após uma lesão completa acima ou nesse segmento, o indivíduo não apresentará esse tipo de ereção[87]	Estimulação tátil mediada por um arco reflexo ao nível do segmento S2-S4 da medula. Ereções reflexogênicas estarão presentes após lesões que mantenham preservados os segmentos S2-S4 da medula, ou seja, acima de S2. Em lesões no segmento sacral e na cauda equina, os indivíduos podem ter apenas ereções psicogênicas, em virtude de comprometimento do centro sacral[87]

recrutamento de impulsos aferentes do pênis, mas também por estímulos visuais, olfativos e imaginários, como resultado final de uma integração complexa de sinais neuro--hormonais.[86] Esses mecanismos são responsáveis por dois tipos de ereção: psicogênica e reflexogênica (Tabela 7-6).

Independente do grau de deficiência neurológica, 60% dos homens com lesão medular conseguem recuperar a função erétil após seis meses de lesão, e 80%, após um ano. Em indivíduos com lesão ao nível cervical ou torácico, 60%-80% conseguem ter ereção após seis meses de lesão e, em pacientes com lesão ao nível lombar, apenas 40%. Apesar disso, a ereção pode não ter a rigidez adequada ou manutenção suficiente para a relação sexual.[88]

Ejaculação

A ejaculação é definida como a expulsão do sêmen pelo pênis. É um processo complexo que envolve o equilíbrio entre a ereção, a propulsão do sêmen e a prevenção do fluxo seminal retrógrado, abrangendo simultaneamente os sistemas simpático, parassimpático e somático.[83]

O mecanismo da ejaculação compreende duas fases: a emissão e a expulsão. A emissão caracteriza-se por uma série de contrações da próstata, canais deferentes e vesículas seminais, com acumulação de esperma na uretra prostática. Essa fase é dependente do centro toracolombar. A expulsão ocorre em virtude das contrações rítmicas dos músculos perineais e uretrais, com relaxamento do esfíncter estriado da uretra e encerramento do colo vesical, provocando a expulsão do líquido seminal acumulado previamente.[89]

A emissão seminal é mediada pelas fibras parassimpáticas em T11-L2 (nível vertebral T11), apesar de a ejaculação e o orgasmo o serem em S2-S4. Lesões da cauda equina removem todo o excesso de emissão seminal. Quanto mais alta a lesão, mais facilitada é a ejaculação. No paciente com lesão medular, a disfunção ejaculatória característica é a retrógrada, que ocorre através da interrupção da via simpática, parassimpática e/ou somática, resultando na passagem do sêmen para dentro da bexiga em vez de sair pela uretra. Para que a ejaculação ocorra, é necessário que o arco reflexo ejaculatório esteja intacto, controlado pelo sistema nervoso simpático, ao nível toracolombar, e somático, ao nível sacral. Após a lesão, somente 10% a 15% dos homens conseguem ejacular através da relação sexual ou com a masturbação, e essa resposta está relacionada à complexidade da lesão e a um nível acima do segmento medular T10.[80]

É sabido que menos de 10% dos homens com LM são capazes de ejacular durante a relação sexual ou na masturbação. Em geral, os homens com lesão medular apresentam dificuldades para ejacular, principalmente os que foram acometidos por lesão completa.[90] O que ocorre é a ejaculação retrógrada, que representa o retorno da ejaculação à bexiga por falha no esfíncter uretral interno.[91] Dessa forma, a taxa de ejaculação é baixa em lesões completas do neurônio motor superior.[92]

Orgasmo

O orgasmo – última fase do ciclo sexual – é um curto período de prazer ou clímax durante o ato sexual e pode se apresentar normal, ausente ou alterado na LM. É caracterizado por aumentos adicionais na frequência cardíaca e respiratória, na pressão arterial, além de contrações involuntárias rítmicas na musculatura do períneo. O orgasmo dura costumeiramente cerca de 30 a 60 segundos.[93]

Estudos relatam que o orgasmo ocorre nas pessoas com LM, mesmo que as sensações sejam diferentes e pouco intensas quando comparadas às vividas antes da lesão. Contudo, após a LM, para que o orgasmo seja atingido, deve haver a estimulação da região genital e do cognitivo.[87,92,94] Em pesquisa realizada com 50 homens que tinham lesão medular, objetivando conhecer a qualidade do relacionamento sexual antes e após a lesão, o autor percebeu que todas as fases do sexo foram prejudicadas por causa da LM, principalmente o orgasmo, mas que a reabilitação foi um fator de grande ajuda. Decorrentes desses prejuízos, tanto da manifestação da sexualidade quanto do ato sexual em si, os relacionamentos com as devidas companheiras sofreram sérias alterações.[95]

Para que o homem atinja o prazer sexual, é necessário primeiramente estar bem consigo mesmo, se conhecer, para depois conseguir dar algum prazer à sua parceira, pois sem esse autoconhecimento ele não saberá conduzir a relação. Para isso, é preciso troca de informações sobre tudo o que é possível ou não fazer, além de tentar fazer do ato sexual um momento mais agradável possível, pois esse não é um momento fácil para nenhum dos dois parceiros. Com o passar do tempo, o ato sexual do homem com lesão medular pode se tornar uma atividade natural, leve, gostosa, mas no primeiro instante é preciso ter informações para quebrar os tabus, os estigmas.[85]

Alterações Sexuais na Mulher com Lesão Medular

Para entendermos as alterações sexuais nas mulheres após a lesão medular é essencial discutirmos o ciclo da resposta sexual feminina e seu mecanismo fisiológico. Os primeiros autores a abordarem o tema descreveram quatro fases sequenciadas e contínuas: excitação, platô, orgasmo e resolução. Posteriormente foram integrados ao modelo de resposta sexual as necessidades de intimidade emocional, os estímulos sexuais e a satisfação com a relação.[96]

Atualmente o modelo de quatro fases do ciclo da resposta sexual feminina, sendo elas o desejo, a excitação, o orgasmo e a resolução, é a base para a classificação das disfunções sexuais descritas na quarta edição do *Manual Diagnóstico e Estatístico de Transtornos Mentais-DSM IV*. Esse modelo reconhece a complexidade da resposta sexual da mulher em relação a do homem, que é muito mais linear, e realça "que muitas mulheres começam o ato sexual de um ponto de neutralidade sexual, com a decisão de este se tornar sexual a emanar da necessidade consciente de proximidade emocional ou como resultado da sedução do parceiro".[97]

A adaptação após a lesão medular à nova situação é fortemente influenciada por aspectos sociais e emocionais, sendo que o indivíduo vivencia sentimentos negativos como angústia, descrença e ansiedade diante da retomada da vida sexual; o suporte emocional e a autoestima são altamente significativos nesse processo. O início das experiências sexuais das mulheres após a LM apresenta uma série de conflitos, pois é altamente associado ao medo de nunca serem capazes de se expressar sexualmente. Muitas mulheres temem o abandono do parceiro ou a possibilidade de nunca mais ter um relacionamento; entretanto, esses temores logo desaparecem, quando elas passam pelo processo de aceitação dessa nova situação.[98]

Estudos de revisão mostram que 65% a 80% das mulheres continuam a ser sexualmente ativas após a lesão medular, porém com frequência reduzida e menor satisfação sexual. Além disso, a satisfação com a vida sexual diminui em aproximadamente 25% das mulheres. Um estudo recente descobriu que a atividade sexual foi menor entre as mulheres com LM, mas o desejo não é o maior obstáculo para a atividade sexual, e sim perda urinária e problemas com posicionamento durante o ato sexual. Há que ter em conta que as mulheres jovens com lesão medular adquirida se encontram em plena fase reprodutiva da sua vida e desejam continuar sexualmente ativas após a lesão. Como para a maioria das mulheres a importância da atividade sexual está na intimidade, e não na necessidade de se reproduzirem, a sexualidade surge como uma parte fundamental das suas vidas, e elas sentem que a lesão sofrida tem um grande impacto na mesma.[99]

Nas pacientes com LM, a alteração da sensibilidade e a diminuição da mobilidade têm impacto negativo na sexualidade, desde a redução da intimidade com o parceiro, na possibilidade reduzida de experienciar o orgasmo, e na restrição em realizar algumas posições sexuais.[100]

Do mesmo modo que a disfunção sexual masculina, a disfunção sexual nas mulheres pode ter etiologia orgânica ou psicogênica. Mulheres com lesões medulares completas e disfunção de neurônio motor superior, afetando os segmentos sacrais S2-S5, têm apresentado preservação da contração genital reflexa, mas não psicogênica.[101]

Podemos afirmar que, na mulher com LM, a maior disfunção ocorre na lubrificação vaginal, o que causa bastante desconforto no momento da relação sexual.[102] Estudos recentes sustentaram a hipótese de que mulheres com lesão completa de neurônio motor superior afetando raízes sacrais manteriam a capacidade de lubrificação reflexa e perda da capacidade de lubrificação psicogênica. Mulheres com lesões incompletas de neurônio motor superior, deveriam reter a habilidade para a lubrificação reflexa. Além disso, tem sido apresentada a hipótese de que mulheres com lesão medular incompleta que afetam os segmentos espinais sacrais podem reter a capacidade para a lubrificação psicogênica.[94] Estudos em mulheres com LM indicam que suas respostas sexuais podem ser preservadas diferencialmente com estimulação psicogênica ou reflexogênica (genital), dependendo do nível e da extensão da lesão.

Como o orgasmo e a lubrificação dependem do nível da lesão e se a lesão é completa ou incompleta, pode ser necessário um período prolongado de preliminares para que a mulher atinja o orgasmo. Isso é confirmado por um estudo em que 52% das mulheres com LM foram capazes de atingi-lo.[98]

Gravidez e Fertilidade

A lesão medular na mulher, geralmente, não está associada a qualquer alteração hormonal ou ginecológica que impossibilite a capacidade reprodutiva. Ou seja, após um período de amenorreia inicial (geralmente, até 6 ciclos), a mulher com lesão medular, quando em idade fértil, pode engravidar normalmente, constituindo uma opção para o processo integral de reintegração social.[103] Cerca de metade das mulheres com lesão medular não deseja engravidar, apesar de se encontrar em idade fértil, sendo que a principal razão citada é a falta de apoio e a sensação de não poder cuidar de uma criança de forma apropriada.[103]

Quando tomada a decisão de uma gravidez, a mulher com lesão medular necessitará de acompanhamento interdisciplinar para o cuidado das eventuais complicações durante a gestação.[104] Durante esse período, a equipe assistente deve atentar para as principais intercorrências e medidas preventivas. Por exemplo, manutenção do uso regular de medicamentos, pesquisa de siringomielia em doentes com lesão medular traumática, uma vez que esta contraindica a anestesia epidural. Para além disso, é preciso prevenir lesões por pressão e evitar ganho ponderal excessivo, assim como infecções urinárias de repetição, visto que mulheres com lesão medular têm maior risco de parto pré-termo.[105]

Reabilitação Sexual

A reabilitação sexual é composta de informações, diagnóstico e tratamento dos distúrbios sexuais. O sucesso da reabilitação e a reintegração sexual do paciente dependem da restauração da função sexual ou de uma terapia adequada para a disfunção sexual[4]. A rapidez e a maneira com que uma pessoa se ajusta à incapacidade irão afetar seu senso de sexualidade. O ajuste emocional à incapacidade, contudo, irá variar. Embora alguns teóricos tenham avançado nas definições dos estágios de ajustamento, incluindo a depressão como um componente necessário, cada pessoa tende a ajustar-se de seu próprio modo e em seu próprio tempo.[94]

A definição do momento ideal para a reeducação sexual após a lesão medular é difícil de ser delimitado. Muitos especialistas em reabilitação têm observado que a maioria dos indivíduos não demonstra interesses sexuais nos primeiros meses após a lesão. Em investigações recentes sobre a sexualidade após a lesão medular, foi encontrado um grande número de pacientes em reabilitação com um limitado conhecimento sobre as mudanças na sexualidade causadas pela lesão. Existe uma positiva correlação entre educação sexual e atividade sexual, principalmente se a educação ocorrer nos primeiros meses após a lesão.[106] Um estudo prévio mostrou que há uma baixa satisfação dos indivíduos em relação à educação sexual e às informações sobre sexualidade durante o período de reabilitação.[107]

A discrepância entre a percepção e a realidade persiste, mesmo com o acesso a diversas opções de educação sexual.[81] Segundo Alexander, Sipski e Findley (1993), a maioria dos centros de reabilitação dos Estados Unidos inclui educação sexual e aconselhamento como um componente rotineiro da reabilitação.[108]

A reabilitação da vida sexual é um fator determinante na qualidade de vida de um indivíduo com lesão medular. Ela tem como principal objetivo manter ou recuperar o máximo de independência, de acordo com o seu potencial residual, visando facilitar uma forma de expressão sexual que seja aceitável e satisfatória. A abordagem holística é voltada para o aconselhamento de forma que, ao retornarem para suas casas, a satisfação sexual continue a evoluir com o tempo para todos esses pacientes.[84]

O conhecimento de pacientes em fase aguda, até 12 meses após a lesão, é confirmadamente limitado sobre as realidades que cercam as alterações sexuais advindas da LM. Pesquisas recentes não apontam o momento apropriado para intervenções sobre a sexualidade durante o processo de reabilitação, apesar de a maioria dos pacientes agudos em primeira reabilitação relatar ter interesse em receber orientações diversas acerca das alterações sexuais durante a reabilitação.[109]

Estudos revelam que a reabilitação da função sexual é prioridade para os paraplégicos e a segunda maior prioridade para os tetraplégicos, atrás apenas da recuperação da função dos membros superiores e inferiores. A preocupação com a função sexual explica-se em parte pelo fato de a maioria dos homens acometidos por lesão medular traumática ser jovem, em idade reprodutiva, entre 16-45 anos de idade.[110] Para as mulheres com lesão medular, as principais preocupações são acerca de quais posições adotar durante o ato sexual e quais as adaptações a fazer para ultrapassar certas dificuldades, como a incontinência fecal ou urinária.[76]

A disfunção sexual repercute diretamente na reabilitação e na qualidade de vida do indivíduo. São comuns relatos de jovens com lesão medular descrita como tetraplegia completa se divorciarem após a lesão; além disso, estudos descrevem que o sexo oral é a alternativa mais utilizada durante a relação sexual.[111] Em estudo realizado com 110 homens e 34 mulheres com lesão medular traumática, os autores descreveram diferenças estatisticamente significativas ao relatarem as práticas sexuais: Toques íntimos, Estimulação manual e Sexo anal, com os homens declarando praticar mais do que as mulheres; porém, com relação à atividade sexual "Sexo oral", os homens declararam realizar mais do que as mulheres.[112]

Muitos são os fatores que envolvem a reabilitação sexual das pessoas com deficiência física adquirida. O suporte emocional, geralmente vindo da família, é um importante meio para que a pessoa com deficiência encontre equilíbrio e possa se reestruturar e se assumir como alguém cuja identidade abraça a deficiência.[113] No campo da sexualidade, é importante considerar como a pessoa vivenciava as relações amorosas e sexuais antes da lesão, isto é, as expectativas sobre a sexualidade que as pessoas terão após a lesão são comparadas aos modelos positivos e negativos de que elas já dispunham.[114] Nesse sentido, é comum nos estudos sobre sexualidade na lesão medular a ênfase na investigação sobre ereção, ejaculação e fertilidade.[115] Todavia, a sexualidade não se esgota na dimensão funcional do sexo, e a avaliação da sexualidade entre as pessoas com deficiência deve enfatizar os fatores psicossociais que interferem na resposta sexual e na sexualidade de modo mais amplo.[116]

Paralelamente à reabilitação física, há um trabalho de avaliação e orientação que pode conduzir à obtenção de uma vida sexual, modificada ou não. Nesse âmbito, os meios disponíveis devem-se adequar à situação clínica de cada indivíduo, possibilitando ultrapassar as barreiras de natureza física e psicológica.[72] As reabilitações sexuais compõem-se de informações, diagnóstico e tratamento dos distúrbios sexuais.

Falar sobre problemas sexuais exige sensibilidade, tolerância e conhecimento.[72] Esse processo deve abranger fatores como alterações do funcionamento físico, imagem corporal, amor próprio, papéis sociais e familiares e o acesso, a integração e a participação na sociedade.[117]

Nesse sentido, devem ser criados, nos programas de reabilitação, momentos de educação sexual que visem atender às necessidades individuais de cada paciente correspondentes às alterações fisiológicas, psicossociais e comportamentais.

O conhecimento das características da sexualidade dessa população permitirá aos profissionais de saúde um maior conhecimento para poder incluir, nos objetivos de tratamento, a educação, orientação e reabilitação sexual.

Com o desenvolvimento de pesquisas, surgiram diversas maneiras de realização do ato sexual de forma mais confortável e segura para as pessoas com lesão medular, assim como foram criadas técnicas para solucionar as dificuldades encontradas no processo de reprodução.[118]

Após a avaliação da função sexual do paciente, o profissional deve direcionar a sua intervenção para o aconselhamento e a educação sexual. Durante esse processo, o profissional orientará o paciente:

- Noções anatomofisiológicas do aparelho reprodutor masculino e feminino, enfocando sua composição e as células sexuais masculina e feminina;
- Função sexual no homem e na mulher, destacando ereção reflexa e psicogênica, lubrificação vaginal, ejaculação e orgasmo;
- Função sexual no homem em relação a ereção, ejaculação, fertilidade e orgasmo; meios para obter ereção e ejaculação, mencionando drogas vasodilatadoras, próteses e anel peniano;
- Orientações para promoção do conforto e da segurança na realização do ato sexual;
- Orientações de posições sexuais que favoreçam o controle de tronco;
- Ciclo sexual da mulher, abordando ovulação, fecundação, menstruação e gravidez;
- Métodos contraceptivos.

O profissional orientará ainda técnicas alternativas para estimulação sexual manual, técnicas de compensação para a disfunção motora, com posições adequadas para a prática sexual, a fim de que não haja lesões de pele, fraturas ou quaisquer complicações devidas ao déficit sensorial e motor. Danos à pele por cisalhamento, pressão ou fricção podem ocorrer durante a atividade sexual. Estimulação sensorial de zonas erógenas, como as zonas de preservação parcial da sensibilidade. Abordagem sobre incontinência em razão do risco de perda urinária ou fecal durante o ato sexual; e o desenvolvimento de intervenções psicológicas perante imagem corporal e autoestima.

Tratamento nas Disfunções Sexuais Masculinas

Para as disfunções sexuais masculinas, os tratamentos adequados variam da psicoterapia ao tratamento cirúrgico, podendo ser associados dois ou mais procedimentos, dependendo de cada caso. As disfunções sexuais resultantes da lesão medular podem ser contornadas e solucionadas por meio de diferentes métodos. Alguns procedimentos são fundamentais para obter bons resultados com o tratamento, que deve objetivar mais que a remissão da sintomatologia: orientar, informar e educar o paciente com a disfunção; tratar ou, pelo menos, minimizar a causa da disfunção; comprometer, sempre que possível, a parceira no processo terapêutico.[83]

Como tratamento médico primário para a disfunção erétil, é indicada a medicação por via oral. Porém, quando o objetivo não for alcançado. a medicação por via injetável é outra alternativa.

Entre as dificuldades significativas dos homens com lesão medular para a realização do ato sexual está a disfunção erétil; embora a maioria dos homens possa ter a capacidade de ejacular, em muitos casos a ereção não é suficiente para a relação ser completa.

O tratamento da disfunção erétil deve obedecer a critérios, evitando-se procedimentos invasivos e cirurgias antes de se tratar ou minimizar as questões clínicas e os fatores envolvidos.[118]

O método mais adequado para cada cliente é determinado pela avaliação interdisciplinar, que deve levar em consideração todos os riscos e benefícios, além das circunstâncias e interesses do paciente, como conforto, preferências e habilidades.

Tratamento farmacológico para disfunção erétil inclui os inibidores da fosfodiesterase, como sildenafila, vardenafila ou tadalafila, essas substâncias potencializam o efeito do óxido nítrico, promovendo o relaxamento do músculo liso cavernoso e melhorando o fluxo sanguíneo para o pênis, tornando-o ereto. Devem ser administrados entre 30 e 60 minutos antes do início da relação sexual, preferencialmente em jejum, devendo ser combinados à estimulação dos órgãos genitais e à estimulação psíquica.[91]

Há também a alternativa de medicamento injetável, como a Injeção intracavernosa, que consiste na injeção de substâncias vasoativas como a prostaglandina E1 (PGE1), papaverina, fentolamina e clorpromazina no corpo cavernoso do pênis, que resulta em vasodilatação peniana levando à ereção. Os efeitos colaterais incluem dor ou desconforto local pós-aplicação, hematomas, priaprismo e, tardiamente, fibrose local, sendo a injeção intracavernosa contraindicada para pacientes que tenham história de coagulopatias severas, priaprismo de repetição ou doenças cardiovasculares descompensadas.[91] A ereção peniana é um processo neurovascular complexo, sujeito a alterações por envolvimento dos sistemas nervoso central e endócrino A ereção pode ser iniciada por recrutamento de impulsos aferentes do pênis, mas também por estímulos visuais, olfativos e imaginários, como resultado final de uma integração complexa de sinais neuro-hormonais.[86] Esses mecanismos são responsáveis por dois tipos de ereção: psicogênica e reflexogênica.

Tratamentos Não Farmacológicos Para Disfunção Erétil
Anel peniano

O anel peniano (Fig. 7-10) é um dos métodos mais amplamente utilizado, tem baixo custo e é de fácil manuseio e utilização. É fabricado em silicone ou borracha, devendo ser colocado na base do pênis já ereto, para que retenha o sangue nos corpos cavernosos, e orienta-se que seja retirado em até 20 minutos no máximo. Apresenta risco considerável de lesão da pele, se não utilizado corretamente, devendo ser orientado o uso de lubrificante à base de água para inseri-lo no pênis, e a manutenção dos pelos pubianos aparados.[119,120]

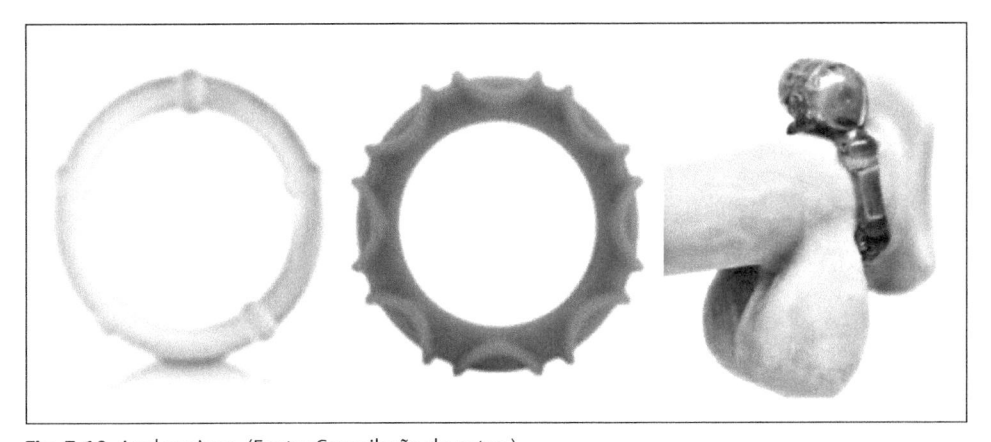

Fig. 7-10. Anel peniano. (Fonte: Compilação do autor.)

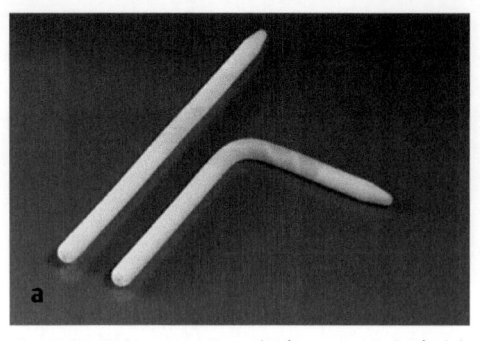

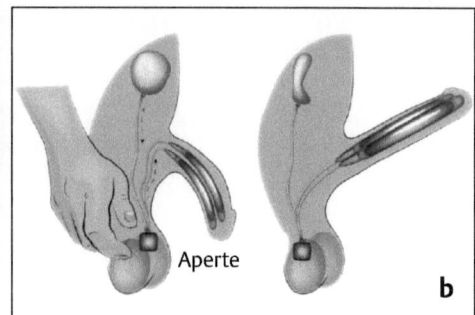

Fig. 7-11. Prótese peniana rígida ou semirrígida (**a**) e inflável (**b**). (Fonte: Compilação do autor.)

Prótese Peniana

A prótese peniana é considerada uma última alternativa, sendo a sua indicação nos casos de disfunção erétil uma atualidade. É comum sua indicação em idosos com longo tempo de LM.

Existem dois tipos principais de próteses:

- Rígidas ou semirrígidas (Fig. 7-11a): (tubo flexível de silicone com haste interna de prata ou platina): é introduzida no corpo cavernoso e pode assumir três posições: linha reta (ato sexual), para baixo (urinar) e posição normal (manter o membro oculto nas roupas). São mais baratas e de fácil manipulação.
- Prótese inflável (Fig. 7-11b): tem um mecanismo hidráulico para o seu funcionamento. São compostas por cilindros flexíveis que se localizam nos corpos cavernosos ligados a uma bomba com função reservatória que fica no escroto. Para a ereção, o indivíduo aperta algumas vezes o escroto para que o soro saia do reservatório e encha os cilindros. Para o efeito contrário, deve-se dobrar os cilindros para baixo. A principal vantagem é a qualidade estética, porém exige maior habilidade manual.

Em ambos os casos, há risco de infecção e complicações cirúrgicas. Na prótese inflável, também há risco de falhas mecânicas. Ambas possuem período de sobrevida. Geralmente. de 5 anos segundo os fabricantes.[119,120]

Na avaliação realizada pelo profissional de reabilitação, algumas técnicas podem ser eliminadas como possibilidade, por seu alto custo, ou quando podem trazer prejuízos em longo prazo por causar lesões no pênis, como os medicamentos injetáveis e o anel peniano. A bomba a vácuo atualmente é contraindicada, pois requer panejamento e habilidade manual para manuseá-la, além de poder causar hematoma no pênis se for bombeada com muita força ou por tempo prolongado. Os implantes podem provocar a perda da ereção natural devida à destruição mecânica de estruturas do pênis. Por isso, essas e muitas outras desvantagens devem ser analisadas cautelosamente, objetivando a satisfação e saúde do paciente.[121]

Tratamento nas Disfunções Sexuais Femininas

As principais dificuldades sexuais relatadas por mulheres com lesão medular são não só físicas, mas também psicológicas. As mais comuns são as que envolvem a autoestima, a capacidade orgásmica e os entraves colocados pelas comorbilidade, como a alteração de sensibilidade, pois esta pode levar a mulher a não perceber lesões decorrentes da pressão e fricção durante o ato sexual, e a espasticidade, pois frequentemente é exacerbada durante a estimulação genital.[122]

Na maioria dos casos, os meios de estimulação sexual que precipitam o orgasmo são semelhantes em mulheres com e sem lesão medular. Nas mulheres com LM, com dificuldades de excitação por estimulação física e dificuldade orgásmica, parece ser útil, além da compreensão e dedicação do(a) seu(sua) companheiro(a), recorrer a memórias da sua vida sexual pré-lesão e a fantasias anteriores, sendo importante também prolongar as preliminares e explorar outras zonas erógenas, como boca, pescoço, orelhas e mamilos. É sabido que as mulheres com lesão medular completa desenvolvem frequentemente novas zonas erógenas acima da lesão por fenômenos de neuroplasticidade e estão mais dispostas a experimentar novas formas de relação sexual, assim como a compreensão e dedicação do(a) seu(sua) companheiro(a) como parte do tratamento.[99-123]

Nas mulheres com problemas de lubrificação, o uso de lubrificantes antes e durante o ato sexual é recomendado, pois pode melhorar a sua satisfação sexual e prevenir lesões em mucosas e pele. É orientado o uso de lubrificantes sem cor ou sabor, uma vez que lubrificantes contendo açúcar potencializam o crescimento fúngico.[124]

O acesso à educação sexual deve estar presente em todo o período de reabilitação, uma vez que o aconselhamento sexual é parte importante para o processo de reintegração social. Mais do que soluções para problemas envolvendo a sexualidade, as mulheres procuram alguém que as ouça, que possa esclarecer suas dúvidas e que possa ajudá-las no restabelecimento da atividade sexual, ainda que com limitações. Por isso, folhetos, livros informativos, páginas de internet e até grupos em redes sociais podem ser úteis para o compartilhamento dessas experiências.[125]

ESPIRITUALIDADE E REABILITAÇÃO

Na lógica da integralidade em saúde, um dos aspectos que vem ganhando notoriedade nos serviços de assistência é a questão da espiritualidade. Igualmente, muito tem sido escrito sobre espiritualidade e deficiência, onde a espiritualidade é vista como tendo uma influência positiva e protetora no enfrentamento e na convivência com as deficiências, quer seja congênita ou adquirida.[126-128] Além disto, pacientes em processo de reabilitação muitas vezes estão em uma crise física, emocional e espiritual.

A espiritualidade foi definida como um "processo único e dinâmico" que abrange a conexão "consigo mesmo, com os outros, com a natureza ou com Deus"[129] e "uma qualidade humana universal e fundamental que envolve a busca de um sentido de significado, propósito, moralidade, bem-estar e profundidade nas relações com nós mesmos, os outros e a realidade". A espiritualidade é geralmente considerada uma construção muito mais ampla do que a fé religiosa, embora os dois conceitos possam se sobrepor.[130] A espiritualidade é uma dimensão da pessoa, uma parte do nosso ser, e a religião é uma construção do fazer humano, que possibilita a conceituação e expressão da espiritualidade. Portanto, religiosidade se relaciona com a expressão da espiritualidade de alguém por meio de comportamentos e práticas baseadas em uma denominação religiosa particular. As crenças espirituais e religiosas podem afetar a maneira como os pacientes lidam com o estresse relacionado à doença e o peso da doença. A espiritualidade saudável pode contribuir para resultados de saúde mais positivos, especialmente em pessoas com doenças graves.[131,132,133]

As questões de dor, de luto pela perda de uma parte do corpo ou do nível de função, e questões sobre o valor da vida em uma nova circunstância difícil são situações comumente encontradas por pessoas no cenário da reabilitação. Por outro lado, é relatado o desejo de incluir suas crenças espirituais no processo de cura de pessoas com doenças crônicas e deficiências. Os resultados destacam os efeitos positivos na cura, enfrentamento e adaptação à deficiência, por meio de crenças e práticas espirituais.[134-137] Em adição, as crenças e práticas espirituais são utilizadas para regular a emoção em circunstâncias que estão fora do controle dos pacientes. Assim, a crença espiritual constitui-se em força estabilizadora para pessoas com deficiência e também para seus familiares e equipe de apoio profissional.[134,138-140] Em adição, indivíduos com bem-estar espiritual tendem a enfrentar situações adversas com mais sucesso.[134,141] De fato, a espiritualidade é uma tarefa de desenvolvimento para toda a vida, durando até a morte. Ela serve a vários propósitos em diferentes fases da vida. Pesquisas sustentam consistentemente a ideia de que religião e espiritualidade são importantes para a maioria dos indivíduos na população em geral. Mais de 90% dos adultos expressam uma crença em Deus, e pouco mais de 70% dos indivíduos identificam a religião como uma das influências mais importantes em suas vidas.[142,143]

No entanto, o sofrimento espiritual pode interferir com a aderência ao tratamento e adaptação à deficiência.[134,144] Em vista disso, a espiritualidade não impede o sofrimento causado pela doença, porém atribui significado a ele e traz elementos que ajudam na aceitação e na adaptação a uma nova condição física, emocional e social. Para tal, envolve instâncias profundas e emotivas do ser humano e representa um fator poderoso que influencia a adaptação a doenças, decisões médicas, crenças de saúde e comportamentos. Somado ao fato que as emoções, crenças e ações associadas com a espiritualidade têm uma influência positiva sobre a saúde física e o bem-estar psicológico e pode determinar qual impacto isto pode ter sobre a qualidade de vida.[134,145]

A espiritualidade de um indivíduo está envolvida no sucesso do processo de recuperação após um acidente vascular cerebral (AVC). Ela tem sido associada a resultados positivos em outros contextos médicos (por exemplo, saúde cardíaca, recuperação pós-cirúrgica, câncer, imunologia e tolerância à dor).[146-149] Vários estudos iniciais sobre o papel da espiritualidade demonstram que os sobreviventes do AVC identificam a (i) espiritualidade, (ii) ligação com outras pessoas e (iii) ligação espiritual como fatores que influenciam positivamente a sua recuperação, a qualidade de vida pós-AVC e a sua sobrevivência.[150-153] Por outro lado, estudos relatam que a espiritualidade é relevante apenas para a saúde mental, mas não para a saúde física,[154,155] ou não encontraram relação entre espiritualidade e recuperação do AVC.[156]

Nos cuidadores de pacientes com deficiências, há uma relação inversa entre bem-estar espiritual e sobrecarga do profissional. Os cuidadores também relatam o uso frequente de atitudes ou práticas como orar e ir à igreja. Isto apoia a espiritualidade do processo de cuidar e impacta nos resultados do cuidado.[139,141]

A interface entre espiritualidade e deficiência é uma área de pesquisa relativamente nova, porém em crescimento. Não obstante, a espiritualidade é um elemento frequentemente esquecido na avaliação e nos cuidados ao paciente. Abordar e apoiar a espiritualidade dos pacientes pode promover a saúde, diminuir a depressão, ajudar o paciente a lidar com uma doença difícil, e até mesmo melhorar alguns desfechos. A Medicina de Reabilitação, que foi pioneira na abordagem multidisciplinar centrada no paciente, é bem adequada para integrar a mente, o corpo e o espírito na assistência ao paciente.[134-141,145]

Para o paciente incapacitado, o sofrimento espiritual pode ser o problema que mais demanda suporte, interferindo sobre o desfecho das intervenções. O sofrimento espiritual não identificado frequentemente é o culpado em um plano de reabilitação malsucedida. Pacientes com deficiências instaladas na infância ou na fase adulta percebem e experimentam diferentemente a espiritualidade. Assim, é o momento de expandir a filosofia da reabilitação e investigar intervenções além da cura do corpo para a cura do espírito. Deve-se sempre procurar a congruência entre as crenças do paciente e o cuidado oferecido pelo serviço de saúde. Para isto, a instituição de reabilitação deve conhecer e proteger os valores culturais e as crenças do paciente, preparar os profissionais para respeitá-los e direcionar seus procedimentos considerando esta dimensão no seu processo de melhoria da qualidade de vida.[127-141]

No campo do insulto neurológico, estudos iniciais que investigaram a espiritualidade nos cuidadores/familiares de indivíduos após lesão medular (LM) ou traumatismo cranioencefálico (TCE), descobriram que a espiritualidade tinha uma associação protetora (inversa) com afeto negativo, depressão e carga, e uma associação positiva com afeto positivo.[157,158] Estes resultados refletem as descobertas de estudos entre pessoas após LM ou TCE que encontraram uma associação positiva entre espiritualidade e melhor satisfação com a vida, qualidade de vida e saúde mental positiva.[159,160] Nos cuidadores de pacientes com deficiências, há ainda uma relação inversa entre bem-estar espiritual e sobrecarga do profissional. Os cuidadores também relatam o uso frequente de atitudes ou práticas como orar e ir à igreja. Isto apoia a espiritualidade do processo de cuidar e impacta nos resultados do cuidado.[139,145]

Muitos autores citam ligações estreitas entre espiritualidade e resiliência. Resiliência pode ser definida como "um processo dinâmico que engloba adaptação positiva dentro do contexto de adversidade significativa",[161] e pode desempenhar um papel importante na mediação de resultados para cuidadores e familiares após insulto neurológico.[162] Espiritualidade e resiliência após o AVC são fatores essenciais especialmente no ajuste do cuidador.

Principalmente no ambiente de cuidados de suporte e paliativos, os profissionais da saúde precisam estar cientes das necessidades espirituais e religiosas muito fortes dos pacientes, particularmente os indivíduos com doenças fatais, assim como de seus cuidadores. Além disso, é necessário verificar as maneiras pelas quais os pacientes podem acessar este tipo de apoio, seja proporcionando-lhes acesso a algum religioso dentro da equipe de cuidados paliativos ou de apoio ou facilitando e encorajando o acesso do paciente a líderes religiosos. Manter a comunicação e a atitude amigável e acolhedora em relação a esses indivíduos personalizará ainda mais o atendimento aos pacientes e cuidadores nesse ambiente, e geralmente está associado ao aumento da satisfação do paciente e dos cuidadores com o atendimento. É prioritário também continuar a crescer no desenvolvimento de uma abordagem biopsicoespiritual personalizada cuidando dos pacientes em reabilitação e seus cuidadores, treinamento de profissionais de saúde na avaliação e integração da espiritualidade na saúde, e se necessário, a participação ativa de líderes religiosos treinados para se envolverem no cuidar de pacientes com sofrimento espiritual complexo. Ademais, devemos continuar a apoiar a pesquisa nesta área em diferentes contextos, uma vez que as pesquisas até o momento são limitadas por representações redutoras da espiritualidade e da religiosidade.

REFERÊNCIA BIBLIOGRÁFICA

1. World Health Organization. Relatório mundial sobre a deficiência. The World Bank; tradução Lexicus Serviços Linguísticos. São Paulo: SEDPcD; 2012. p. 334.
2. Martini AD. Abordagem interdisciplinar na reabilitação integral. Congresso Internacional sobre Inclusão da Pessoa com Deficiência Visual: Comunicação e Participação Ativa; 2007 julho 25-28; IP-USP, São Paulo.

3. Boldt I, Eriks-Hoogland I, Brinkhof MW, de Bie R, Joggi D, von Elm E. Non-pharmacological interventions for chronic pain in people with spinal cord injury. Cochrane Database Syst Rev. 2014 Nov 28;(11):CD009177.
4. Norrbrink Budh C, Lundeberg T. Non-pharmacological pain-relieving therapies in individuals with spinal cord injury: a patient perspective. Complement Ther Med. 2004 Dec;12(4):189-97.
5. Paolucci S, Martinuzzi A, Scivoletto G, Smania N, Solaro C, Aprile I, et al. Assessing and treating pain associated with stroke, multiple sclerosis, cerebral palsy, spinal cord injury and spasticity. Evidence and recommendations from the Italian Consensus Conference on Pain in Neurorehabilitation. Eur J Phys Rehabil Med. 2016 Dec;52(6):827-840.
6. Melo SCC, Santana RG, Santos DC, Alvinm T. Práticas complementares de saúde e os desafios de sua aplicabilidade no hospital: visão de enfermeiros. Rev Bras Enferm. 2013;66(6):840-846.
7. Khan F, Amatya B, Bensmail D, Yelnik A. Non-pharmacological interventions for spasticity in adults: An overview of systematic reviews. Ann Phys Rehabil Med. 2019 Jul;62(4):265-273.
8. Wilson CS, Forchheimer M, Heinemann AW, Warren AM, McCullumsmith C. Assessment of the relationship of spiritual well-being to depression and quality of life for persons with spinal cord injury. Disabil Rehabil. 2017 Mar;39(5):491-496.
9. Lin YC. Perioperative usage of acupuncture. Pediatric Anesthesia. 2006;16:231-35.
10. Bonnie Povolny, MS, Lic.Ac. Acupuncture and traditional chinese medicine: an overview. Tech Reg Anesth Pain Manag. 2008;12(2):109-10.
11. Scognamillo-Szabó MVR, Bechara GH. Acupuntura: histórico, bases teóricas e sua aplicação em Medicina Veterinária. Cienc. Rural. 2010;40(2):491-500.
12. Wang R, Li X, Zhou S, Xiaogang Z, Kehu Y, Xusheng L. Manual acupuncture for myofascial pain syndrome: a systematic review and meta-analysis. Acupunct Med. 2017;35(4):241-250.
13. NIH Consensus Conference. Acupuncture. JAMA. 1998;4;280(17):1518-24.
14. Wright BD. Acupuncture for the Treatment of Animal Pain. Vet Clin North Am Small Anim Pract. 2019;49(6):1029-1039.
15. Bonafere M, Dick A, Noyes K, Khein JD, Brown T. The effect of acupuncture utilization on healthcare utilization. Med Care. 2008; 46(1):41-48.
16. Goldman N, Chen M, Fujita T, Xu Q, Peng W, Liu W, Jensen TK, Pei Y, Wang F, Han X, Chen JF, Schnermann J, Takano T, Bekar L, Tieu K, Nedergaard M. Adenosine A1 receptors mediate local antinociceptive effects of acupuncture. Nat Neurosci. 2010;13(7):883-88.
17. Zhao ZQ. Neural mechanism underlying acupuncture analgesia. Progress in Neurobiology. 2008;85(4):355-75.
18. Maciocia G. Os fundamentos da medicina chinesa: um texto abrangente para acupunturistas e fisioterapeutas. São Paulo: Roca. 2007. p. 1000.
19. Wen TS. Acupuntura Clássica Chinesa. São Paulo: Cultrix, 2006. 248p.
20. Jeune S, Hennemann K, May K. Acupuncture and Equine Rehabilitation. Vet Clin North Am Equine Pract. 2016;32(1):73-85.
21. Hui KK, Liu J, Marina O, Napadow V, Haselgrove C, Kwong KK, Kennedy DN, Makris N. The integrated response of the human cerebro-cerebellar and limbic systems to acupuncture stimulation at ST 36 as evidenced by fMRI. Neuroimage. 2005;27(3):479-96.
22. Kong J, Fufa DT, Gerber AJ, Rosman IS, Vangel MG, Gracely RH, Gollub RL. Psychophysical outcomes from a randomized pilot study of manual, electro, and sham acupuncture treatment on experimentally induced thermal pain. J Pain. 2005;6(1):55-64.
23. Langevin HM, Churchill DL, Cipolla MJ. Mechanical signaling through connective tissue: a mechanism for the therapeutic effect of acupuncture. FASEB J. 2001;15(12):2275-2282.
24. Macpherson H, Asghar A. Acupuncture needle sensations associated with De Qi: a classification based on experts' ratings. J Altern Complement Med. 2006;12(7):633-37.
25. Chou R, Deyo R, Friedly J, Skelly A, Hashimoto R, Weimer M, Fu R, Dana T, Kraegel P, Griffin J, Grusing S, Brodt ED. Nonpharmacologic Therapies for Low Back Pain: A Systematic

Review for an American College of Physicians Clinical Practice Guideline. Ann Intern Med. 2017;166(7):493-505.
26. Li YX, Yuan SE, Jiang JQ, Li H, Wang YJ. Systematic review and meta-analysis of effects of acupuncture on pain and function in non-specific low back pain. Acupunct Med. 2020;38(4):235-43
27. Xiang A, Cheng K, Shen X, Xu P, Liu S. The Immediate Analgesic Effect of Acupuncture for Pain: A Systematic Review and Meta-Analysis. Evid Based Complement Alternat Med. 2017; 2017:3837194.
28. Lau CH, Wu X, Chung VC, Liu X, Hui EP, Cramer H, et al. Acupuncture and Related Therapies for Symptom Management in Palliative Cancer Care: Systematic Review and Meta-Analysis. Medicine Baltimore. 2016;95(9):e2901.
29. Hsieh YL, Hong CZ, Liu SY, Chou LW, Yang CC. Acupuncture at distant myofascial trigger spots enhances endogenous opioids in rabbits: a possible mechanism for managing myofascial pain. Acupunct Med. 2016;34(4):302-9.
30. Vados L, Ferreira A, Zhao S, Vercelino R, Wang S. Effectiveness of acupuncture combined with rehabilitation for treatment of acute or subacute stroke: a systematic review. Acupunct Med. 2015;0:1-8.
31. Jiang C, Jiang L, Qin Q. Conventional Treatments plus Acupuncture for Asthma in Adults and Adolescent: A Systematic Review and Meta-Analysis. Evid Based Complement Alternat Med. 2019;17;2019:9580670.
32. Tzanis G, Palmisano A, Gallone G, Ponticelli F, Baldetti L, Esposito A, et al. The impact of the coronary sinus reducer upon left ventricular function in patients with refractory angina pectoris. Catheter Cardiovasc Interv. 2019;95(6).
33. Chan YY, Lo WY, Yang SN, Chen YH, Lin JG. The benefit of combined acupuncture and antidepressant medication for depression: A systematic review and meta-analysis. J Affect Disord. 2015;176: 106-17.
34. Sacco RL, Kasner SE, Broderick JP, Caplan LR, Connors JJ, Culebras A, et al. An updated definition of stroke for the 21st century: A statement for healthcare professionals from the American Heart Association/American Stroke Association. Stroke. 2013;44(7):2064-89.
35. Hankey GJ. Stroke. Lancet. 2017;11;389(10069):641-654.
36. Chang QY, Lin YW, Hsieh CL. Acupuncture and neuroregeneration in ischemic stroke. Neural Regen Res. 2018;13(4):573-583.
37. Xie Y, Wang L, He J, Wu T. Acupuncture for dysphagia in acute stroke. Cochrane Database Syst Rev. 2008:CD006076.
38. Maciocia G. A prática da medicina chinesa. São Paulo: Roca; 1996.
39. Ross J. Combinação de pontos de acupuntura. São Paulo: Roca; 2003.
40. Wu P, Mills E, Moher D, Seely D. Acupuncture in poststroke rehabilitation: A systematic review and meta-analysis of randomized trials. Stroke. 2010;41:e171-e179.
41. Yang A, Wu HM, Tang JL, Xu L, Yang M, Liu GJ. Acupuncture for stroke rehabilitation. Cochrane Database Syst Rev. 2016;26:2016(8):CD004131.
42. Chavez LM, Huang SS, McDonald I, Lin JG, Lee YC, Chen YH. Mechanisms of Acupuncture Therapy in Ischemic Stroke Rehabilitation: A Literature Review of Basic Studies. Int J Mol Sci. 2017;28;18(11):2270.
43. Shiflett SC. Does acupuncture work for stroke rehabilitation: what do recent clinical trials really show? Top Stroke Rehabil. 2007;14:40-58.
44. Winstein CJ, Stein J, Arena R, Cherney LR, Cramer SC, Deruyter F, et al. Guidelines for Adult Stroke Rehabilitation and Recovery: A Guideline for Healthcare Professionals From the American Heart Association/American Stroke Association. Stroke. 2016;47(6):e98-e169.
45. Xu M, Li D, Zhang S. Acupuncture for acute stroke. Cochrane Database Syst Rev. 2018;30;3(3):CD003317.
46. Black DS, Slavich GM. Mindfulness meditation and the immune system: a systematic review of randomized controlled trials. Ann N Y Acad Sci. 2016;1373(1):13-24.

47. Cheng KJ. Neurobiological mechanisms of acupuncture for some common illnesses: a clinician's perspective. J Acupunct Meridian Stud. 2014;7:105-114.
48. Fróio LR. A expansão da Medicina Tradicional Chinesa: uma análise da vertente cultural das Relações Internacionais. 2006. 120f. Dissertação (Mestrado em Relações Internacionais) - Universidade de Brasília – UNB – Instituto de Relações Internacionais – IREL, Brasília, DF. Acesso em 23 Dezembro/2020. Disponível em: https://repositorio.unb.br/handle/10482/1837
49. Hilton L, Hempel S, Ewing BA, Apaydin E, Xenakis L, Newberry S, et al. Mindfulness Meditation for Chronic Pain: Systematic Review and Meta-analysis. Ann Behav Med. 2017;51(2):199-213.
50. Smith Jr, Russell A. Manual Therapy: The Historical, Current, and Future Role in the Treatment of Pain. TheScientificWorld JOURNAL, 2007.
51. Clar C, Tsertsvadze A, Court R, Hundt GL, Clarke A, Sutcliffe P. Clinical effectiveness of manual therapy for the management of musculoskeletal and non-musculoskeletal conditions: systematic review and update of UK evidence report. Chiropr Man Therap. 2014;22(1):12.
52. Bishop MD, Torres-Cueco R, Gay CW, Lluch-Girbés E, Beneciuk JM, Bialosky JE. What effect can manual therapy have on a patient's pain experience? Pain Manag. 2015;5(6):455-64.
53. Bialosky JE, Beneciuk JM, Bishop MD, Coronado RA, Penza CW, Simon CB, et al. Unraveling the Mechanisms of Manual Therapy: Modeling an Approach. J Orthop Sports Phys Ther. 2018;48(1):8-18.
54. Bialosky JE, Bishop MD, Price DD, Robinson ME, George SZ. The Mechanisms of Manual Therapy in the Treatment of Musculoskeletal Pain: A Comprehensive Model. Man Ther. 2009;14(5):531-8.
55. Mancini F, Beaumont AL, Hu L, Haggard P, Iannetti GDD. Touch inhibits subcortical and cortical nociceptive responses. Pain. 2015;156(10):1936-1944.
56. Sikdar S, Shah JP, Gebreab T, Yen RH, Gilliams E, Danoff J, et al. Novel applications of ultrasound technology to visualize and characterize myofascial trigger points and surrounding soft tissue. Arch Phys Med Rehabil. 2009;90:1829-38.
57. Shah JP, Danoff JV, Desai MJ, Parikh S, Nakamura LY, Phillips TM, Gerber LH. Biochemicals associated with pain and inflammation are elevated in sites near to and remote from active myofascial trigger points. Comparative Study Arch Phys Med Rehabil. 2008 Jan;89(1):16-23.
58. Busch AJ, Barber KA, Overend TJ, Peloso PM, Schachter CL. Exercise for treating fibromyalgia syndrome. Cochrane Database Syst Rev. 2007;(4):CD003786.
59. Shah JP, Thaker N, Heimur J, Aredo JV, Sikdar S, Gerber L. Myofascial Trigger Points Then and Now: A Historical and Scientific Perspective. PMR. 2015 Jul;7(7):746-761.
60. Chaudhry H, Schleip R, Ji Z, Bukiet B, Maney M, Findley T. Three-dimensional mathematical model for deformation of human fasciae in manual therapy. J Am Osteopath Assoc. 2008 Aug;108(8):379-90.
61. Neves ML. Manual de Dessensibilização e Instrumentação Miofascial. Merithus editora; 2018.
62. Fernández-de-Las-Peñas C, Florencio LL, Plaza-Manzano G, Arias-Buría JL. Clinical Reasoning Behind Non-Pharmacological Interventions for the Management of Headaches: A Narrative Literature Review. Int J Environ Res Public Health. 2020 Jun; 17(11):4126.
63. Hidalgo B, Hall T, Bossert J, Dugeny A, Cagnie B, Pitance L. The efficacy of manual therapy and exercise for treating non-specific neck pain: A systematic review. J Back Musculoskelet Rehabil. 2017; 30(6):1149-1169.
64. Merskey H. Classification of chronic pain: descriptions of chronic pain syndromes and definitions of pain terms. 2nd ed. Seattle: IASP Press, 1994.
65. Travell JG, Simons DG, Simons LS. Myofascial pain and dysfunction: the trigger point manual – vol 2: the lower extremities. Baltimor, Md: Willians e Wilkins; 1999.
66. Ribeiro DC, Belgrave A, Naden A, Fang H, Matthews P, Parshottam S. The prevalence of myofascial trigger points in neck and shoulder-related disorders: a systematic review of the literature. BMC Musculoskelet Disord. 2018;19:252.
67. Gordon C, Andrasik F, Schleip R, Birbaumer N, Rea M. Myofascial triggerpoint release (MTR) for treating chronic shoulder pain: A novel approach. J Bodyw Mov Ther. 2016 Jul;20(3):614-22.

68. Iglesias-González JJ, Muñoz-García MT, Rodrigues-de-Souza DP, Alburquerque-Sendín F, Fernández-de-Las-Peñas C. Myofascial trigger points, pain, disability, and sleep quality in patients with chronic nonspecific low back pain. Pain Med. 2013 Dec;14(12):1964-70.
69. Nguyen BM. Myofascial trigger point, falls in the elderly, idiopathic knee pain and osteoarthritis: an alternative concept. Med Hypotheses. 2013 Jun;80(6):806-9.
70. Torres-Chica B, Núñez-Samper-Pizarroso C, Ortega-Santiago R, Cleland JA, Salom-Moreno J, Laguarta-Val S, et al. Trigger points and pressure pain hypersensitivity in people with postmeniscectomy pain. Clin J Pain. 2015 Mar;31(3):265-72.
71. Lima CG, Torres IPF, Rachid Filho N. Aspectos psicológicos associados à sexualidade do lesado medular. Estação Científica. 2014 jul;12. Disponível em: https://portal.estacio.br/docs%5Crevista_estacao_cientifica/04.pdf
72. Garrett A, Martins F, Teixeira Z. Programa de intervenção para a reabilitação da sexualidade numa população portuguesa de lesionados medulares. In: Actas do 7. Simpósio Nacional de Investigação em Psicologia, 4-6 fev 2010; Braga. Braga: Universidade do Minho; 2010.
73. Kellett JM. Sexual expression in paraplegia: is possible and should be encouraged. BMJ. 1990;301(3):1007-1008.
74. Reitz A, Burgdörfer H, Schurch B. Die Auswirkungen einer Rückenmarkverletzung auf Sexualität und Reproduktion [The impact of spinal cord injury on sexuality and reproduction]. Urologe A. 2004 Jan;43(1):52-63. German.
75. Fritz HA, Dillaway H, Lysack CL. "Don't Think Paralysis Takes Away Your Womanhood": Sexual Intimacy After Spinal Cord Injury. Am J Occup Ther. 2015 Mar-Apr;69(2):6902260030p1-10.
76. Carvalho ZMF. O significado da paraplegia para pacientes internados: implicações para cuidado de enfermagem. Pensar Enfermagem. Escola Superior de Enfermagem de Maria Fernanda Resende; dir. Manuela Gandara. - Lisboa. - vol. 6, n°2 (2° Semestre 2002), p. 16-24.
77. Ramos AS, Samsó JV. Specific aspects of erectile dysfunction in spinal cord injury. Int J Impot Res. 2004 Oct;16 Suppl 2:S42-5.
78. Ferolla EC, Lourenço C. Manual de orientação sexual para o lesado medular metodologia de aplicação e resultados. Revista Brasileira de Enfermagem. 1996;49(2):165-182.
79. Westgren N, Levi R. Motherhood after traumatic spinal cord injury. Paraplegia. 1994;32(8):517-23.
80. Alves AS, Guedes MHD, Alves VLR. Um estudo sobre a satisfação sexual de pessoas portadoras de lesão medular. Acta Fisiátr. 1999;6(1):6-9.
81. Fisher TL, Laud PW, Byfield MG, Brown TT, Hayat JM, Fiedler IG. Sexual Health After Spinal Cord Injury: A Longitudinal Study. Arch Phys Med Rehabil. 2002;83:1043-1051.
82. Giuliano F, Sanchez-Ramos A, Löchner-Ernst D, Del Popolo G, Cruz N, Leriche A, et al. Efficacy and safety of tadalafil in men with erectile dysfunction following spinal cord injury. Arch Neurol. 2007;64(11):1584-92.
83. Ferro JKO, Lemos A, Silva CPD, Lima CROP, Raposo MCF, Cavalcanti GA, et al. Predictive Factors of Male Sexual Dysfunction After Traumatic Spinal Cord Injury. Spine. 2019;44(17):1228-1237.
84. Torrecilha, LA, Costa BT, Lima FB, Santos SMS, Souza, RB. O perfil da sexualidade em homens com lesão medular. Fisioterapia em Movimento. 2014:39-48.
85. Ishibashi RAS, Olivieri FLD, Costa VSP. Perfil da função sexual em homens com lesão medular completa. Ciênc Biol Saúde. 2005;7(1):65-68.
86. Alves MASG, Queiroz TMD, Medeiros IAD. Fisiologia peniana e disfunção erétil: uma revisão de literatura. Rev Bras Ciên Saúde. 2012;6:439-444. Disponível em: http://bases.bireme.br/cgi-bin/wxislind.exe/iah/online/?IsisScript=iah/iah.xis&src=google&base=LILACS&lang=p&nextAction=lnk&exprSearch=655256&indexSearch=ID.
87. Alexander MS, Biering-Sørensen F, Elliott S, Kreuter M, Sønksen J. International spinal cord injury male sexual function basic data set. Spinal Cord. 2011;49(7):795.
88. Falavigna A, Finger G, Souza OED, Pasqualotto FF. Spinal cord injury and male infertility: a review. Coluna/Columna. 2012;11(4):322-325.

89. Chéhensse C, Bahrami S, Denys P, Clément P, Bernabé J, Giuliano F. The spinal control of ejaculation revisited: A systematic review and meta-analysis of an ejaculation in spinal cord injured patients. Hum Reprod Update. 2013;9(5):507-526.
90. Albright TH, Grabel Z, DePasse JM, Palumbo MA, Daniels AH. Sexual and Reproductive Function in Spinal Cord Injury and Spinal Surgery Patients. Orthop Rev (Pavia). 2015;7(3):5842.
91. Fode M, Ohl DA, Sønksen J. A step-wise approach to sperm retrieval in men with neurogenic anejaculation. Nat Rev Urol. 2015;12(11):607-16.
92. Courtois F, Charvier K. Sexual dysfunction in patients with spinal cord lesions. Handb Clin Neurol. 2015;130:225-45.
93. Ibrahim E, Brackett NL, Lynne CM. Advances in the management of infertility in men with spinal cord injury. Asian J Androl. 2016;18(3):382-90.
94. Sipski ML, Alexander C. Sexualidade e Incapacidade Física. In: Tratado de Medicina de Reabilitação: Princípios e Prática. 3. ed. v. 2. São Paulo: Manole; 2002.
95. Dias CS. Influências dos fatores físicos e psicológicos na sexualidade do lesado medular. Revista brasileira de sexualidade humana. 1997;8(1):119-133.
96. Ferreira DV, Matão MEL. Sexuality and reproduction in women with spinal cord injury. Fisioterapia em Movimento. 2017;30(4):733-744.
97. Barros F, Meirinha A, Baltazar P. Disfunção sexual feminina-prevalência, etiologia, diagnóstico e tratamento médico. Rute Figueiredo. 2014:237-241.
98. Carneiro VMB, Neves EM, Abreu SB, Brito LMO. Sexualidade em mulheres com lesão na medula espinhal. Revista de Pesquisa em Saúde. 2012;13(1). Disponível em: http://www.periodicoseletronicos.ufma.br/index.php/revistahuufma/article/view/1234/957
99. Kreuter M, Taft C, Siösteen A, Biering-Sørensen F. Women's sexual functioning and sex life after spinal cord injury. Spinal Cord. 2011 Jan;49(1):154-60.
100. Seddon M, Warren N, New PW. 'I don't get a climax any more at all': Pleasure and non-traumatic spinal cord damage. Sexualities. 2018;21(3):287-302.
101. Berman JR, Berman L, Goldstein I. Female sexual dysfunction: incidence, pathophysiology, evaluation, and treatment options. Urology. 1999 Sep;54(3):385-91. PMID: 10475340.
102. Hess MJ, Hough S. Impact of spinal cord injury on sexuality: broad-based clinical practice intervention and practical application. J Spinal Cord Med. 2012;35(4):211-8.
103. Campo M, Sánchez-Ramos A. La mujer con lesión medular: sexualidad y maternidad. Terap Sex Pareja. 2003;16:4-18.
104. Kobayashi A, Mizobe T, Tojo H, Hashimoto S. Autonomic hyperreflexia during labour. Can J Anaesth. 1995;42(12):1134-6.
105. Sterling L, Keunen J, Wigdor E, Sermer M, Maxwell C. Pregnancy outcomes in women with spinal cord lesions. J Obstet Gynaecol Can. 2013 Jan;35(1):39-43.
106. Fisher T, Byfield MG, Brown T, Fiedler I, Laud P. The profile of sexual health needs of individuals 12 months after spinal cord injury. SCI Psychosoc Proc. 2001;14:5-11.
107. New PW, Seddon M, Redpath C, Currie KE, Warren N. Recommendations for spinal rehabilitation professionals regarding sexual education needs and preferences of people with spinal cord dysfunction: a mixed-methods study. Spinal Cord. 2016 Dec;54(12):1203-1209.
108. Alexander CJ, Sipski ML, Findley TW. Sexual activities, desire, and satisfaction in males pre- and post-spinal cord injury. Arch Sex Behav. 1993;22(3):217-28.
109. Nogueira MMA, Caldas de Souza J, Miranda de Oliveira, F. Orientação sexual para pessoa com lesão medular. Revista Brasileira de Sexualidade Humana. 2018;28(1).
110. Oliveira CMS. O cuidado de enfermagem como suporte da terapêutica chinesa em homens com lesão medular adquirida: um estímulo à sexualidade. [Mestrado]. Florianópolis: Universidade Federal de Santa Catarina; 2016.
111. Rodríguez-Castiñeira RR, Jiménez-Morales RM, Cordero Montes M, Brunet Gómez D, Macías Delgado Y. Conducta sexual em hombres com lesión medular traumática. Gac Méd Espirit. 2014;16(1):12-9. Disponível em: https://pesquisa.bvsalud.org/portal/resource/pt/lil-705623.

112. Baasch, AKM. Sexualidade na lesão medular. [Mestrado]. Florianópolis: Universidade Federal de Santa Catarina; 2016.
113. Maia ACB, Ribeiro PRM. Desfazendo mitos para minimizar o preconceito sobre a sexualidade de pessoas com deficiências. Revista brasileira de educação especial. 2010;16(2):159-176.
114. Vash CL. Enfrentando a deficiência a manifestação, a psicologia, a reabilitação. São Paulo: Pioneira; 1988.
115. Salimene ACM. Sexo: caminho para a reabilitação - um estudo sobre a manifestação da sexualidade em homens paraplégicos. São Paulo: Cortez; 1995.
116. Blackburn M. Sexuality and disability. Elsevier Health Sciences. 2002.
117. Kendall M, Booth S, Fronek P, Miller D, Geraghty T. The development of a scale to assess the training needs of professionals in providing sexuality rehabilitation following spinal cord injury. Sexuality and Disability. 2003;21(1):49-64. Disponível em: https://link.springer.com/content/pdf/10.1023/A:1023510925729.pdf.
118. Cavalcante KMH, Carvalho ZMDF, Barbosa IV, Rolim GA. Vivência da sexualidade por pessoas com lesão medular. Rev Rene, 2008;9(1):27-35. Disponível em: http://www.periodicos.ufc.br/rene/article/view/4971
119. Costa BT, Torrecilha LA, Paloco SA, Victoria JM, Assunção Spricigo RBD, Souza SMSS. O perfil e as adaptações sexuais de homens após a lesão medular. Acta Fisiatr. 2014;21(4):177-182.
120. Sarris AB, Nakamura MC, Fernandes LGR, Staichak RL, Pupulim AF, Sobreiro BP. Fisiopatologia, avaliação e tratamento da disfunção erétil: artigo de revisão. Revista de Medicina. 2016;95(1):18-29.
121. Akman RY, Çelik EC, Karataş M. Sexuality and sexual dysfunction in spinal cord-injured men in Turkey. Turk J Med Sciences. 2015;45(4):758-761.
122. Herbenick D, Reece M, Hensel D, Sanders S, Jozkowski K, Fortenberry JD. Association of lubricant use with women's sexual pleasure, sexual satisfaction, and genital symptoms: a prospective daily diary study. J Sex Med. 2011;8(1):202-12.
123. Huynh HK, Willemsen AT, Lovick TA, Holstege G. Pontine control of ejaculation and female orgasm. J Sex Med. 2013;10(12):3038-48.
124. Consortium for Spinal Cord Medicine. Sexuality and reproductive health in adults with spinal cord injury: a clinical practice guideline for health-care professionals. J Spinal Cord Med. 2010;33(3):281-336.
125. Kennedy P, Sherlock O, McClelland M, Short D, Royle J, Wilson C. A multi-centre study of the community needs of people with spinal cord injuries: the first 18 months. Spinal Cord. 2010;48(1):15-20.
126. Wachholtz A, Pearce, M. Does spirituality as a coping mechanism help or hinder coping with chronic pain? Current Pain & Headache Reports. 2009;13:127-132.
127. Zwingmann C, Muller C, Korber J, Murken S. Religious commitment, religious coping and anxiety: A study in German patients with breast cancer. Eur J Cancer Care. 2008;17:361-337.
128. Stewart WC, Adams MP, Stewart JA, Nelson LA. Review of clinical medicine and religious practice. J Relig Health. 2013;52(1):91-106.
129. Breslin M, Lewis C. Theoretical models of the nature of prayer and health: A review. Mental Health, Religion & Culture. 2008;11:9-21.
130. Canda ER, Furman LD. Spiritual diversity in social work practice: The heart of helping. Cary, NC: Oxford University Press; 2010.
131. Koenig HG. Religion, spirituality, and health: The research and clinical implications. ISRN Psychiatry 2012; Dec 16;2012:278730.
132. Puchalski C, Ferrel B, Virani R, Otis-Green S, Baird P, Bull J, Chochinov H, Handzo G, Nelson-Becker H, Prince-Paul M, Pugliese K, Sulmasy D. Improving the quality of spiritual care as a dimension of palliative care: the report of the consensus conference. J Palliat Med. 2009;10:885-904.
133. Delgado-Guay MO. Spirituality and religiosity in supportive and palliative care. Curr Opin Support Palliat Care. 2014 Sep;8(3):308-313.

134. Breslin M, Lewis C. Theoretical models of the nature of prayer and health: A review. Mental Health, Religion & Culture. 2008;11:9-21.
135. Rippentrop E. A review of the role of religion and spiritu- ality in chronic pain populations. Rehab Psychol. 2005;50:278-284.
136. Andermann L. Culture and the social construction of gender: mapping the intersection with mental health. Int Rev Psychiatry. 2010;22(5):501-12.
137. Leyser Y, Dekel G. Perceived stress and adjustment in religious Jewish families with a child who is disabled. J Psychol. 1991;125(4):427-38.
138. Pandya SP. Spirituality in Rehabilitation Counseling of Adults With Physical Disabilities: Views of Practitioners Across Countries. Rehabilitation Counseling Bulletin. 2019;62(3):131-143.
139. Treloar LL. Disability, spiritual beliefs and the church: the experiences of adults with disabilities and family members. J Adv Nurs. 2002;40(5):594-603.
140. Silva MCMD, Moreira-Almeida A, Castro EAB. Elderly caring for the elderly: spirituality as tensions relief. Rev Bras Enferm. 2018;71(5):2461-2468.
141. Steinhorn DM, Din J, Johnson A. Healing, spirituality and integrative medicine. Ann Palliat Med. 2017;6(3):237-247.
142. Gallup G. The religiosity cycle. Gallup Tuesday briefing [on-line] 2 June 2002. Available at http://www.gallup.com/poll/6124/Religiosity-Cycle.aspx.
143. National Cancer Institute. Spirituality in cancer care. September 2012. http:/HYPERLINK "http://www.nci.nih.gov/cancertopics/pdq/supportivecare/spirituality"
144. Bužgová R, Kozáková R, Škutová M. Factors Influencing Health-Related Quality of Life of Patients with Multiple Sclerosis and Their Caregivers. Eur Neurol. 2020;83(4):380-388.
145. Lloyd LF, Dunn LR. Mind-body-spirit medicine: interventions and resources. JAAPA. 2007;20(10):31-5.
146. Mouch, CA, Sonnega AJ. Spirituality and recovery from cardiac surgery: A review. J Religious Health. 2012;51(4):1042-1060.
147. Pérez JE, Rex Smith A, Norris RL, Canenguez KM, Tracey EF, DeCristofaro SB. Types of prayer and depressive symptoms among cancer patients: The mediating role of rumination and social support. J Behavioral Med. 2021;34(6):519-530.
148. Rosmarin DH, Wachholtz, A, Ai A. Beyond descriptive research: Advancing the study of spirituality and health. J Behavioral Med. 2011;34(6):409-413.
149. Thoresen CE. Spirituality and health: Is there a relationship? J Health Psychol. 1999;4(3):291-300.
150. Bays CL. Older adults' descriptions of hope after a stroke. Rehabilitation Nursing: J Association Rehab Nurses. 2001;26(1):18-23.
151. 151. Chow EOW, Nelson-Becker H. Spiritual distress to spiritual transformation: Stroke survivor narratives from Hong Kong. J Aging Stud. 2012;24(4):313-324.
152. Lamb M, Buchanan D, Godfrey CM, Harrison MB, Oakley P. The psychosocial spiritual experience of elderly individuals recovering from stroke: A systematic review. Internat J Evidence Based Healthcare. 2008;6(2):173-205.
153. Skolarus LE, Lisabeth LD, Sánchez BN, Smith MA, Garcia NM, Risser JMH, et al. The prevalence of spirituality, optimism, depression, and fatalism in a bi-ethnic stroke population. J ReligionHealth. 2012;51(4):1293-1305.
154. Giaquinto S, Sarno S, Dall'Armi V, Spiridigliozzi C. Religious and spiritual beliefs in stroke rehabilitation. Clin Experimental Hypertension. 2010;32(6):329-334.
155. Johnstone B, Franklin KL, Yoon DP, Burris J, Shigaki C. Relationships among religiousness, spirituality, and health for individuals with stroke. J Clin Psychology Med Settings. 2008;15:308-313.
156. Morganstern LB, Sánchez BN, Skolarus LE, Garcia N, Risser JM, Wing JJ. Fatalism, optimism, spirituality, depressive symptoms, and stroke outcome. Stroke. 2011;42:3518-3523.
157. Jones K, Simpson G, Briggs L, Dorsett P, Anderson M. A study of whether individual and dyadic relations between spirituality and resilience contribute to psychological adjustment among

individuals with spinal cord injuries and their family members. Clinical Rehabilitation. 2019 Sep;33(9):1503-1514.
158. Simpson GK, Anderson M, Simpson G. A predictive model of resilience among family caregivers supporting relatives with traumatic brain injury (TBI): A structural equation modelling approach. Neuropsychol Rehab. 2020 Dec;30(10):1925-1946.
159. 159. Jones K, Simpson G, Briggs L, Dorsett P. Does spirituality facilitate adjustment and resilience among individuals and families after SCI? Disability and Rehabilitation. 2016;38:921-935.
160. 160. Jones K, Pryor J, Care-Unger C, Simpson G. Spirituality and its relationship with positive adjustment following traumatic brain injury: A scoping review. Brain Injury. 2018; 32:1612-1622.
161. 161. Luthar SS, Cicchetti D, Becker B. The construct of resilience: A critical evaluation and guidelines for future work. Child Development. 2000;71:543-562.
162. 162. Anderson M, Daher M, Simpson G. A predictive model of resilience among family caregivers supporting relatives with traumatic brain injury (TBI): A structural equation modelling approach. Neuropsychological Rehabilitation. 2020 Dec;30(10):1925-1946.

A ENFERMAGEM DE REABILITAÇÃO NOS NÍVEIS DE ATENÇÃO PRIMÁRIA, SECUNDÁRIA, TERCIÁRIA E QUATERNÁRIA; ENFERMAGEM DE REABILITAÇÃO NA URGÊNCIA E EMERGÊNCIA

Olga Maria Pimenta Lopes Ribeiro ▪ Nohemi Ramirez Gutierrez
Gelson Aguiar da Silva Moser ▪ Raquel Alexandra Teixeira da Silva
João Miguel Almeida Ventura-Silva

RESUMO
O Enfermeiro de Reabilitação é dotado de conhecimentos e competências que lhe permitem, de modo intencional e estruturado, cuidar da pessoa ao longo do ciclo vital, concebendo e implementando planos de cuidados especializados com vista a maximizar a funcionalidade e o potencial de cada pessoa, bem como a promover a reinserção social e o bem viver. Neste contexto, a sua atuação assume um papel preponderante nos diversos níveis de atenção, desde uma abordagem centrada na promoção da saúde e prevenção da doença, ao enfoque na deteção precoce de problemas e minimização da sintomatologia, até uma abordagem centralizada no processo saúde-doença e recuperação, bem como na continuidade dos cuidados especializados. Decorrente das transições vivenciadas pelas pessoas e independentemente de as necessidades emergirem de compromissos do foro respiratório, cardíaco, neurológico e/ou ortotraumatológico, os Enfermeiros de Reabilitação atuam sempre tendo em vista a recuperação funcional, o autocuidado e a qualidade de vida.

INTRODUÇÃO
Na sociedade atual, com a diminuição da taxa de natalidade e o aumento da expectativa média de vida, tem-se assistido ao envelhecimento gradual da população. Acresce que, a par dessas mudanças sociodemográficas, os progressos terapêuticos e a melhoria das condições socioeconômicas têm conduzido ao agravamento das doenças crônicas e, naturalmente, ao aumento do quantitativo de pessoas com déficits na capacidade para o autocuidado.[1] Além do envelhecimento e das doenças crônicas, o número elevado de acidentes rodoviários e de trabalho, embora distintos de país para país, também tem contribuído para o aumento do quantitativo de pessoas com sequelas incapacitantes, que dificultam ou impedem a realização das atividades executadas pelo próprio, comprometendo significativamente sua qualidade de vida e da família.[1] Neste contexto, as situações de dependência e de

fragilidade são cada vez mais frequentes, o que tem tornado mais evidente o contributo do Enfermeiro Especialista na área da Reabilitação.

A reabilitação está presente desde que a humanidade existe. De fato, à medida que o ser humano evoluiu, a presença de doenças e os danos causados pelas guerras ao longo dos anos deixaram muitas pessoas com diferentes graus de deficiência, desencadeando a necessidade de criar meios propícios para poder proporcionar bem-estar à população, não só numa vertente de cura, mas também de readaptação, procurando que as pessoas afetadas assumam suas atividades quotidianas dentro dos seus limites, surgindo, dessa forma, como ramo da medicina: a reabilitação.

No que se refere à Enfermagem, desde que Florence Nightingale atendeu os feridos da Guerra da Crimeia, surgiram as primeiras referências à reabilitação e, gradativamente, nos tempos modernos, os enfermeiros especializados nesta área têm-se posicionado na equipe de saúde como elementos primordiais na reabilitação das pessoas, nas diferentes áreas de atenção.

A reabilitação, sendo uma área de especialidade multidisciplinar, abrange um conjunto de conhecimentos e procedimentos específicos que possibilitam que os profissionais que a exercem ajudem as pessoas com patologias agudas, crônicas ou com as respectivas sequelas, a maximizar o seu potencial funcional e independência. Neste sentido, seus objetivos gerais passam por aperfeiçoar a função, promover a independência e maximizar a satisfação e a autoestima da pessoa.[2]

Particularizando para a área de Enfermagem, a enfermagem de reabilitação é uma profissão legalmente reconhecida em diversos países, nomeadamente: Estados Unidos da América, Inglaterra, Canadá, México, Austrália, Guatemala, Holanda, França, Nova Zelândia, Rússia, Suíça, Portugal e Seycheles. Embora evidenciando algumas diferenças do ponto de vista legislativo, cultural, econômico e de nomenclatura, é consensual que estes profissionais têm competências para promover a saúde, prevenir a doença, maximizar a funcionalidade e potencializar a autonomia.[3]

Neste contexto, e atendendo ao seu mandato social, o Enfermeiro Especialista em Enfermagem de Reabilitação, com base nos problemas reais e potenciais das pessoas, concebe, programa e monitoriza planos de enfermagem de reabilitação diferenciados. Independentemente dos níveis de atenção à saúde (Fig. 8-1), seus conhecimentos e sua experiência permitem-lhes tomar decisões sustentadas em relação à promoção da saúde, à prevenção de complicações, ao tratamento e à reabilitação, sempre com a finalidade de maximizar o potencial da pessoa.[2]

Adotando como metodologia científica o processo de enfermagem, o Enfermeiro de Reabilitação colhe dados relevantes que lhe permitem, de forma sustentada, identificar

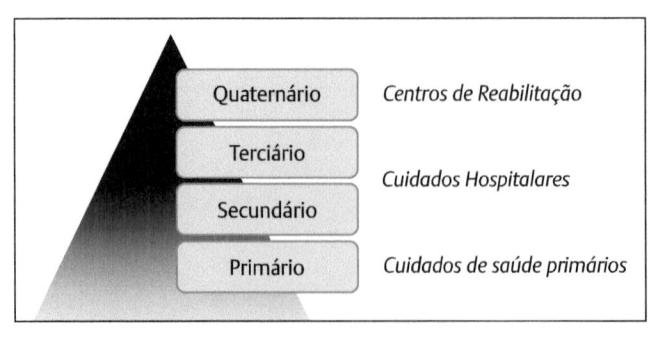

Fig. 8-1. Níveis de atenção à saúde.

os diagnósticos de enfermagem e planear intervenções que assegurem a manutenção das capacidades funcionais das pessoas e evitem incapacidades, assim como melhorem as funções residuais, readquiram a independência nas atividades de vida, e diminuam o impacto das incapacidades instaladas por doença ou acidente, nomeadamente, no que se refere às funções neurológica, respiratória, cardíaca, ortotraumatológica, bem como outras deficiências e incapacidades.[2]

Em cada nível de atenção, a condição clínica das pessoas determina a atuação do Enfermeiro de Reabilitação, uma vez que muitas das intervenções específicas que visam à resolução das alterações neurológicas, respiratórias, cardíacas e ortopédicas estão estritamente relacionadas com o evento agudo ou crônico que as despoletou.

Independentemente dos contextos, o contributo dos Enfermeiros de Reabilitação está centrado na promoção da saúde, na prevenção de complicações, no bem-estar e autocuidado, na readaptação funcional e, consequentemente, na reinserção social. Com recurso às tecnologias disponíveis e utilizando técnicas específicas, os Enfermeiros de Reabilitação intervêm sempre na educação e na capacitação das pessoas, despertando-as para os desafios que se impõem à sua reintegração na família e na comunidade, e sempre com a convicção de que esse será o caminho para o bem viver.

ENFERMAGEM DE REABILITAÇÃO NA ATENÇÃO PRIMÁRIA

O primeiro nível de atenção é o mais próximo da população, ou seja, o nível de primeiro contato. Consequentemente, configura-se como a organização de recursos que permite solucionar as necessidades básicas e mais frequentes de cuidado, que podem ser sanadas por meio de ações de promoção da saúde, prevenção e recuperação de doenças e procedimentos de reabilitação.

É a porta de entrada para o sistema de saúde. Caracteriza-se por possuir estabelecimentos de baixa complexidade, como clínicas, policlínicas, postos de saúde etc., que permitem acessibilidade adequada à população, assegurando atendimento oportuno e eficaz.

Este primeiro nível de atenção tem sido a principal preocupação das disciplinas da área da saúde, em especial da Enfermagem, pois é onde as principais alterações à saúde são detectadas em tempo hábil e onde são desenvolvidas intervenções assistenciais, administrativas, de ensino e de pesquisa. A enfermagem de reabilitação tem conquistado progressivamente um lugar na equipe multiprofissional e a grande relevância do seu trabalho tem sido pautada na gestão do cuidado.

Portanto, é necessário que a especialização do enfermeiro na área de reabilitação tenha como foco este primeiro nível de atendimento, visto que o enfoque e os investimentos somente em áreas hospitalares gerarão maiores custos de atendimento.

Neste sentido, nos últimos anos, e ainda que nem sempre seja notório, tem-se tentado priorizar a resposta dos cuidados primários ao longo da vida das pessoas, famílias e comunidades, por meio de políticas de promoção da saúde, prevenção da doença, capacitação dos indivíduos e envolvimento e corresponsabilização de outros setores da sociedade. Além disso, quer na vertente domiciliária, quer na vertente comunitária, tem-se investido numa atuação em proximidade que dê especial atenção às populações mais vulneráveis.[4]

A atuação da enfermagem de reabilitação na atenção básica abrange, assim, desde o aspecto ambulatorial, o domicílio, o consultório, a prestação de cuidados diretos, até a educação, aconselhamento, supervisão e avaliação das ações realizadas em prol da saúde e bem-estar das pessoas.

No que se refere à promoção da saúde, tem sido dado especial enfoque à intervenção dos Enfermeiros de Reabilitação no âmbito da literacia em saúde e dos estilos de vida saudáveis ao longo de todo o ciclo vital. Os projetos existentes têm como população-alvo as crianças/adolescentes, os adultos e os idosos.

A aposta na literacia em saúde e no autocuidado tem contribuído para a prevenção de doenças, nomeadamente aquelas com elevado número de fatores de risco modificáveis. Efetivamente, a informação fiável e a capacidade para gerir essa informação são fundamentais à preservação da saúde.

Estes cuidados prestados pelos Enfermeiros de Reabilitação no âmbito da atenção primária vão sempre de encontro à individualidade de cada pessoa/cuidador/familiar cuidador, promovendo sua adaptação às mudanças despoletadas pelas transições ocorridas ao longo do ciclo de vida, satisfazendo as necessidades e apoiando a concretização do projeto de saúde definido por cada um.

O profissional de enfermagem especializado na área da reabilitação orienta suas ações pautadas em uma comunicação sólida, holística, direcionada de acordo com as políticas públicas de saúde, melhorando a qualidade de vida das pessoas com algum tipo de deficiência, promovendo estratégias de cuidado com conhecimentos atualizados e com base em evidência.

A reabilitação na atenção primária tem papel significativo por se tratar de um processo dinâmico que requer diversas ações que estão relacionadas com o contexto sociocultural da pessoa que sofre com a deficiência, a fim de melhorar sua qualidade de vida, restabelecer a função ou evitar sua deterioração, tornando-a capaz de concretizar suas atividades de vida diária.

Esta área de atenção oferece, assim, uma série de oportunidades para a enfermagem especializada em reabilitação, uma vez que cobre amplo campo de ação em pessoas com várias deficiências, desde a mais simples, que pode ser uma lesão por fratura, até uma lesão da medula espinhal, seja em crianças ou adultos, promovendo a independência e fortalecendo seus remanescentes, adaptando ajudas técnicas para caminhar, vestir e se alimentar de acordo com suas necessidades, prevenindo, simultaneamente, complicações futuras.

Neste sentido, o domicílio é o local ideal para se diagnosticar os problemas e as necessidades das pessoas, uma vez que emergem do dia a dia, permitindo que a reabilitação se dê com maior grau de adaptação à realidade.[5] Todavia, é importante saber de que recursos a pessoa em reabilitação dispõe, como redes de apoio, associações, centros de saúde, serviços de apoio psicológico e espiritual, uma vez que tudo junto vai levar a um resultado positivo em sua recuperação.

Na última década, a enfermagem de reabilitação tem-se posicionado no campo da saúde, quebrando paradigmas da atenção especializada em uma área que até certo ponto era exclusiva de outros profissionais, aprimorando sua atuação nos diversos ambientes de cuidado, através da aquisição de conhecimentos, habilidades e competências centradas na promoção do bem-estar e da qualidade de vida da pessoa sob seus cuidados.

É assim, de vital importância, fortalecer a atenção primária com pessoal de enfermagem treinado e especializado para enfrentar os novos desafios que se colocam à sociedade.

ENFERMAGEM DE REABILITAÇÃO NA ATENÇÃO SECUNDÁRIA

Na sequência da sua intervenção na atenção primária, os Enfermeiros de Reabilitação são frequentemente os profissionais que detectam alterações nos sistemas corporais, traduzidos por sinais e sintomas nem sempre valorizados pelas pessoas. Perante tal constatação, uma das primeiras intervenções neste nível de atenção passa pela referenciação para profissionais especializados, culminando, muitas vezes, num diagnóstico precoce.

Nas situações em que já existe compromisso em algum sistema corporal, a intervenção do Enfermeiro de Reabilitação centra-se na manutenção da funcionalidade, na capacitação para o autocuidado, na capacitação para a gestão da doença e do regime terapêutico, envolvendo o regime medicamentoso, a dieta, os exercícios e outros cuidados que se fazem necessários face ao compromisso neurológico, respiratório, cardíaco e/ou ortotraumatológico.

No âmbito deste nível de atenção, o acompanhamento das pessoas por Enfermeiros de Reabilitação, diminui os episódios de agudização e, consequentemente, os recursos ao serviço de urgência e os reinternamentos hospitalares.

Embora as áreas de intervenção dos Enfermeiros de Reabilitação sejam muito influenciadas pelos compromissos manifestados nos diversos sistemas corporais, a capacidade cognitiva, a capacidade física, a consciencialização das mudanças no seu estado de saúde, a força de vontade, o envolvimento no processo de aprendizagem, a crença de que é capaz de recuperar e o desejo expresso de se tornar mais independente são condições que podem facilitar/dificultar a evolução clínica da pessoa.[6]

ENFERMAGEM DE REABILITAÇÃO NA ATENÇÃO TERCIÁRIA

Para que se possa entender o contributo da enfermagem de reabilitação, vinculada ao processo de saúde-doença, é necessário atender a todos os níveis de atenção à saúde, dentre os quais se destaca agora o nível terciário, onde se inclui os hospitais de grande porte, tanto da rede pública como da rede privada.

O processo de saúde-doença vai além da assistência à saúde das pessoas, considerando a saúde como um conjunto de atividades intra e extrassetor de saúde. A atenção terciária compreende já a fase da reabilitação, de modo a atender às necessidades das pessoas com o objetivo de recuperar ou manter o equilíbrio funcional.[7]

Este nível terciário tem o objetivo não só de reduzir os custos sociais, mas também os custos econômicos das doenças na população, utilizando para isso a reabilitação e a reintegração precoce das pessoas na sociedade, salientando, concomitantemente, o potencial de reabilitação e a capacidade funcional que a pessoa tem frente à sua limitação.[8]

Na sequência do compromisso em um ou vários sistemas corporais, muitas pessoas recorrem ou são referenciadas para os serviços de urgência de hospitais centrais, ficando, em muitas situações, internadas e com necessidade de cuidados de enfermagem de reabilitação.

É sabido que no âmbito do exercício profissional os Enfermeiros de Reabilitação devem usar uma metodologia científica que lhes permita conceber e implementar cuidados com o máximo rigor. Assim, e uma vez que antes de serem especialistas, são enfermeiros, em coerência com o processo de pensamento em enfermagem, colhem dados relevantes e diagnosticam alterações que conduzem a limitações da atividade e incapacidades; elaboram planos de cuidados com a intenção de promover capacidades adaptativas tendo em vista o autocontrole e o autocuidado; programam intervenções com o objetivo de reeducar as funções aos níveis cognitivo, motor, sensorial, respiratório, cardíaco, da eliminação e da sexualidade; avaliando, posteriormente, os resultados das intervenções executadas.[2]

De acordo com o sistema corporal acometido, algumas das áreas de atenção do Enfermeiro de Reabilitação diferem. Uma vez que neste capítulo não seria possível reunir todos os focos de atenção que os Enfermeiros de Reabilitação consideram na concepção de cuidados, foram selecionados os focos mais relevantes e/ou mais prevalentes nos diversos contextos da prática clínica e, especificamente, no âmbito da atenção terciária. Contudo, tal opção não significa que não se considerem outras áreas, muito pelo contrário. A pessoa é o sujeito-alvo do processo de cuidados e a atuação do Enfermeiro de Reabilitação deve visar sempre sua autonomia, estimulando ao máximo suas capacidades.

Independentemente dos sistemas corporais acometidos, no início do processo de reabilitação é frequente o Enfermeiro de Reabilitação dar enfoque à adesão ao regime de reabilitação, uma vez que será determinante para a continuidade e sucesso da reabilitação.

A **adesão ao regime de reabilitação** requer que o Enfermeiro de Reabilitação colha dados sobre a intenção do doente, a consciencialização da importância do regime de reabilitação, bem como sobre seu nível de conhecimento em relação a esse regime, uma vez que só assim identificará, de forma sustentada, diagnósticos de enfermagem nesta área de atenção, de que são exemplo os explanados na Tabela 8-1.

No âmbito da concepção de cuidados à pessoa com problemas cardiorrespiratórios, os focos de enfermagem mais frequentes são: ventilação, limpeza das vias aéreas, intolerância à atividade, movimento corporal, adesão ao regime terapêutico, gestão do regime terapêutico e autocuidado.[9]

Perante pessoas com problemas neurológicos, os Enfermeiros de Reabilitação centram-se, frequentemente, nos focos: movimento corporal, paresia, heminegligência unilateral, espasticidade, deglutição, comunicação, eliminação, equilíbrio, andar, autocuidado e comportamento sexual.[9]

No que se refere à concepção de cuidados à pessoa com problemas ortotraumatológicos, os Enfermeiros de Reabilitação centram-se, essencialmente, nos focos de atenção: adesão a precauções de segurança, movimento corporal, transferir-se, equilíbrio, andar, andar com auxiliar de marcha e autocuidado.[9]

Atendendo a que a continuidade do processo de reabilitação no domicílio depende da aquisição de conhecimento e do desenvolvimento de habilidades para a realização de exercícios, para a adoção de estratégias que permitam a concretização dos autocuidados e para a prevenção de complicações, no âmbito da concepção de cuidados, independentemente do processo corporal acometido, emergem com elevada relevância os focos de atenção no âmbito dos processos cognitivos, com destaque para o conhecimento e a capacidade.[9]

Face à impossibilidade de contemplar numa publicação deste tipo todas as particularidades no âmbito do processo de cuidados em enfermagem de reabilitação, em seguida, considerando alguns focos de atenção, serão enunciados exemplos de

Tabela 8-1. Adesão ao Regime de Reabilitação

Exemplos de diagnósticos	Exemplos de intervenções	Exemplos de resultados positivos
Adesão ao regime de reabilitação comprometido	▪ Analisar com a pessoa a importância da adesão ao regime de reabilitação ▪ Promover a adesão ao regime de reabilitação	Adesão ao regime de reabilitação melhorada
Falta de conhecimento sobre o regime de reabilitação	▪ Informar sobre regime de reabilitação ▪ Ensinar sobre regime de reabilitação	Conhecimento sobre o regime de reabilitação melhorado

diagnósticos, de intervenções e de resultados positivos. Importa referir que previamente à sua identificação, além de os Enfermeiros de Reabilitação avaliarem a condição atual da pessoa, consideram sempre sua condição prévia, dado que será determinante no estabelecimento dos objetivos.

No caso da pessoa com patologia respiratória são frequentes as limitações físicas e emocionais que condicionam as atividades de vida diárias, promovendo a inatividade, a progressão da doença e o medo.[10] Desse modo, os objetivos da reabilitação visam atenuar a sintomatologia, potencializar a capacidade para o exercício físico e para a autonomia, bem como melhorar a participação social, a qualidade de vida e o bem-estar da pessoa.

A **ventilação** que consiste em deslocar o ar para dentro e para fora dos pulmões com frequência e ritmo respiratórios determinados,[9] requer que o Enfermeiro de Reabilitação identifique precocemente sinais de alteração de frequência respiratória, ritmo respiratório, simetria do ritmo respiratório, profundidade da respiração, bem como utilização dos músculos acessórios. Além disso, no âmbito dos dados relevantes, devem ainda considerar-se o nível de conhecimento e de capacidade para executar técnicas que melhorem a ventilação. Nesse acompanhamento, na Tabela 8-2, apresentam-se exemplos de diagnósticos, intervenções e resultados.

Ainda no âmbito do processo do sistema respiratório, a presença de secreções e/ou obstruções no trato respiratório potencia o aumento do trabalho respiratório, com consequente deterioração do mesmo, bem como a possibilidade de processos inflamatórios, aumentando o risco de infecções, tornando-se por isso pertinente manter a permeabilidade das vias aéreas.[10] Nesta perspectiva, o Enfermeiro de Reabilitação intervém nesta área de atenção, com técnicas que potenciam a mobilização e/ou remoção das secreções com o objetivo de prevenir complicações, maximizar a funcionalidade e promover o bem-estar e a satisfação da pessoa.

Tabela 8-2. Foco de Atenção: Ventilação

Exemplos de diagnósticos	Exemplos de intervenções	Exemplos de resultados positivos
Ventilação comprometida	■ Assistir/Posicionar a pessoa ■ Executar/Assistir dissociação dos tempos respiratórios ■ Executar técnicas de reeducação diafragmática ■ Executar técnicas de reeducação costal (seletiva e/ou global)	Ventilação melhorada
Falta de conhecimento sobre técnicas respiratórias	■ Informar sobre técnicas respiratórias para melhorar a ventilação ■ Ensinar sobre técnicas respiratórias para melhorar a ventilação	Conhecimento melhorado sobre técnicas respiratórias
Capacidade para executar técnicas respiratórias comprometida	■ Instruir técnicas respiratórias para melhorar a ventilação ■ Treinar técnicas respiratórias para melhorar a ventilação ■ Incentivar o uso de técnicas respiratórias para melhorar a ventilação	Capacidade melhorada para executar técnicas respiratórias

A **limpeza da via aérea** caracterizada pelo processo de manter a passagem de ar ao longo do sistema respiratório por meio da capacidade para limpar as secreções e/ou obstruções no trajeto,[9] requer que o Enfermeiro de Reabilitação avalie a capacidade da pessoa para limpar secreções da via aérea, para gerar fluxo expiratório e mecanismos para limpar secreções da via aérea. O nível de conhecimento e a capacidade para executar técnicas para limpeza da via aérea também deverão ser avaliados. Na Tabela 8-3 estão explanados exemplos de diagnósticos, intervenções e resultados.

Na pessoa com problemas cardiorrespiratórios, a intolerância à atividade é também, frequentemente, identificada. Existem diversos fatores que potenciam a intolerância à atividade, podendo subdividir-se em: físicos, quando associados à condição física da pessoa e/ou necessidade terapêutica; emocionais, quando provocados por tensão emocional; intelectuais, associados à falta de conhecimento; e sociais, pelas restrições de interação social e/ou déficits nas acessibilidades. Neste sentido, nas situações de intolerância à atividade, o Enfermeiro de Reabilitação tem como propósito prevenir complicações, melhorar a funcionalidade, capacitar a pessoa e promover sua inclusão social.

A **intolerância à atividade** caracterizada por incapacidade ou falta de energia para executar atividades[9] requer que o Enfermeiro de Reabilitação avalie em tempo real o grau de esforço percebido pela pessoa. Além das manifestações de cansaço, importa avaliar o conhecimento e a capacidade da pessoa para usar estratégias de conservação de energia, para implementar estratégias adaptativas para realizar atividades do dia a dia e para executar exercícios de resistência.

A *Modified Borg Scale* (*Rating of Perceived Exertion*), em português Escala de Borg Modificada – Avaliação da Percepção Subjetiva de Esforço,[11] é um dos instrumentos de apoio à tomada de decisão.

Tabela 8-3. Foco de Atenção: Limpeza da Via Aérea

Exemplos de diagnósticos	Exemplos de intervenções	Exemplos de resultados positivos
Limpeza da via aérea comprometida	▪ Executar técnicas para limpeza da via aérea ▪ Executar/Assistir drenagem postural ▪ Executar/Assistir técnica de tosse ▪ Executar/Assistir manobras acessórias (vibração, percussão e compressão) ▪ Executar/Assistir *Huffing* e técnica de expiração forçada	Limpeza da via aérea melhorada
Falta de conhecimento sobre técnicas para limpeza da via aérea	▪ Informar sobre técnicas para limpeza da via aérea ▪ Ensinar sobre técnicas para limpeza da via aérea	Conhecimento melhorado sobre técnicas para limpeza da via aérea
Capacidade para executar técnicas para limpeza da via aérea	▪ Instruir técnicas para limpeza da via aérea ▪ Treinar técnicas para limpeza da via aérea ▪ Incentivar a executar técnicas para limpeza da via aérea	Capacidade melhorada para executar técnicas para limpeza da via aérea

Na Tabela 8-4 sugerem-se alguns exemplos de diagnósticos, intervenções e resultados inerentes ao foco de atenção intolerância à atividade.

No âmbito de outro sistema corporal, a **deglutição** é, com frequência, alvo da atenção do Enfermeiro de Reabilitação. O compromisso no processo de deglutição poderá estar associado a causas do foro neurológico e/ou estrutural, com consequências a diversos níveis, nomeadamente: desnutrição, desidratação, pneumonia por aspiração, doenças pulmonares crônicas, asfixia e morte.[12] De modo a evitar as complicações que possam ocorrer, o Enfermeiro de Reabilitação deve dar especial enfoque à capacidade da pessoa em deglutir, caracterizada pela passagem dos líquidos e dos alimentos fragmentados, pelo movimento da língua e dos músculos, da boca para o estômago pela orofaringe e esôfago.[9] A avaliação efetuada pelo Enfermeiro de Reabilitação deve ser indireta (estado de consciência, tosse e deglutição) e direta

Tabela 8-4. Foco de Atenção: Intolerância à Atividade

Exemplos de diagnósticos	Exemplos de intervenções	Exemplos de resultados positivos
Intolerância à atividade	■ Planear atividade física ■ Planear repouso ■ Supervisionar a resposta ao exercício	Intolerância à atividade melhorada
Falta de conhecimento sobre técnicas de conservação de energia	■ Informar sobre técnicas de conservação de energia ■ Ensinar sobre técnicas de conservação de energia	Conhecimento melhorado sobre técnicas de conservação de energia
Capacidade para executar técnicas de conservação de energia comprometida	■ Instruir sobre técnicas de conservação de energia ■ Treinar técnicas de conservação de energia	Capacidade para usar técnicas de conservação de energia melhorada
Falta de conhecimento sobre estratégias adaptativas para realizar atividades do dia a dia	■ Informar sobre estratégias adaptativas para realizar atividades do dia a dia ■ Ensinar sobre estratégias adaptativas para realizar atividades do dia a dia	Conhecimento melhorado sobre estratégias adaptativas para realizar atividades do dia a dia
Capacidade comprometida para programar estratégias adaptativas para realizar atividades do dia a dia	■ Instruir sobre estratégias adaptativas para realizar atividades do dia a dia ■ Treinar estratégias adaptativas para realizar atividades do dia a dia	Capacidade para programar estratégias adaptativas para realizar atividades do dia a dia melhorada
Falta de conhecimento sobre exercícios de resistência	■ Informar sobre exercícios de resistência ■ Ensinar sobre exercícios de resistência	Conhecimento melhorado sobre exercícios de resistência
Capacidade para executar exercícios de resistência	■ Instruir sobre exercícios de resistência ■ Treinar exercícios de resistência	Capacidade melhorada para executar exercícios de resistência

(ingestão de alimentos nas diferentes consistências - semissólidos, líquidos e sólidos). Na sequência dessa avaliação, constituem exemplos de dados relevantes o aumento do tempo de deglutição (para líquidos ou sólidos), acumulação involuntária de conteúdo alimentar na cavidade oral, ausência de encerramento dos lábios durante a deglutição, alteração na voz ("voz húmida") após deglutição e tosse até 3 minutos após a deglutição.

O nível de conhecimento e a capacidade da pessoa para executar a técnica de deglutição e para executar os exercícios para promoção da deglutição também deverão ser avaliados.

Como contribuição para a tomada de decisão existem vários instrumentos, sendo que um dos mais utilizados é a *Gugging Swallowing Screen* (GUSS).[11]

Na Tabela 8-5 apresentam-se alguns exemplos de diagnósticos, intervenções e resultados direcionados para o compromisso na deglutição.

Continuando para outros sistemas corporais, a imobilidade prolongada tem impacto prejudicial para o ser humano, com diversas repercussões. As perturbações neuromusculares

Tabela 8-5. Foco de Atenção: Deglutição

Exemplos de diagnósticos	Exemplos de intervenções	Exemplos de resultados positivos
Deglutição comprometida	▪ Assistir nas estratégias compensatórias ▪ Assistir nas técnicas de deglutição	Deglutição melhorada
Falta de conhecimento sobre estratégias compensatórias	▪ Informar sobre estratégias compensatórias ▪ Ensinar sobre estratégias compensatórias (posturais, sensoriais e de consistência)	Conhecimento melhorado sobre estratégias compensatórias
Capacidade comprometida para usar estratégias compensatórias	▪ Instruir sobre estratégias compensatórias ▪ Treinar sobre estratégias compensatórias	Capacidade melhorada para usar estratégias compensatórias
Falta de conhecimento sobre técnicas de deglutição	▪ Informar sobre técnicas de deglutição ▪ Ensinar sobre técnicas de deglutição	Conhecimento melhorado sobre técnicas de deglutição
Capacidade para executar técnicas de deglutição comprometida	▪ Instruir sobre técnicas de deglutição ▪ Treinar sobre técnicas de deglutição	Capacidade melhorada para executar técnicas de deglutição
Falta de conhecimento sobre exercícios para promoção da deglutição	▪ Informar sobre exercícios para promoção da deglutição ▪ Ensinar sobre exercícios para promoção da deglutição	Conhecimento melhorado sobre exercícios para promoção da deglutição
Capacidade comprometida para executar os exercícios para promoção da deglutição	▪ Instruir sobre exercícios para promoção da deglutição ▪ Treinar exercícios para promoção da deglutição	Capacidade melhorada para executar os exercícios para promoção da deglutição

(demarcadas pela perda da massa muscular), osteoarticulares (como resultado da atrofia muscular e desmineralização óssea), pulmonares e neurológicas são alguns dos exemplos das consequências da imobilidade.[13] Não obstante, importa focar o consequente impacto na dependência da pessoa, e na diminuição da sua qualidade de vida. Neste sentido, o Enfermeiro de Reabilitação deve intervir com um plano de reabilitação o mais precocemente possível, acompanhando a pessoa desde a fase crítica até a recuperação, tendo como objetivo melhorar a funcionalidade da pessoa, bem como prevenir complicações e promover interação social.

Neste acompanhamento, o **movimento corporal** caracterizado como movimento espontâneo, voluntário ou involuntário dos músculos e articulações,[9] é um foco de atenção relevante no âmbito do exercício profissional do Enfermeiro de Reabilitação. O prejuízo na mobilidade caracterizado pela diminuição da força muscular e/ou diminuição da mobilidade articular deve ser despistado precocemente. Além da avaliação do movimento muscular e articular, os Enfermeiros de Reabilitação devem avaliar o nível de conhecimento e a capacidade da pessoa em executar exercícios musculares e articulares, intervenção com potencial de prevenir complicações e garantir a obtenção de ganhos.

A *Medical Research Council Muscle Scale* é um dos instrumentos de apoio à tomada de decisão.[11]

Na Tabela 8-6 apresentam-se alguns exemplos de diagnósticos, intervenções e resultados correspondentes ao foco de atenção movimento corporal.

A **espasticidade**, caracterizada pela contração descontrolada dos músculos esqueléticos, aumento do tônus muscular, rigidez muscular e movimentos descoordenados,[9] requer que o Enfermeiro de Reabilitação colha dados em relação à mobilidade das articulações e ao tônus muscular, ao conhecimento sobre os exercícios musculoarticulares e a capacidade

Tabela 8-6. Foco de Atenção: Movimento Corporal

Exemplos de diagnósticos	Exemplos de intervenções	Exemplos de resultados positivos
Movimento corporal comprometido	■ Executar técnica de exercício muscular e articular [exercícios passivos, ativos assistidos e ativos resistidos] ■ Assistir exercícios de dissociação escapular ■ Assistir exercícios de dissociação pélvica ■ Assistir exercícios de ponte	Movimento corporal melhorado
Falta de conhecimento sobre exercícios musculoarticulares	■ Informar sobre exercícios musculoarticulares ■ Ensinar sobre exercícios musculoarticulares	Conhecimento melhorado sobre exercícios musculoarticulares
Capacidade comprometida para executar exercícios musculoarticulares	■ Instruir exercícios musculoarticulares ■ Treinar exercícios musculoarticulares ■ Incentivar a pessoa a executar exercícios musculares e articulares	Capacidade melhorada para executar exercícios musculoarticulares

para os executar, bem como ao conhecimento sobre os posicionamentos em padrão antiespástico e capacidade para executá-los e mantê-los.

A *Modified Ashworth Scale,* constitui importante instrumento de apoio à tomada de decisão.[11] Na Tabela 8-7 apresentam-se alguns exemplos de diagnósticos, intervenções e resultados.

O **equilíbrio**, manifestado pela segurança do corpo e coordenação dos músculos, ossos e articulações para movimentar-se, pôr-se de pé, sentar-se ou deitar-se,[9] requer que o Enfermeiro de Reabilitação colha dados em relação ao equilíbrio estático sentado, nomeadamente controle postural sentado, capacidade para manter simetria corporal quando sentado, sem apoio, bem como em relação ao equilíbrio estático em pé, especificamente no que se refere ao controle postural em pé, à capacidade para manter a estabilidade em pé com pés paralelos e à capacidade para manter a posição de pé, sem apoio. O nível de conhecimento sobre os exercícios para treino de equilíbrio e a capacidade de executá-los também devem ser avaliados.

Tabela 8-7. Foco de Atenção: Espasticidade

Exemplos de diagnósticos	Exemplos de intervenções	Exemplos de resultados positivos
Espasticidade	▪ Executar técnica de massagem ▪ Aplicar frio ▪ Aplicar calor ▪ Aplicar tala [oroinsuflável] ▪ Executar técnica de exercícios musculoarticulares ▪ Posicionar em padrão antiespástico	Espasticidade melhorada
Falta de conhecimento sobre exercícios musculoarticulares	▪ Informar sobre exercícios musculoarticulares ▪ Ensinar sobre exercícios musculoarticulares	Conhecimento melhorado sobre exercícios musculoarticulares
Capacidade comprometida para executar exercícios musculoarticulares	▪ Instruir sobre exercícios musculoarticulares ▪ Treinar exercícios musculoarticulares	Capacidade melhorada para executar exercícios musculoarticulares
Falta de conhecimento sobre posicionamentos em padrão antiespástico	▪ Informar sobre posicionamentos em padrão antiespástico [deitado/sentado] ▪ Ensinar sobre posicionamentos em padrão antiespástico [deitado/sentado]	Conhecimento melhorado sobre posicionamentos em padrão antiespástico
Capacidade comprometida para executar posicionamentos em padrão antiespástico	▪ Instruir sobre posicionamentos em padrão antiespástico [deitado/sentado] ▪ Treinar posicionamentos em padrão antiespástico [deitado/sentado] ▪ Incentivar posicionamentos em padrão antiespástico [deitado/sentado]	Capacidade melhorada para executar posicionamentos em padrão antiespástico

O Índice de Tinneti e a *Berg Balance Scale* constituem dois instrumentos de apoio à tomada de decisão.[11] Na Tabela 8-8 apresentam-se alguns exemplos de diagnósticos, intervenções e resultados.

Além do equilíbrio, outra área de atenção frequente do Enfermeiro de Reabilitação é o **andar** caracterizado pelo movimento do corpo de um lado para outro, conjuntamente com a capacidade de sustentar o corpo e andar a uma velocidade lenta, moderada ou rápida, de forma eficaz, bem como subir ou descer escadas ou rampas.[9] O compromisso no andar poderá estar associado a alterações sensoriais, motoras, patologias psiquiátricas, ortopédicas, cardíacas e/ou vasculares, assim como à idade.[14] Além disso, o andar pode ser visto como característica funcional do ser humano que permite a concretização do autocuidado, bem como a interação com o meio envolvente.[15] Assim sendo, o Enfermeiro de Reabilitação tem papel crucial neste foco de atenção, sendo sua ação direcionada para prevenir complicações, melhorar a função e implementar estratégias adaptativas (como a

Tabela 8-8. Foco de Atenção: Equilíbrio

Exemplos de diagnósticos	Exemplos de intervenções	Exemplos de resultados positivos
▪ Equilíbrio estático comprometido ▪ Equilíbrio dinâmico comprometido	▪ Executar técnica de treino de equilíbrio estático [sentado] ▪ Executar técnica de treino de equilíbrio estático [em pé] ▪ Executar técnica de treino de equilíbrio dinâmico	▪ Equilíbrio estático melhorado ▪ Equilíbrio dinâmico melhorado
Falta de conhecimento sobre exercícios para treino de equilíbrio	▪ Ensinar sobre exercícios para treino de equilíbrio estático [sentado] ▪ Ensinar sobre exercícios para treino de equilíbrio estático [em pé] ▪ Ensinar sobre exercícios para treino de equilíbrio dinâmico	Conhecimento sobre exercícios para treino de equilíbrio melhorado
Capacidade para executar exercícios para treino de equilíbrio comprometido	▪ Instruir sobre exercícios para treino de equilíbrio estático [sentado] ▪ Treinar exercícios para treino de equilíbrio estático [sentado] ▪ Incentivar exercícios para treino de equilíbrio estático [sentado] ▪ Assistir no treino de equilíbrio estático [sentado] ▪ Instruir sobre exercícios para treino de equilíbrio estático [em pé] ▪ Treinar exercícios para treino de equilíbrio estático [em pé] ▪ Incentivar exercícios para treino de equilíbrio estático [em pé] ▪ Assistir no treino de equilíbrio estático [em pé] ▪ Instruir sobre exercícios para treino de equilíbrio dinâmico ▪ Treinar exercícios para treino de equilíbrio dinâmico ▪ Incentivar exercícios para treino de equilíbrio dinâmico ▪ Assistir no treino de equilíbrio dinâmico	Capacidade para executar exercícios para treino de equilíbrio melhorada

utilização do auxiliar de marcha, por exemplo). O *Functional Ambulation Categories* é um dos instrumentos que permite categorizar o suporte físico necessário para pacientes que exercem marcha, auxiliando a tomada de decisão do profissional.[11]

Atendendo a que em muitas situações se faz necessário o uso de auxiliar de marcha, na Tabela 8-9 apresentam-se exemplos de diagnósticos, intervenções e resultados.

Em relação a outro sistema corporal, perante o compromisso no padrão de eliminação urinária, os Enfermeiros de Reabilitação devem identificar os fatores que contribuíram para as alterações, bem como suas consequências. Majoritariamente, o comprometimento na eliminação urinária pode ter origem em anomalias da bexiga de causa neurogênica (acidente vascular cerebral, Parkinson, lesão medular, esclerose múltipla...), de causa não neurogênica (tumores vesicais, cálculos vesicais, obstrução vesical...) ou em anomalias do esfíncter, por deficiência associada à cirurgia prévia.[16,17]

No âmbito da incontinência urinária, além do início, da frequência e dos fatores precipitantes, a sensação de plenitude antes e depois de urinar, a capacidade de adiar a micção após sentir vontade de urinar e a forma como a pessoa gere a incontinência constituem dados relevantes à tomada de decisão do Enfermeiro de Reabilitação. Na Tabela 8-10 estão explanados alguns exemplos de diagnósticos, intervenções e resultados.

Perante o compromisso no padrão de eliminação intestinal, os Enfermeiros de Reabilitação devem identificar os fatores que contribuíram para as alterações, bem como suas consequências. A etiologia das alterações da eliminação intestinal divide-se em congênita (como é o caso da doença de Hirschprung ou das malformações anais) e adquirida (causas

Tabela 8-9. Foco de Atenção: Andar com Auxiliar de Marcha

Exemplos de diagnósticos	Exemplos de intervenções	Exemplos de resultados postivos
Andar com auxiliar de marcha comprometido	Assistir no andar com auxiliar de marcha	Andar com auxiliar de marcha melhorado
Falta de conhecimento sobre andar com auxiliar de marcha	▪ Ensinar sobre auxiliar de marcha ▪ Informar sobre técnica de andar com auxiliar de marcha [em plano] ▪ Ensinar sobre técnica de andar com auxiliar de marcha [em plano] ▪ Ensinar sobre técnica de andar com auxiliar de marcha [a subir e descer escadas, no caso de canadianas]	Conhecimento melhorado sobre andar com auxiliar de marcha
Capacidade para andar com auxiliar de marcha comprometida	▪ Instruir sobre técnica de andar com auxiliar de marcha [em plano] ▪ Instruir sobre técnica de andar com auxiliar de marcha [a subir e descer escadas, no caso de canadianas] ▪ Treinar técnica de andar com auxiliar de marcha [em plano] ▪ Treinar técnica de andar com auxiliar de marcha [a subir e descer escadas, no caso de canadianas] ▪ Incentivar o andar com auxiliar de marcha	Capacidade melhorada para andar com auxiliar de marcha

traumáticas, neurológicas e lesões periféricas e centrais). Quando há comprometimento das vias motoras e sensoriais do sistema somático ou autônomo, a incontinência manifesta-se por uma alteração neurológica, conhecida como intestino neurogênico, sendo que na prática de enfermagem de reabilitação os mais frequentes são intestino neurogênico desinibido, intestino neurogênico reflexo e intestino neurogênico autônomo.[16,17]

O intestino neurogênico desinibido resulta, frequentemente, de lesões corticais e subcorticais acima do nível da vértebra C1, manifestando-se a incontinência com sensação de urgência. No intestino neurogênico reflexo que ocorre na sequência de leões medulares acima do nível vertebral D12 a L1, a incontinência intestinal ocorre sem pré-aviso do reflexo de massa. Por último, no intestino neurogênico autônomo, que resulta de lesões medulares na região vertebral de D12 a L1 ou abaixo, a incontinência intestinal é frequente.[16,17]

Neste contexto, o padrão de eliminação intestinal, o padrão de alimentação e hidratação, o uso de laxantes e a forma como a pessoa gere a incontinência constituem dados

Tabela 8-10. Foco de Atenção: Eliminação Urinária

Exemplos de diagnósticos	Exemplos de intervenções	Exemplos de resultados positivos
Incontinência urinária	■ Planear a ingestão de líquidos ■ Planear a eliminação urinária	Incontinência urinária melhorada
Autocontrole de continência urinária comprometido	■ Executar técnicas para controle da continência urinária (*estimulação suprapúbica, compressão abdominal, manobra de Valsalva, método credé*) ■ Informar sobre autocontrole de continência urinária ■ Informar sobre estratégias de autocontrole de continência urinária ■ Incentivar autocontrole de continência urinária	Autocontrole melhorado de continência urinária
Falta de conhecimento sobre planeamento da eliminação urinária	■ Informar sobre planeamento da eliminação urinária ■ Ensinar sobre planeamento da eliminação urinária	Conhecimento sobre planeamento da eliminação urinária melhorado
Falta de conhecimento sobre prevenção de maceração no períneo	■ Informar sobre maceração do períneo ■ Ensinar sobre maceração do períneo	Conhecimento melhorado sobre prevenção de maceração no períneo
Falta de conhecimento sobre exercícios do pavimento pélvico	■ Informar sobre exercícios de fortalecimento do pavimento pélvico ■ Ensinar sobre exercícios de fortalecimento do pavimento pélvico	Conhecimento sobre exercícios do pavimento pélvico melhorado
Capacidade para executar autocateterização da bexiga comprometida	■ Instruir para executar autocateterização da bexiga ■ Treinar para executar autocateterização da bexiga ■ Assistir na autocateterização da bexiga	Capacidade melhorada para executar autocateterização da bexiga

Tabela 8-11. Foco de Atenção: Eliminação Intestinal

Exemplos de diagnósticos	Exemplos de intervenções	Exemplos de resultados positivos
Incontinência intestinal	Planear o padrão de eliminação intestinal	Incontinência intestinal melhorada
Autocontrole de continência intestinal comprometido	■ Informar sobre autocontrole de continência intestinal ■ Informar sobre estratégias de autocontrole de continência intestinal ■ Incentivar autocontrole de continência intestinal	Autocontrole de continência intestinal melhorado
Falta de conhecimento sobre planeamento da eliminação intestinal	■ Informar sobre planeamento da eliminação intestinal ■ Ensinar sobre planeamento da eliminação intestinal	Conhecimento melhorado sobre planeamento da eliminação intestinal
Falta de conhecimento sobre vigilância da eliminação intestinal	■ Informar sobre vigilância da eliminação intestinal ■ Ensinar sobre vigilância da eliminação intestinal	Conhecimento melhorado sobre vigilância da eliminação intestinal
Falta de conhecimento sobre prevenção de maceração	■ Informar sobre prevenção de maceração cutânea ■ Ensinar sobre prevenção de maceração cutânea	Conhecimento melhorado sobre prevenção de maceração
Falta de conhecimento sobre regime dietético	■ Informar sobre regime dietético ■ Ensinar sobre regime dietético	Conhecimento sobre regime dietético melhorado
Falta de conhecimento sobre exercícios musculares pélvicos	■ Informar sobre exercícios musculares pélvicos ■ Ensinar sobre exercícios musculares pélvicos	Conhecimento melhorado sobre exercícios musculares pélvicos
Capacidade para executar técnica de irrigação intestinal comprometida	■ Instruir para executar técnica de irrigação intestinal ■ Treinar para executar técnica de irrigação intestinal ■ Assistir na técnica de irrigação intestinal	Capacidade para executar técnica de irrigação intestinal melhorada

relevantes à tomada de decisão do Enfermeiro de Reabilitação. Na Tabela 8-11 estão explanados alguns exemplos de diagnósticos, intervenções e resultados.

Além dos focos de atenção já apresentados, as pessoas manifestam, frequentemente, alterações do **comportamento sexual**. Embora esta área de atenção frequentemente requeira uma abordagem multidisciplinar, no âmbito da colheita de dados relevantes, o Enfermeiro de Reabilitação procura obter precocemente informações sobre a história sexual da pessoa, aproveitando esse momento para fazer esclarecimentos sobre o impacto da doença e do tratamento na sexualidade.[18] Tal como tem sido defendido, a reabilitação sexual deve ultrapassar as fronteiras da sexualidade genital, sendo que o Enfermeiro de Reabilitação terá papel fundamental na aceitação da pessoa em abordar a temática no sentido de desenvolver um comportamento sexual efetivo. Na Tabela 8-12 estão explanados diagnósticos, intervenções e resultados que podem emergir.

Tabela 8-12. Foco de Atenção: Comportamento Sexual

Exemplos de diagnósticos	Exemplos de intervenções	Exemplos de resultados positivos
Comportamento sexual comprometido	■ Gerir comportamento sexual inadequado ■ Aconselhar sobre comportamento sexual	Comportamento sexual melhorado
Falta de conhecimento sobre comportamento sexual	■ Analisar com a pessoa a importância do comportamento sexual adequado ■ Ensinar sobre comportamento sexual	Conhecimento sobre comportamento melhorado

Em relação ao autocuidado, é frequente o compromisso na capacidade para tomar banho, vestir-se/despir-se, usar sanitário e transferir-se, podendo, ainda, emergir necessidades em outros domínios. Importa referir que as intervenções planeadas e implementadas pelos enfermeiros podem enquadrar-se no sistema totalmente compensatório, parcialmente compensatório ou de apoio/educação.[19]

A **capacidade para tomar banho** caracterizada pela capacidade para lavar o corpo, na totalidade ou em parte,[9] requer que o Enfermeiro de Reabilitação avalie a capacidade da pessoa para todas as atividades que concretizam esse autocuidado nomeadamente: capacidade para abrir a torneira, regular a temperatura e fluxo da água; capacidade para obter objetos para o banho; capacidade para lavar a parte superior do corpo; capacidade para secar a parte superior do corpo; capacidade para lavar a parte inferior do corpo e capacidade para secar a parte inferior do corpo.[1] Além disso, no âmbito dos dados relevantes devem ainda considerar-se o nível de conhecimento e de capacidade para adotar técnicas de adaptação para tomar banho. Nesse segmento, a Tabela 8-13 apresenta exemplos de diagnósticos, intervenções e resultados.

Tabela 8-13. Foco de Atenção: Capacidade para Tomar Banho

Exemplos de diagnósticos	Exemplos de intervenções	Exemplos de resultados positivos
Capacidade para tomar banho comprometida	Assistir a pessoa a tomar banho	Capacidade para tomar banho melhorada
Falta de conhecimento sobre técnica de adaptação para tomar banho	■ Informar sobre técnica de adaptação para tomar banho ■ Ensinar sobre técnica de adaptação para tomar banho	Conhecimento melhorado sobre técnica de adaptação para tomar banho
Capacidade para usar técnica de adaptação para tomar banho comprometida	■ Instruir sobre técnica de adaptação para tomar banho ■ Treinar técnica de adaptação para tomar banho	Capacidade melhorada para usar técnica de adaptação para tomar banho
Falta de conhecimento sobre adaptação do domicílio para tomar banho	Ensinar sobre adaptação do domicílio para tomar banho	Conhecimento melhorado sobre adaptação do domicílio para tomar banho

No âmbito da **capacidade para vestir-se/despir-se**, o Enfermeiro de Reabilitação deve avaliar a capacidade da pessoa para a realização das atividades que concretizam esse autocuidado nomeadamente: capacidade para retirar as roupas da gaveta e do armário; capacidade para segurar as roupas; capacidade para vestir/despir roupas na parte inferior do corpo; capacidade para calçar/descalçar as meias; e capacidade para usar dispositivos de apoio.[1] Além disso, ainda no âmbito dos dados relevantes, devem-se considerar o nível de conhecimento e de capacidade da pessoa para adotar técnica de adaptação para vestir-se/despir-se. Neste segmento, a Tabela 8-14 apresenta exemplos de diagnósticos, intervenções e resultados.

A **capacidade para usar sanitário**, caracterizada pela capacidade para realizar atividades de usar o sanitário para urinar e defecar,[9] requer que o Enfermeiro de Reabilitação avalie a capacidade da pessoa para a realização das atividades que concretizam esse autocuidado nomeadamente: capacidade para se sentar e erguer do sanitário; capacidade para se posicionar no sanitário; capacidade para vestir-se/despir-se; capacidade para fazer higiene após urinar ou evacuar; e capacidade para ajustar a roupa.[1] Além disso, ainda no âmbito dos dados relevantes, devem considerar-se o nível de conhecimento e de capacidade da pessoa para adotar técnica de adaptação para usar sanitário. Neste segmento, a Tabela 8-15 apresenta exemplos de diagnósticos, intervenções e resultados.

A **capacidade para transferir-se**, caracterizada pela capacidade para se deslocar e mudar o corpo de um local para outro,[9] requer que o Enfermeiro de Reabilitação avalie a capacidade da pessoa para a realização das atividades que concretizam esse autocuidado nomeadamente: capacidade para mover o corpo na direção da beira da cama; capacidade para se sentar na cama e conseguir uma posição de equilíbrio; capacidade para se manter de pé, em posição equilibrada; capacidade para se transferir para a cadeira e capacidade para se transferir para a cama.[1] Além disso, ainda no âmbito dos dados relevantes, devem-se considerar o nível de conhecimento e de capacidade da pessoa para adotar técnica de adaptação para transferir-se. Neste segmento, a Tabela 8-16 apresenta exemplos de diagnósticos, intervenções e resultados.

Tabela 8-14. Foco de Atenção: Capacidade para Vestir-se/Despir-se

Exemplos de diagnósticos	Exemplos de intervenções	Exemplos de resultados positivos
Capacidade para vestir-se/despir-se comprometida	Assistir a pessoa a vestir-se/despir-se	Capacidade melhorada para vestir-se/despir-se
Falta de conhecimento sobre técnica de adaptação para vestir-se/despir-se	▪ Informar sobre técnica de adaptação para vestir-se/despir-se ▪ Ensinar técnica de adaptação para vestir-se/despir-se	Conhecimento melhorado sobre técnica de adaptação para vestir-se/despir-se
Capacidade para usar técnica de adaptação para vestir-se/despir-se comprometida	▪ Instruir sobre técnica de adaptação para vestir-se/despir-se ▪ Treinar técnica de adaptação vestir-se/despir-se	Capacidade para usar técnica de adaptação para vestir-se/despir-se melhorada

Tabela 8-15. Foco de Atenção: Capacidade para Usar Sanitário

Exemplos de diagnósticos	Exemplos de intervenções	Exemplos de resultados positivos
Capacidade comprometida para usar sanitário	Assistir a pessoa a usar sanitário	Capacidade melhorada para usar sanitário
Falta de conhecimento sobre técnica de adaptação para usar sanitário	▪ Informar sobre técnica de adaptação para usar sanitário ▪ Ensinar técnica de adaptação para usar sanitário	Conhecimento melhorado sobre técnica de adaptação para usar sanitário
Capacidade comprometida para usar técnica de adaptação para usar sanitário	▪ Instruir sobre técnica de adaptação para usar sanitário ▪ Treinar técnica de adaptação para usar sanitário	Capacidade melhorada para usar técnica de adaptação para usar sanitário
Falta de conhecimento sobre adaptação do domicílio para usar sanitário	Ensinar sobre adaptação do domicílio para usar sanitário	Conhecimento melhorado sobre adaptação do domicílio para usar sanitário

Tabela 8-16. Foco de Atenção: Capacidade para Transferir-se

Exemplos de diagnósticos	Exemplos de intervenções	Exemplos de resultados
Capacidade para transferir-se comprometida	Assistir a pessoa a transferir-se	Capacidade para transferir-se melhorada
Falta de conhecimento sobre técnica de adaptação para transferir-se	▪ Informar sobre técnica de adaptação para transferir-se ▪ Ensinar técnica de adaptação para transferir-se	Conhecimento melhorado sobre técnica de adaptação para transferir-se
Capacidade para usar técnica de adaptação para transferir-se comprometida	▪ Instruir técnica de adaptação para transferir-se ▪ Treinar técnica de adaptação para transferir-se	Capacidade melhorada para usar técnica de adaptação para transferir-se

ENFERMAGEM DE REABILITAÇÃO NA ATENÇÃO QUATERNÁRIA

A atenção quaternária é o nível mais elevado de prevenção em saúde, visando diminuir as intervenções das equipes de saúde, buscando impedir a intervenção médica, atuando na detecção de tratamentos inadequados, e preocupando-se, simultaneamente, com a capacitação das pessoas que necessitam de cuidados de saúde.[8] O nível quaternário implica o respeito pela autonomia da pessoa, o que pressupõe a possibilidade de esta aceitar ou rejeitar opções terapêuticas ou preventivas a ela oferecidas.

O Enfermeiro de Reabilitação no contexto de instituições de saúde especializadas na área da reabilitação tem papel fundamental na capacitação das pessoas, tendo em vista a transição para o domicílio e a reinserção social e profissional. Intervindo ao nível da reabilitação respiratória, do fortalecimento muscular e do treino de exercício, são significativos os ganhos constatados nas pessoas na execução das atividades básicas e instrumentais da vida diária, bem como na melhoria da sua qualidade de vida.

Os enunciados descritivos da qualidade do exercício profissional com especial enfoque neste nível de atenção são o bem-estar e autocuidado, a readaptação funcional e a inclusão social.[20]

Em relação ao *bem-estar e autocuidado*, além do ensino, da instrução e do treino do paciente e pessoas significativas sobre técnicas que facilitem a concretização das atividades inerentes ao autocuidado, o Enfermeiro de Reabilitação tem ainda competências para selecionar, prescrever, ensinar e supervisionar a utilização de produtos de apoio, desde ajudas técnicas ou dispositivos de compensação, que garantam a maximização da capacidade funcional da pessoa.[20]

No que se refere à readaptação funcional, neste nível de intervenção, além da maximização das capacidades funcionais da pessoa, tem especial enfoque a preocupação com a readaptação ao domicílio aperfeiçoando os recursos existentes e tentando ultrapassar os fatores ambientais que possam agravar as limitações e as dificuldades já existentes. Neste contexto, o envolvimento das pessoas significativas potencia o recrutamento de todos os recursos disponíveis após a alta para o domicílio.[20]

Relativamente à importância da inclusão social, quando o cuidado é prestado em instituições especializadas na área da reabilitação, tanto a pessoa como o cuidador/familiar cuidador são consciencializados para promover a participação da pessoa com deficiência na vida da comunidade, sendo, nesse âmbito, ensinadas algumas estratégias promotoras da inclusão ativa das pessoas com deficiência, incluindo as condições no domicílio, a melhoria de acesso ao emprego e à formação.[20]

No âmbito deste nível de atenção apraz-nos fazer referência às pessoas com lesão medular, que decorrente das sequelas necessitam de cuidados prestados pelos profissionais de saúde em hospitais e/ou centros especializados em reabilitação.

Sabe-se que a enfermagem de reabilitação apresenta uma função de destaque no decorrer do tratamento, na prevenção e na gestão eficaz das complicações que podem comprometer a funcionalidade e afetar a qualidade de vida da pessoa com lesão medular, sendo o enfermeiro a ligação entre as experiências vividas e o processo de readaptação à nova vida.

Neste contexto, a reabilitação é o processo que visa ajudar uma pessoa a atingir seu melhor potencial físico, psicológico, social, vocacional e educacional, compatível com seu déficit fisiológico ou anatômico, limitações ambientais, desejos e planos de vida, tendo por base o conceito holístico e utilizando uma combinação de vários profissionais para promover a recuperação da saúde.[21]

De acordo com a avaliação do estado de saúde do indivíduo, o enfermeiro especialista em enfermagem de reabilitação elabora e negocia o plano individual de intervenção onde deve incluir objetivos a curto e longo prazos, orientando-os nas vertentes, física, social e comportamental, de acordo com as incapacidades e necessidades encontradas.[22]

Em estudo recente os autores reconheceram ser de fundamental importância o acompanhamento no processo de reabilitação e atenção psicossocial; além de serem primordiais os investimentos na formação básica e na qualificação dos profissionais de saúde com vista a dimensionar possibilidades de reinserção no mercado de trabalho após a pessoa apresentar trauma raquimedular; reinserindo-a na sociedade, com seus potenciais, o mais rápido possível.[23]

Apesar de a lesão medular ser uma experiência difícil, que mobiliza a pessoa frente a situações difíceis de vivenciar, nem sempre a lesão medular é traduzida como um sentido negativo à vida das pessoas. A apropriação dessa condição após o trauma raquimedular mobiliza a pessoa a resgatar sua autoestima e sua autonomia para que possa definir planos a serem concretizados no futuro. O convívio com outras pessoas do mesmo grupo auxilia na troca de experiências vividas e vivenciadas, sugerindo a importância e a necessidade dos centros de reabilitação.[24]

As pessoas com lesão medular, mesmo com as limitações físicas e do grau de dependência impostos pela lesão, conseguem manter o sentido da "eficácia e da reorganização" da vida após a experiência vivenciada do trauma raquimedular, mesmo sabendo que essa condição atual é irreversível.[23] Promover a qualidade de vida faz com que haja melhor orientação para os objetivos da vida, tornando a pessoa capaz de se ajustar às suas novas limitações funcionais (que podem ser temporárias ou permanentes) e a importância de promover o processo de reabilitação, pois a lesão medular traumática altera drasticamente a vida da pessoa, da família e da sociedade.[25]

É fato que o processo de reabilitação tem a participação de diversos profissionais da saúde, mas entre eles têm especial destaque os profissionais de enfermagem, e particularmente os Enfermeiros de Reabilitação, pois ficam em período integral com a pessoa que necessita do cuidado, proporcionando cuidado holístico, orientando para que a pessoa se torne independente, pois o objetivo desse cuidado é capacitar para o autocuidado.[26]

ENFERMAGEM DE REABILITAÇÃO NA URGÊNCIA E EMERGÊNCIA

Embora as situações traumáticas sejam frequentes no contexto de urgência e emergência, as doenças do foro respiratório e neurológico são as que requerem maior intervenção dos Enfermeiros de Reabilitação.

No caso de compromisso no sistema respiratório, no âmbito da avaliação inicial, além da história clínica atual e pregressa e da história familiar, a avaliação física é extremamente importante para balizar a prioridade das intervenções. Neste sentido, a observação detalhada do tórax, a palpação, auscultação, inspeção e percussão; o despiste de alterações na frequência respiratória, nos tempos inspiratório e/ou expiratório, no ritmo respiratório, na profundidade da respiração, na utilização dos músculos acessórios da ventilação, bem como a limpeza da via aérea permitirão avaliar a gravidade da condição atual do paciente e planear as intervenções de enfermagem de reabilitação com potencial de estabilizar e/ou reverter os sinais e sintomas. No contexto de urgência/emergência é, ainda, fundamental a interpretação de alterações evidenciadas nos exames complementares de diagnóstico.

Na pessoa com patologia respiratória, a atuação do enfermeiro especialista em enfermagem de reabilitação está frequentemente centrada nos exercícios de expansão pulmonar, nas técnicas de limpeza da via aérea, nas alterações da força muscular e do equilíbrio.[27]

No caso dos doentes que se beneficiam de exercícios de expansão pulmonar, as intervenções do Enfermeiro de Reabilitação focam-se, essencialmente, na conscientização e controle da respiração; na dissociação dos tempos respiratórios; na expiração com os lábios semicerrados; na respiração diafragmática; no posicionamento terapêutico na cama; no levante precoce para o cadeirão (sempre que não existam contraindicações); no controle postural; na espirometria de incentivo; na reeducação diafragmática anterior, posterior e das hemicúpulas; e na reeducação costal, tanto global quanto seletiva.[27]

Nas situações em que é necessário assegurar a permeabilidade da via aérea e melhorar as trocas gasosas, as intervenções do Enfermeiro de Reabilitação centram-se nas técnicas de limpeza da via aérea, nomeadamente na drenagem postural; na vibroterapia; no aumento do fluxo expiratório; no ciclo ativo da respiração; bem como no ensino e instrução da tosse dirigida. Em situações de urgência/emergência é também frequente a necessidade de aspirar secreções.[27]

No caso de os doentes apresentarem alterações de equilíbrio, ainda que o tempo disponível nos contextos de urgência/emergência seja frequentemente reduzido, após avaliar as alterações no equilíbrio estático e dinâmico, o Enfermeiro de Reabilitação ajusta as intervenções à condição de cada paciente, investindo nas intervenções que garantirão maiores ganhos. Dessas intervenções destacam-se a colocação do paciente em frente a um espelho quadriculado; a tomada de consciência por parte do paciente de uma correta postura corporal; a estimulação de desequilíbrios no paciente na posição de sentado, de modo a treinar o controle postural ou a recuperação do equilíbrio; execução de treino da posição ortostática com ajuda de andarilho; marcha sobre uma linha; colocação de obstáculos no trajeto do paciente, para que este, com supervisão, consiga-os ultrapassar; marcha sobre almofadas; e se, indicado, correção de posições antiálgicas incorretas.[27]

Nas situações em que os doentes apresentam alterações da força muscular, após a avaliação das mesmas, destacam-se algumas das intervenções que podem emergir: posicionamentos na cama e na posição de sentado; técnica de massagem terapêutica; ensino e instrução de exercícios isométricos; realização de mobilizações passivas; execução da técnica de exercícios musculares e articulares ativo-assistidos e resistidos; ensino, instrução e treino de técnicas de transferências; ensino, instrução e treino para andar com ou sem auxiliares de marcha; e ensino, instrução e treino para a adoção de estratégias adaptativas na concretização das atividades básicas e instrumentais da vida diária.[27]

Uma vez que a adesão ao regime medicamentoso é fundamental para evitar descompensações respiratórias, perante o déficit de conhecimento e de capacidade para cumprir a terapêutica inalatória, o Enfermeiro de Reabilitação, em situações de urgência/emergência, tem papel crucial no ensino, instrução e treino da pessoa e/ou cuidador/familiar cuidador, nomeadamente nas situações em que, após o episódio de agudização, o paciente terá alta para o domicílio.

No caso de compromisso no sistema nervoso, no âmbito da avaliação inicial, além da história clínica atual e pregressa e da história familiar, na fase aguda, ou seja, em situações de urgência e emergência, o foco dos Enfermeiros de Reabilitação está na detecção precoce de alterações através da realização de um exame neurológico sistematizado e rigoroso, bem como na prevenção de complicações.

Quando do exame neurológico, com recurso de instrumentos que apoiam a tomada de decisão, o Enfermeiro de Reabilitação avalia a consciência, os nervos cranianos, a função motora, a sensibilidade, o equilíbrio, a marcha, a dependência no autocuidado, a capacidade para deglutir e para comunicar.

Com relação à avaliação da consciência, com base na Escala de Coma de Glasgow serão considerados os parâmetros: abertura dos olhos, resposta verbal e resposta motora. No âmbito da avaliação dos pares cranianos serão cuidadosamente despistadas as alterações no olfativo (Par craniano I), no ótico (Par craniano II), no oculomotor (Par craniano III), no troclear (Par craniano IV), no trigêmio (Par craniano V), no abducente (Par craniano VI), no facial (Par craniano VII), no vestibulococlear (Par craniano VIII), no glossofaríngeo (Par craniano IX), no vago (Par craniano X), no acessório (Par craniano XI) e no hipoglosso (Par craniano XII).

Na função motora, além da avaliação da força muscular, com recurso à *Medical Research Council Muscle Scale*, é também avaliado o tônus muscular, usando a *Modified Ashworth Scale*.[11] Quanto à sensibilidade, serão considerados todos os tipos: tátil, térmica, dolorosa, proprioceptiva e vibratória.

De modo a avaliar concomitantemente o equilíbrio e a marcha, frequentemente é usado o Índice de Tinneti, que no componente equilíbrio considera o equilíbrio sentado, o levantar-se, as tentativas para se levantar, o equilíbrio de pé imediato (primeiros 5 segundos), o equilíbrio de pé, o teste de 3 tempos, o teste de Romberg, a solicitação para que o paciente gire sobre si, em 360°, bem como a segurança/insegurança dos movimentos ao sentar-se. No que se refere à componente marcha, é considerado o início da marcha, o comprimento e altura dos passos, a simetria dos passos, a continuidade dos passos, a direção, o tronco, bem como a distância dos tornozelos.

Pelo risco de aspiração, a avaliação da deglutição é extremamente importante nas situações de urgência/emergência, devendo ser obrigatoriamente realizada antes da administração de comida e/ou medicação. Além da avaliação da integridade da cavidade oral, devem ser avaliados os pares cranianos envolvidos bem como a deglutição propriamente dita.[28] Importa referir que os pares cranianos com envolvimento direto na deglutição são: trigêmio (V par), facial (VII par), glossofaríngeo (IX par), vago (X par) e hipoglosso (XII par). Ainda que em casos de urgência/emergência não seja exequível a reeducação da deglutição, as técnicas posturais ajudam a prevenir complicações. Estas técnicas consistem em mudanças de postura que vão permitir que a gravidade influencie a forma como o bolo alimentar vai se deslocar. De entre elas destacam-se a flexão cervical e a rotação cervical para o lado afetado.[28]

No âmbito dos processos patológicos que culminam em compromisso no sistema nervoso, as doenças cerebrovasculares são as mais frequentes, particularmente o acidente vascular cerebral (AVC), classificado como a segunda principal causa de morte em todo o mundo.[29] Considerado como uma emergência médica, o AVC exige avaliação rápida para determinar a possível etiologia e executar medidas para restabelecer a circulação cerebral e minimizar os danos, que infelizmente são graves e frequentes. Neste contexto, com os conhecimentos e competências que possuem, os Enfermeiros de Reabilitação, além de colaborarem na detecção precoce de alterações potencialmente graves, são cruciais na avaliação contínua do doente, despistando, atempadamente, sinais e sintomas tradutores de agravamento e instabilidade.

Outro evento crítico com especial destaque na área de urgência/emergência é o trauma raquimedular. Nestes casos, o atendimento especializado pode auxiliar no aumento da sobrevida e propiciar melhor qualidade de vida não só para a pessoa com trauma raquimedular, para os seus cuidadores e familiares, mas também para a sociedade.[30]

Os cuidados de saúde relacionados com o tratamento e a reabilitação de traumas raquimedulares têm importância significativa na economia, já que impactam, significativamente, no orçamento da saúde pública e da previdência, tendo em vista o alto nível de complexidade de cuidados assegurados a essas pessoas, e o alto custo na realização do seu tratamento. Acresce que essas lesões ocorrem, principalmente, em populações em idade produtiva, impactando ainda mais negativamente na economia do país.[31]

REFERÊNCIAS BIBLIOGRÁFICAS

1. Ribeiro OM, Pinto CA, Regadas SC. A pessoa dependente no autocuidado: implicações para a Enfermagem. Rev Enf Ref. 2014;4(1):25-36.
2. Portugal. Regulamento nº 392/2019, de 3 de maio de 2019. Dispõe o Regulamento das competências específicas do enfermeiro especialista em Enfermagem de Reabilitação. Diário da República. 2019 maio; 2ª série. p. 13565–13568.
3. Schoeller S, Martins M, Gomes B, Lima D, Padilha M. Breve panorama mundial da Enfermagem de reabilitação. Revista Portuguesa de Enfermagem de Reabilitação [Internet]. 2018;1(1):6-12.

Mendonça A. A visibilidade da Unidade de Cuidados na Comunidade - Relatório de Trabalho de Projeto apresentado para a obtenção do grau de Mestre na especialidade de Enfermagem Comunitária [dissertação na Internet]. Santarém (Portugal): Instituto politécnico de Santarém – Escola Superior de Saúde de Santarém; 2013. Disponível em: https://repositorio.ipsantarem.pt/bitstream/10400.15/1213/1/A%20visibilidade%20da%20Unidae%20de%20Cuidados%20na%20Comunidade.pdf

4. Ribeiro RM. Cuidados de Enfermagem prestados pelas Equipas de Cuidados Continuados Integrados – Satisfação dos Utentes e Cuidadores [Dissertação]. Porto (Portugal): Escola superior de enfermagem do Porto; 2014. Disponível em: https://comum.rcaap.pt/bitstream/10400.26/9540/1/Disserta%C3%A7%C3%A3o%20de%20Mestrado%20-%20Rog%C3%A9rio%20M.%20Ribeiro.pdf.
5. Meleis AI, Sawyer LM, Im EO, Messias DK, Schumacher K. Experiencing transitions: an emerging middle-range theory. Advances nursing science [Internet]. 2000;23(1):12-8.
6. Almeida LM. Da prevenção primordial à prevenção quaternária. Prevenção em Saúde [Internet]. 2005;23(1):91-6.
7. Navegador ICNP [Internet]. Genebra: Conselho Internacional de Enfermeira (ICN)s; c2019. Acesso em 10 abril 2021. Disponível em: https://www.icn.ch/what-we-do/projects/ehealth-icnptm/icnp-browser.
8. Ordem dos Enfermeiros. Reabilitação Respiratória [Internet]. Lisboa: Ordem dos Enfermeiros; 2018. Acesso em 10 abril 2021. Disponível em: https://www.ordemenfermeiros.pt/media/5441/gobp_reabilita%C3%A7%C3%A3o-respirat%C3%B3ria_mceer_final-para-divulga%C3%A7%C3%A3o-site.pdf.
9. Ordem dos Enfermeiros. Instrumentos de colheita de dados para a documentação dos Cuidados Especializados em Enfermagem de Reabilitação [Internet]. Lisboa: Ordem dos Enfermeiros; 2019. Acesso em 11 de abril 2021. Disponível em: https://www.ordemenfermeiros.pt/arquivo/colegios/Documents/2017/InstRecolhaDadosDocumentacaoCuidEnfReabilitacao_Final_2017.pdf.
10. American Speech-Language-Hearing Association (ASHA). Dysphagia Adult. [Internet] 2020. Acesso em 11 de abril 2021. Disponível em: www.asha.org/Practice-Portal/Clinical-Topics/Adult-Dysphagia/
11. Alcobia A, Ferreira R, Soares M, Vieira J. Enfermagem de reabilitação a pessoas idosas com andar comprometido. Journal of Aging and Innovation [Internet]. 2019;8(2):28-43. Acesso em 10 de abril 2021. Disponível em: http://journalofagingandinnovation.org/wp-content/uploads/3JAIV8E2.pdf.
12. Pirker W, Katzenschlager R. Gait disorders in adults and the elderl. Wien Klin Wochenschr [Internet]. 2017;129:81–5.
13. Peças D. A intervenção do enfermeiro especialista em enfermagem de reabilitação na recuperação da marcha. [Dissertação na Internet]. Lisboa (Portugal): Escola Superior de Enfermagem de Lisboa; 2016. Disponível em: http://hdl.handle.net/10400.26/17517.
14. Redol F, Rocha C. Avaliação da função Eliminação. In: Marques-Vieira C, Sousa L (Orgs.). Cuidados de Enfermagem de Reabilitação à Pessoa ao Longo da Vida. Loures: Lusididacta; 2016. p. 189-202.
15. Rocha C, Redol F. Intervenção de enfermagem com a pessoa com alterações da eliminação vesical e instestinal. In: Marques-Vieira C, Sousa L (Orgs.). Cuidados de Enfermagem de Reabilitação à Pessoa ao Longo da Vida. Loures: Lusodidacta; 2019. p. 271-9.
16. Lourenço H. Avaliação da saúde sexual. In: Marques-Vieira C, Sousa L (Orgs.). Cuidados de Enfermagem de Reabilitação à Pessoa ao Longo da Vida. Loures: Lusodidacta; 2016. p. 203-11.
17. Orem D. Nursing: Concepts of practice, 6th ed. St. Louis: Mosby; 2001.
18. Portugal. Regulamento nº 350/2015, de 22 de junho de 2015. Dispõe o Regulamento dos Padrões de Qualidade dos Cuidados Especializados em Enfermagem em Enfermagem de Reabilitação. Diário da República. 2015; 2ª série, p. 16655-16660. Disponível em: https://www.ordemenfermeiros.pt/arquivo/legislacao/Documents/LegislacaoOE/RegulamentoPadQualidadeCuidEspecializEnfReabilitacao_DRJun2015.pdf.

19. Vieira C, Sousa L. Cuidados de enfermagem de reabilitação à pessoa ao longo da vida. Portugal: Lusodidacta; 2016.
20. Caldas AJ, Araújo CAC. A práxis da enfermagem de reabilitação e os contributos da osteopatia. Rev Enf Ref [Internet]. 2020;5(1):e19076-e19076.
21. Cavalcante ES, Pessoa Junior JM, Freire ILS, Cavalcante CAA, Miranda FAN. Social representations of fishermen with spinal cord injury: impacts and life trajectory. Rev Bras Enferm. 2017;70(1):132-8.
22. Vasco CC, Franco MHP. Indivíduos paraplégicos e o significado construído para a lesão medular em suas vidas. Psicol Cienc Prof [Internet]. 2017;37(1):119-31.
23. Ribeiro J, Monteiro S, Bártolo A. Ajustamento psicossocial pós-lesão vetebro-medular-associação entre autó-eficácia e sentido na vida. Psic. Saúde & Doenças. 2016;17(3):441-53.
24. Schoeller SD, Bento LM, Lorenzetti J, Klein AC, Pires D. Processo de trabalho em reabilitação: a perspectiva do trabalhador e do usuário. Aquichan. 2015;15(3):403-12.
25. Falé MJ. Na especificidade, a evidência do impacto das intervenções do enfermeiro especialisra em enfermagem de reabilitação no doente com patologia respiratória crónica, no serviço de urgência [Dissertação na Internet]. Portalegre (Portugal): Instituto Politécnico de Portalegre, Escola Superior de Saúde de Portalegre; 2016. Disponível em https://comum.rcaap.pt/handle/10400.26/14591.
26. Braga R. Avaliação da função deglutição. In: Marques-Vieira C, Sousa L (Orgs.). Cuidados de Enfermagem de Reabilitação à Pessoa ao Longo da Vida. Loures: Lusodidacta; 2016. p. 181-8.
27. Donkor ES. Stroke in the 21st Century: A Snapshot of the Burden, Epidemiology, and Quality of Life. Stroke Res Treat. 2018;1-10.
28. Schoeller SD, Grumann ARS, Martini AC, Forner S, Sader LT, Nogueira GC. Conhecer para cuidar: caracterização de pessoas com lesão medular atendidas em um centro de reabilitação. Fisioter Mov. 2015;28(1):77-83.
29. Maas F, Moser GA, Goettens DA, Lima JF, Souza SS, Aguiar DC. Characterization of traumatic spinal cord injuries: an integrative review of the literature. Sci Elec Arch. 2020;13(5):90-5.

TECNOLOGIAS ASSISTIVAS NA REABILITAÇÃO

CAPÍTULO 9

Ana da Conceição Alves Faria ▪ Dhayana Loyse da Silva
Michellhe Marcossi Cintra ▪ Nicholas Roberto Drabowski

RESUMO
O aumento do número de pessoas com limitações funcionais ao nível da atividade e participação, causadas por algum tipo de incapacidade, torna premente a consideração de estratégias para as atenuar e compensar. As tecnologias assistivas surgem como recursos e serviços de primeira linha na abordagem às limitações funcionais sendo por isso necessário refletir sobre o impacto destas nos seus utilizadores. **Objetivo:** Compreender os benefícios da utilização da tecnologia assistivas na vida de pessoas dependente, idosas ou com deficiência. **Conclusão:** As tecnologias assistivas trazem importantes contributos na reabilitação das pessoas dependente, idosas ou com deficiência, aproximando o contexto às necessidades das pessoas.

INTRODUÇÃO
Uma das maiores conquistas do século XXI foi o aumento da longevidade. Não há dúvida de que o envelhecimento da população revela-se como uma tendência positiva que está intimamente ligada à maior eficácia das políticas de saúde, sociais, econômicas e à melhor intervenção no meio ambiente. Contudo, também emerge a necessidade de serem implementadas estratégias que minimizem as barreiras de acesso para idosos, pessoas dependentes ou com deficiências físicas, mentais ou sensoriais, nomeadamente as tecnologias assistivas.

A Tecnologia Assistiva (TA) é uma área de extrema importância, valorizada pelos diversos órgãos da sociedade, impulsionada pelo paradigma da inclusão social, que defende a participação de pessoas com deficiência nos diversos ambientes da sociedade, nomeadamente escolas, trabalho, atividades de vida diária e de lazer.

Apesar da crescente demanda da área, as pesquisas e projetos de TA ainda são diminutos. O tema tem ficado restrito às pessoas com deficiência e aos especialistas envolvidos com estas pessoas.

HISTÓRIA DA TECNOLOGIA ASSISTIVA
Nos anos 1970, na Inglaterra, o conceito mais parecido ao de tecnologias assistivas (TA) designava-se ferramentas de sobrevivência que consistiam em produtos que ajudavam as pessoas com incapacidade/deficiência, aproveitando a evolução tecnológica.[1]

Em 1988 cria-se, nos Estados Unidos, a Lei-Pública 100-407, American With Disabilities Act, que regula os direitos das pessoas com deficiência e define os critérios e bases legais que regulamentam os subsídios para adquirir os materiais que se designam de Assistive Technology.[2]

Na Europa o conceito de TA é traduzido para ajudas técnicas ou produtos de apoio. Estes termos são utilizados pelo consórcio EUSTAT (Empowering Users Through Assistive Technology), que define como sendo todos os produtos e serviços essenciais à compensação de limitações funcionais, permitindo a independência e aumentando a qualidade de vida das pessoas com deficiência e/ou idosos. Em 2007, o conceito de ajudas técnicas foi alterado para produtos de apoio por meio da realização da norma internacional ISO 9999:2007.[2]

No Brasil, algumas políticas públicas têm contribuído para gerar demandas da importância da TA. A Política Nacional de Educação Especial na Perspectiva da Educação Inclusiva,[3] com suas normas e orientações para a inclusão de crianças, jovens e adultos com deficiência nas escolas regulares, tem demonstrado a importância dos recursos da TA para a plena participação desses alunos, não só no ambiente escolar, mas para permitir todos os processos de aprendizagem, nomeadamente o *standing frame*, *mouse* vertical, teclados alternativos etc. A Política de Inclusão Digital[4] foi também primordial na garantia da acessibilidade em diversos espaços públicos, por meio de ações que possibilitam a implantação e a manutenção de telecentros públicos e comunitários.

Outro importante contributo foi o Decreto 5.296/04, em seu artigo 47º,[5] ao tornar obrigatório que os portais e sítios eletrônicos da administração pública garantam a acessibilidade para deficientes visuais. O Comitê Brasileiro de Acessibilidade também expressa na norma 15599:2008 orientações para a acessibilidade em espaços virtuais.[6]

Em 2007 foi criado o Programa de Direitos de Cidadania das Pessoas com deficiência e o Comitê de ajudas técnicas definiu tecnologias assistivas, assim como o aporte financeiro para a comparticipação destes produtos. Também o Modelo de Acessibilidade de Governo Eletrônico - e-MAG,[7] expressa um conjunto de recomendações para que o processo de acessibilidade dos sítios e portais do governo brasileiro seja orientado de forma padronizada e de fácil implementação para a pessoa com deficiência.

Não obstante, o Decreto 6.949/09[4] promulgou a Convenção Internacional sobre os Direitos das Pessoas com Deficiência, elaborada pela Organização das Nações Unidas (ONU). Nesta Declaração internacional, em seu artigo 9º, alínea g, expressa a obrigatoriedade da promoção da acessibilidade a novos sistemas e tecnologias da informação e comunicação às pessoas com deficiência.[8]

O Plano Nacional dos Direitos da Pessoa com Deficiência, nomeadamente o Plano Viver sem Limites, instituído pelo Governo Federal em 2011, foi outro importante marco histórico na inclusão das TA.[9] No eixo temático "acessibilidade" menciona ações voltadas para a ampliação do número de produtos desta área, designadamente por meio da criação de linha de crédito (BB Crédito), facilitando a aquisição de recursos de TA e o investimento em pesquisas e projetos.[10]

DEFINIÇÃO DE TECNOLOGIA ASSISTIVA

Apesar do progresso na definição de políticas de acessibilidade, ainda há um longo caminho no aperfeiçoamento do avanço tecnológico para a abertura de novos caminhos, soluções e perspectivas no âmbito da TA.

Analisando todo o percurso mundial nesta área, podemos definir que as Tecnologias Assistivas são os recursos e serviços assistivos, adaptativos e reabilitativos, desenvolvidos e aplicados para reduzir os problemas enfrentados por pessoas com limitações da capacidade funcional, nomeadamente pessoas com deficiência ou a população idosa.[11] De acordo com a Organização Internacional de Normalização (2007),[12] as tecnologias assistivas são *"qualquer produto instrumento equipamento ou sistema técnico que pode ser usado por uma pessoa portadora de deficiência, especialmente produzido ou disponível que previne, compensa, atenua ou neutraliza a incapacidade".*

Estas tecnologias assistivas têm como objetivo promover a autonomia, independência, inclusão social e qualidade de vida das pessoas, pois melhoram a comunicação, a mobilidade, o controle do ambiente, as habilidades físicas e psicológicas e a realização de Atividades da Vida Diária (AVD).[13,14] Radabaugh (1993)[15] acrescenta que *"Para as pessoas, a tecnologia torna as coisas mais fáceis. Para as pessoas com deficiência, a tecnologia torna as coisas possíveis."*

Os recursos são todo e qualquer item, equipamento ou parte dele, produto ou sistema utilizado para aumentar, manter ou melhorar as capacidades funcionais das pessoas com deficiência. Podem variar de um simples instrumento a um sistema complexo. Há recursos considerados como prioritários em razão de sua necessidade absoluta de manter ou melhorar a funcionalidade individual, estando por isso disponíveis a um custo que a comunidade ou o Estado possam pagar ou subsidiar.[16] Nos recursos considerados não prioritários estão incluídos recursos para a mobilidade manual e elétrica, recursos para a comunicação alternativa, como aparelhos de escuta assistida e auxílios visuais, recursos para o autocuidado, assim como recursos adaptativos para a inclusão escolar e no trabalho.[17]

Os serviços são definidos como aqueles que auxiliam diretamente uma pessoa com deficiência a selecionar, comprar ou usar os recursos acima descritos, sendo prestados profissionalmente à pessoa com deficiência com o objetivo de ajudar a selecionar, obter, experimentar e treinar o uso de um de novos equipamentos. Os serviços de tecnologia assistiva normalmente são transdisciplinares, envolvendo profissionais de diversas áreas, como: Enfermagem, Medicina, Fisioterapia, Terapia ocupacional, Fonoaudiologia, Educação, Psicologia, Engenharia, Arquitetura, *Design* etc.

Categorias das Tecnologias Assistivas

A aplicação de Tecnologias Assistivas (TA) envolve inúmeras possibilidades, envolvendo desde tarefas básicas de autocuidado (mobilidade, higiene, preparo de alimentos, tarefas ocupacionais), comunicação, promoção da acessibilidade até atividades de lazer e de trabalho.

Tecnologias Assistivas para Mobilidade

As tecnologias assistivas para a mobilidade (Fig. 9-1) são consideradas todos os equipamentos e recursos que promovem mobilidade e deslocação da pessoa com deficiência motora, nomeadamente cadeiras de rodas manuais e motorizadas, andadores, *scooters* de 3 rodas, bases móveis, dispositivos de plano inclinado e qualquer outro veículo utilizado na melhoria da mobilidade pessoal.

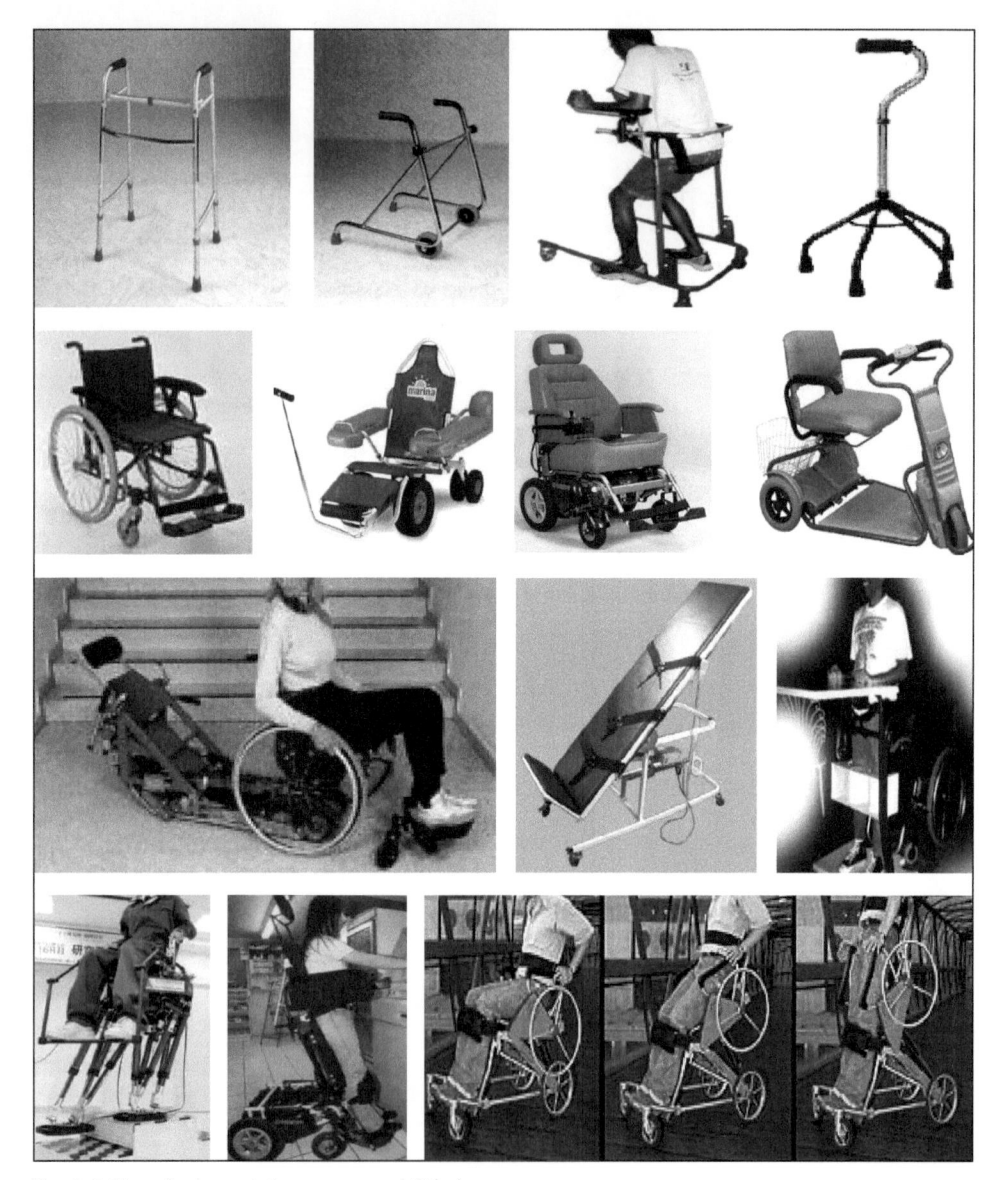

Fig. 9-1. Tecnologias assistivas para a mobilidade.

TECNOLOGIAS ASSISTIVAS NA REABILITAÇÃO 165

Tecnologias Assistivas para Adequação Postural

Ter uma postura ergonômica e confortável é fundamental para que se consiga um bom desempenho funcional. A seleção de equipamentos que garantam posturas alinhadas, estáveis, boa distribuição do peso corporal e fundamental para a prevenção de úlceras de pressão e deformidades, melhoria do tônus postural, assim como facilitação da ventilação e processo digestivo. Englobam-se: almofadas, estabilizadores ortostáticos, superfícies de trabalho, poltronas, apoios de tronco alto, apoios de cabeça, cintos de segurança etc., conforme a Figura 9-2.

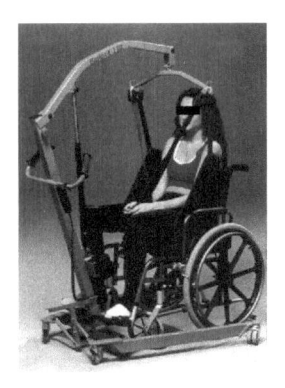

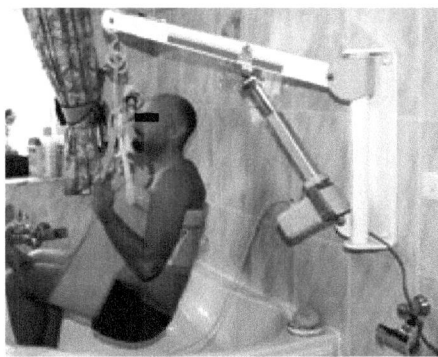

Tecnologias Assistivas para Transferência

Relativamente aos equipamentos de apoio à transferência destacam-se os elevadores e gruas de transferência, conforme Figura 9-3.

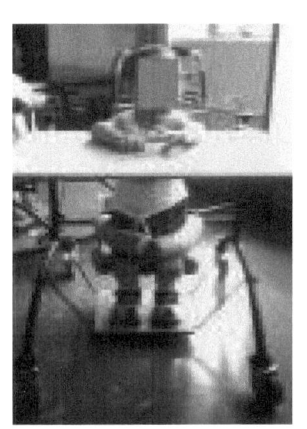

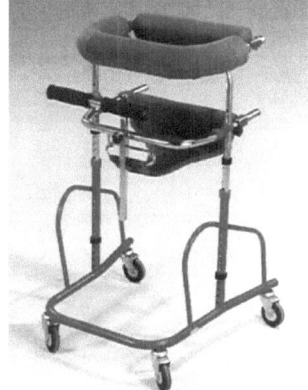

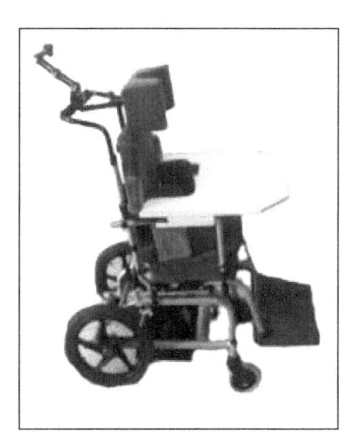

Fig. 9-2. Tecnologias assistivas para adequação postural.

Fig. 9-3. Tecnologias assistivas para transferência.

Tecnologias Assistivas para Autocuidado: Higiene, Sanitário, Vestir/Despir e Alimentação

As tecnologias assistivas para o autocuidado são consideradas todos os equipamentos que promovem o autocuidado: higiene, sanitário, vestir/despir e alimentação das pessoas com deficiência para que seja o próprio a executar ou facilite o cuidador nesta atividade, pela adaptação do contexto às suas necessidades, nomeadamente cadeiras higiênicas, cabos longos de higiene, alteador de sanitário, pinças de cabo longo, talheres adaptados etc. (Fig. 9-4).

Tecnologias Assistivas para Acessibilidade

Relativamente às adaptações estruturais que promovem a acessibilidade destacam-se as rampas, elevadores, adaptações em banheiros entre outras, que retiram ou reduzem as barreiras físicas, facilitando a locomoção da pessoa com deficiência (Fig. 9-5).

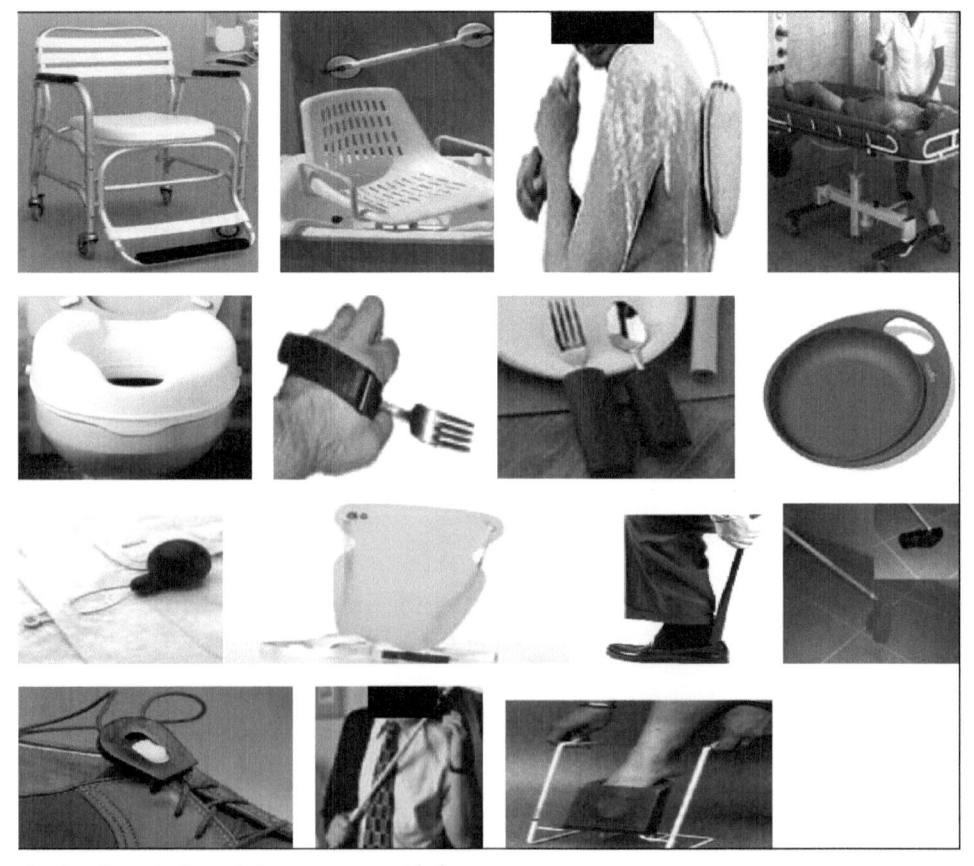

Fig. 9-4. Tecnologias assistivas para autocuidado.

TECNOLOGIAS ASSISTIVAS NA REABILITAÇÃO 167

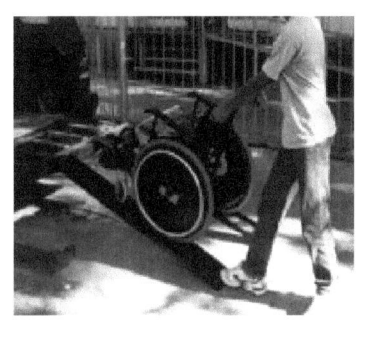

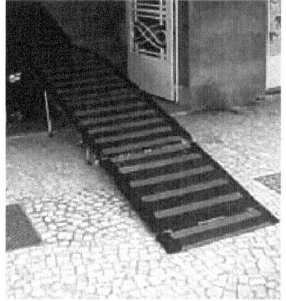

Fig. 9-5. Tecnologias assistivas para acessibilidade.

Tecnologias Assistivas para Escrita e Leitura

Computadores, facilitadores de preensão, suportes de lápis e canetas (cabos grossos, para mão, para dedos etc.), suporte de livros, talas com suportes, lentes, livros e revistas em braille (Fig. 9-6).

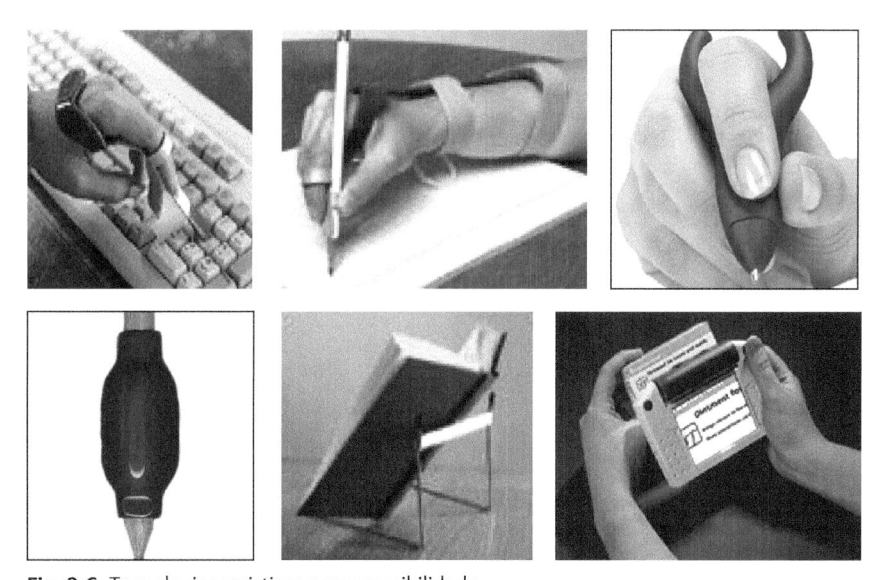

Fig. 9-6. Tecnologias assistivas para acessibilidade.

Tecnologias Assistivas para Comunicação

Recursos, eletrônicos ou não, que permitem a comunicação expressiva e receptiva das pessoas sem a fala ou com limitações da mesma. São muito utilizadas as pranchas de comunicação (com símbolos, letras ou palavras escritas), computadores com *softwares* específicos, acessórios para computadores (teclados modificados, teclados virtuais com varredura, *mouses* especiais e acionadores diversos, *software* de reconhecimento de voz, scanner, ponteiras de cabeça por luz, entre outros; monitores especiais que sintetizam a voz, *software* leitor de texto, impressoras braille etc.), vocalizadores e facilitadores de audição (Fig. 9-7).

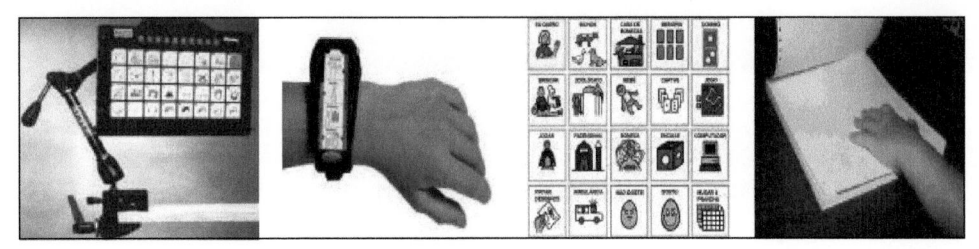

Fig. 9-7. Tecnologias assistivas para comunicação.

Sistemas de Controle de Ambiente-Controle Remoto

Sistemas eletrônicos que permitem que as pessoas com limitações funcionais controlem remotamente aparelhos eletrônicos, sistemas de segurança, entre outros, acionados de forma direta ou por varredura, colocados em qualquer parte do corpo, que podem ser movidos por pressão, tração, sopro, piscar de olhos, por comando e voz etc.) (Fig. 9-8).

Através desse controle, as pessoas com limitações motoras podem ligar, desligar e ajustar aparelhos elétricos e eletrônicos como a luz, o som, televisores, ventiladores, abrir ou fechar portas, janelas e persianas, receber e fazer chamadas telefônicas, acionar sistemas de segurança localizados nas diversas divisões da casa ou mesmo fora.

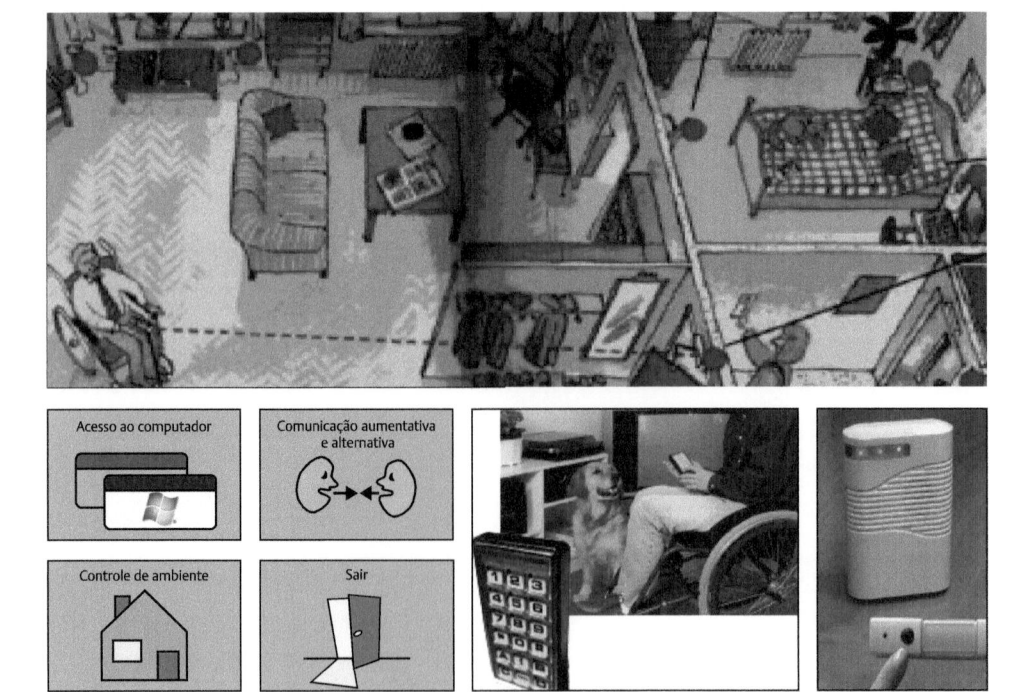

Fig. 9-8. Sistemas de controle de ambiente.

Ajudas para Recreação e Lazer
São vários os equipamentos que aperfeiçoam o lazer das pessoas com deficiência, conforme Figura 9-9.

Próteses e Ortóteses
Incluem-se os protéticos para auxiliar nos déficits ou limitações cognitivas, como os gravadores de fita magnética ou digital que funcionam como lembretes instantâneos.

Próteses são peças artificiais que substituem partes ausentes do corpo (Fig. 9-10).

Ortóteses são peças colocadas junto a um segmento do corpo, garantindo-lhe melhor posicionamento, estabilização e/ou função. São normalmente feitas sob medida e servem de auxílio à correção postural, à mobilidade, de funções manuais – escrita, digitação, utilização de talheres, manejo de objetos (Fig. 9-11).

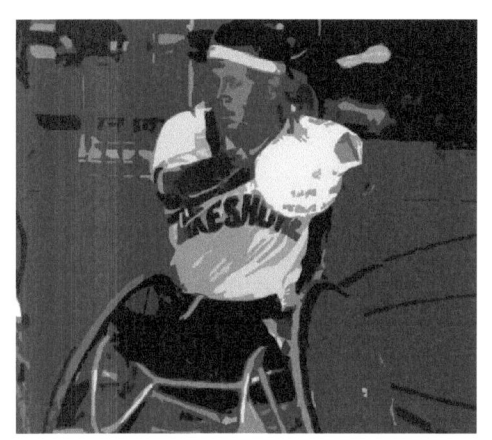

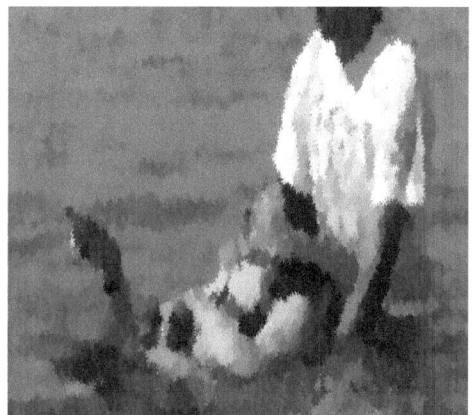

Fig. 9-9. Ajudas para recreação e lazer.

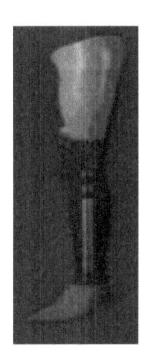

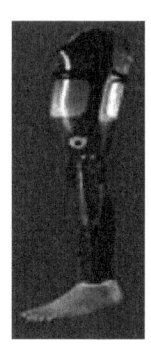

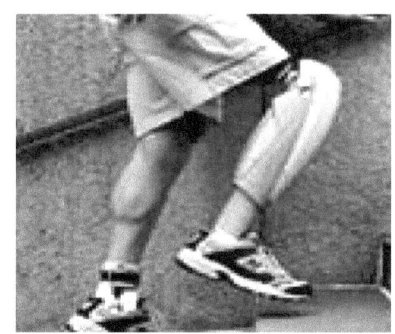

Fig. 9-10. Próteses.

Fig. 9-11. Ortóteses.

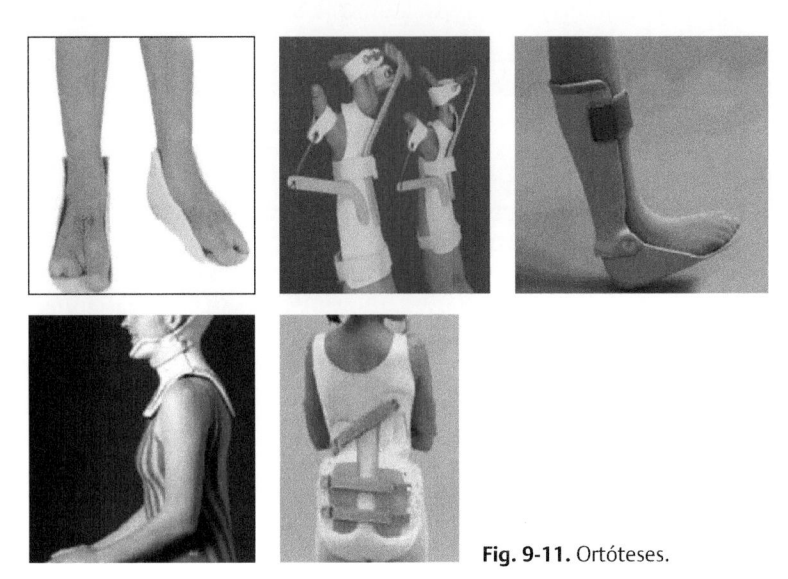

Projetos Arquitetônicos

São as denominadas casas inteligentes ou as reformas/adaptações nas casas ou outros ambientes para eliminar as barreiras arquitetônicas, facilitando a locomoção da pessoa com deficiência.

TECNOLOGIAS ASSISTIVAS NAS INSTITUIÇÕES DE LONGA PERMANÊNCIA PARA IDOSOS

Com o aumento da idade ocorrem mudanças no estilo e qualidade de vida desta população, e aumentam as chances de o idoso desenvolver doenças crônicas e degenerativas, assim como limitações ocasionadas pelo processo fisiológico do envelhecer, podendo tornar-se dependente para seu cuidado.[18]

No que diz respeito aos idosos que vivem em Instituições de Longa Permanência para Idosos (ILPI), o assunto se torna um pouco mais delicado. Sabe-se que os idosos residentes de ILPIs, se comparados aos idosos que vivem na comunidade, possuem menos autonomia e independência para a realização das Atividades de Vida Diárias (AVDs). Este fato está diretamente relacionado com a falta de percepção de profissionais em adaptar o meio para que o idoso consiga elaborar suas atividades sozinho.[19]

A análise do perfil dos idosos institucionalizados mostra que a maioria dos idosos residentes é de mulheres que, por envelhecerem mais que os homens, ficam mais suscetíveis a desenvolverem doenças comuns ao envelhecimento, como artrite, reumatismo, diabetes, hipertensão, depressão, entre outros, agravando sua condição de saúde e podendo torná-la dependente de cuidado.[20]

Segundo a Organização Mundial da Saúde (2002),[16] as restrições estão relacionadas com o grau de dificuldade que o indivíduo apresenta ao realizar tarefas cotidianas, podendo ser classificada em quatro tipos:

- ***Restrição sensorial:*** relacionada com as dificuldades encontradas referentes às percepções do ambiente em decorrência de limitações nos sistemas sensoriais – auditivo, visual, paladar/olfato e orientação.

- **Restrição cognitiva:** são as dificuldades relacionadas com a elaboração de informações recebidas (atividades mentais) ou na formação de conteúdo linguístico em virtude da redução de atividade do sistema cognitivo.
- **Restrição físico-motora:** concernente às dificuldades que impedem o indivíduo de desempenhar atividades que requeiram força física, coordenação motora, precisão ou mobilidade.
- **Restrições múltiplas:** caracterizam-se pela presença de mais de um tipo de restrição de natureza diversa concomitantemente.

Desta forma, as tecnologias assistivas estão cada vez mais ganhando espaço nesses locais, pois auxiliam o idoso a manter sua autonomia e independência, atrelado à sua melhora de qualidade de vida.

O conceito de gerontotecnologia emergiu dos termos "gerontologia" e "tecnologia" e tem como principal objetivo desenvolver uma interface tecnológica no auxílio do cuidado às pessoas idosas e seus familiares e cuidadores.

Para além das tecnologias apresentadas anteriormente, há outros tipos que estão sendo utilizadas com o intuito de promover autonomia e manter o idoso institucionalizado ativo. Entre elas podemos citar:

Uso Recreacional

Assim como idosos que vivem na comunidade, os idosos residentes de ILPIs têm utilizado os recursos do uso de *smartphones* e computadores para acessar a internet para diferentes fins, como: uso de plataformas de *streaming* para assistir filmes e séries e ouvir músicas, utilização de chamada de vídeos com familiares distantes – principalmente em época de isolamento social.

Se analisarmos historicamente os idosos em comparação com as demais faixas etárias, eles são a população que menos utilizam computadores. No entanto, a utilização de celulares se faz presente como forma de aproximar-se de sua rede social.

Sistemas de Informação

Têm sido desenvolvido sistemas que reúnem a coleta de dados, o armazenamento e que facilitam a comunicação dos profissionais, especialmente em ILPIs. Além disso, também já estão implementados sistemas de leitura de código de barras e reconhecimento de voz, que facilitam a transferência de informações de profissionais da assistência de enfermagem capazes de gerar um relatório completo no prontuário do residente. Estes mecanismos asseguram uma prática segura, como por exemplo, na administração de medicamentos, reduzindo os erros.

Segurança

Outro aspecto positivo das tecnologias positivas diz respeito à segurança do idoso institucionalizado. As ILPIs contam com dispositivos de chamada em casos de emergência, como painéis de acionamento visual e sonoro, geralmente localizado próximo ao posto de enfermagem. Para pessoas com demência, há a alternativa de se usar braceletes que monitoram a localização e acionam os sistemas de segurança em caso de fugas do residencial. Idosos com algum déficit de locomoção podem ser monitorados por meio de sensores de movimento e câmaras, que alertam os profissionais em caso de movimentação e que auxiliam na redução de quedas.

Assistência nas AVD

Nos casos onde o idoso necessita de auxilia para locomover-se, existem algumas ferramentas que possibilitam a manutenção de sua autonomia, como as cadeiras de rodas manuais ou motorizadas, andadores e bengalas. A escolha do dispositivo será de acordo com o tipo de assistência e o grau de dependência que o idoso necessita. Outras formas de auxiliar na manutenção da realização das atividades cotidianas são as adaptações de talheres para pessoas com artrite, a fim de melhorar a pegada e talheres sensíveis aos movimentos para idosos com Parkinson para evitar o derramamento do alimento. Banheiros adaptados com barras de apoio, pisos antiderrapantes, cadeiras e bancos de banho, elevadores de banheira ajustáveis são outros exemplos de tecnologias assistivas que facilitam o desenvolvimento das AVDs.

Atualmente estão sendo cada vez mais desenvolvidos dispositivos que funcionam por comando de voz que vão desde acender e apagar a luz, quanto acionar eletrodomésticos para cozimento de alimentos. No entanto, esta ainda é uma área que requer mais pesquisas e melhorias para potencializar seu uso entre os idosos, tornando-se mais amplamente acessíveis e este público.

Telessaúde e Telemedicina

Com o advento da pandemia pelo vírus Sars-CoV-2 (COVID-19), o número de atendimentos por telemedicina com a população idosa aumentou gradativamente. Com a telemedicina é possível ter acompanhamento médico durante 7 dias por semana, 24 horas por dia em atendimentos de emergência e consultas com especialistas.

Além da disponibilidade de realização de consultas de forma remota, seja com médicos clínicos ou especialista, o uso da telemedicina está diretamente envolvido na redução de internações dos idosos residentes. Assim mostra um estudo desenvolvido por Grabowski e O'Malley (2014)[21] que apontam que as taxas de hospitalização diminuíram 9,7% nas unidades de intervenção que implementaram a telemedicina e 5,3% nas unidades que não receberam o serviço. Mas a informatização da saúde vai além de consultas virtuais, pois com os avanços tecnológicos, concomitantemente, há o avanço da telemedicina (Fig. 9-12).

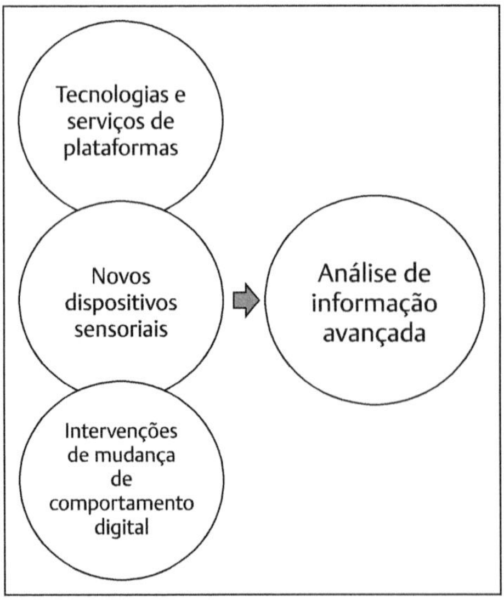

Fig. 9-12. Avanços tecnológicos que promovem a qualidade da telemedicina. (Fonte: adaptada de Fraga Júnior, 2019.)[22]

Para além do atendimento ao idoso institucionalizado, hoje já podemos contar com a telessaúde em todo o território brasileiro, que fornece um *hall* de opções que visam dar apoio e capacitar os profissionais atuantes na área da saúde. Entre as atividades desenvolvidas podemos citar duas que seriam possíveis de serem desenvolvidas no ambiente de uma ILPI:

- *Teleconsultoria:* utiliza instrumentos de telecomunicação bidirecional com o intuito de auxiliar profissionais e gestores da área da saúde sobre dúvidas acerca de procedimentos clínicos, ações de saúde e questões relacionadas com o processo de trabalho, utilizando-se como base as evidências científicas.
- *Tele-Educação:* é forma de desenvolvimento de atividades que envolvam a educação permanente de profissionais de forma virtual.

FUTURO NA REABILITAÇÃO

O futuro na reabilitação passará por metodologias e aparelhos inovadores que promovam a adesão aos processos de reabilitação e para que os resultados dos utentes sejam muito mais efetivos.

Jogos Terapêuticos Eletrônicos

Os jogos terapêuticos eletrônicos estão mostrando ser cada vez mais efetivos mesmo com pessoas de faixa etária mais elevada. Enquanto na reabilitação convencional a pessoa realiza diversos movimentos repetitivos, que acabam se tornando monótonos com o passar do tempo, por meio dos jogos interativos, as tarefas acabam por se tornar mais interessantes, promovendo a adesão das pessoas a planos de reabilitação. Por outro lado, os jogos colocam a pessoa no centro do processo de reabilitação, como participante ativo, no sentido do seu empoderamento. O conceito de empoderamento da pessoa, com novas informações e novas aprendizagens, permite à pessoa perceber em termos de autocontrole, autoeficácia e motivação para gerir o programa de reabilitação.[23]

Biofeedback

O *biofeedback* é outra estratégia que utiliza também alguns jogos eletrônicos, por meio de eletromiógrafos que interpretam a atividade elétrica dos músculos. É uma forma de realizar os programas de maneira mais interativa e divertida, utilizando equipamentos capazes de quantificar, identificar e analisar os níveis de contração muscular de um paciente.

Por meio de determinados sensores e câmaras, identifica a posição espacial do doente e os seus movimentos para que este possa utilizar seu corpo para executar exercícios e jogos de coordenação.

Realidade Virtual

A realidade virtual já faz parte das principais aplicações usadas como tecnologia assistiva na reabilitação, prevendo-se que aumente de futuro. Através de óculos especiais e luvas de captura de movimento, as pessoas passam a interagir com um ambiente virtual, e assim o cérebro treina os músculos, enviando comandos como se fosse o mundo real. Desta maneira, é possível acelerar o processo de reabilitação.

Trajes Robóticos

Os trajes robóticos serão uma das principais aplicações de tecnologia na reabilitação, melhorando o equilíbrio e promovendo a marcha de forma segura. Inicialmente, cada movimento só é realizado após o comando do profissional de saúde. Depois, a pessoa começa a dar os comandos sozinha, por meio de botões instalados em um colete e o traje consegue interpretar a intenção, ajudando o paciente a andar sozinho.

Há diversas iniciativas ao redor do mundo com bases tecnológicas distintas, desde próteses inteligentes que ajudam o paciente a se equilibrar por meio de um giroscópio próprio, como é o exemplo do trabalho do grupo de pesquisa do MIT do professor Hugh Herr, até as que utilizam sinais cerebrais como comando. Dentre estas, a perspectiva de melhores resultados se dá com as próteses que aprendem com o passar do tempo os padrões do cérebro do paciente, por meio de inteligência artificial. Recentes desenvolvimentos, como os esforços da Neuralink, uma das empresas do megaempresário Elon Musk, pretendem trazer para o dia a dia e reduzir drasticamente os custos das interfaces cérebro-máquina.

SELEÇÃO E APLICAÇÃO PRÁTICA DE TECNOLOGIAS DE REABILITAÇÃO

Agora, ao final deste capítulo, o leitor deve estar com mais dúvidas do que respostas. São tantos tipos de tecnologias, vertentes de ação, níveis de maturidade tecnológica e outras variáveis que tornam difícil de se iniciar alguma implementação prática. Não se preocupe, esta seção se dedica a isso. Como todas as áreas onde se aplicam tecnologias, surgem dúvidas comuns como: quais tecnologias valem o investimento? Como avaliar e selecionar as tecnologias? Quais as dificuldades mais comuns na aplicação? Por onde começo? Não são raros os casos de grandes investimentos em tecnologias que acabam falhando ou não obtendo sucesso dentro do contexto clínico desejado. Existem inúmeros instrumentos para análises de investimentos em tecnologia, porém, de forma prática, o que tem mais efeito é a utilização de pequenas melhorias contínuas paulatinamente. Ao se pensar em tecnologias, é extremamente importante, antes que qualquer análise de tecnologia seja feita, se fazer um levantamento de **quais são os problemas que se está tentando resolver**. Toda tecnologia se propõe a resolver algum problema, porém, há muitas iniciativas que acabam resolvendo problemas que não existem de verdade. Em razão do recente grande acesso a investimento para *startups*, muitas destas tecnologias vazias acabam sendo desenvolvidas e oferecidas ao mercado. Cabe aos decisores tomarem uma decisão sensata quanto às suas necessidades próprias.

Seleção de Tecnologias

Uma forma de se pensar nestas decisões sensatas é através da utilização de uma heurística famosa utilizada por empreendedores: a regra de Pareto, também conhecida como regra 80/20. Esta "filosofia" diz que 80% dos problemas advêm de 20% das causas. Por exemplo, à medida que uma empresa cresce, possivelmente 80% do lucro da mesma advém de 20% dos clientes que usam mais seus produtos e serviços, ou 80% dos problemas pode ser resolvido por 20% do esforço gasto. Desta forma, não é de se surpreender que haja grandes chances de que na instituição em que você trabalha 80% dos problemas possam ser resolvidos por 20% das tecnologias, ou que se possa melhorar em 80% a qualidade de vida dos idosos em ILPIs por meio de 20% de soluções tecnológicas. Sendo assim, o primeiro passo é encontrar os 20% de causas que causam 80% dos problemas. Para que, então, se faça uma busca de mercado por soluções possíveis para estes problemas em questão. Nesta etapa, buscas no Google, vídeos, revistas especializadas, acompanhamento de congressos e publicações recentes ajudam a encontrar possíveis alternativas tecnológicas. É importante, nesta etapa, não se descartar tecnologias simples que podem fazer a diferença no dia a dia de profissionais e pacientes com um investimento muito baixo. Por exemplo, é possível que um controle mais elaborado de algum processo por meio de uma simples tabela ou uso de instrumento simples, como questionários, possam resolver grandes problemas e dispensar o uso de tecnologias ousadas. Uma vez selecionadas algumas empresas e produtos, é necessário requerer das mesmas estudos e publicações que tenham validado as tecnologias e também registros das mesmas na agência reguladora ANVISA. Outras certificações como o selo CE também ajudam a se fazer a identificação das tecnologias mais maduras.

Implantação e Validação de Tecnologias Assistivas

Naturalmente, diferentes níveis de complexidade tecnológica envolvem diferentes custos de implantação e diferentes níveis de validação. Tecnologias simples podem ser rapidamente testadas e validadas ou descartadas por meio de uma análise qualitativa ou quantitativa por entrevistas estruturadas com os usuários. Para situações em que se exige uma validação mais padronizada, podem-se utilizar instrumentos como o *Quebec User Evaluation of Satisfaction with Assistive Technology* (QUEST).

REFERÊNCIAS BIBLIOGRÁFICAS

1. Küppers HJ. A History of AT – Critical Remarks for the Future. In: Bühler C, Knops H (Eds.). Assistive Technology on the Threshold of New Millenium. IOS Press; 1999. p. 3-7.
2. Galvão Filho TA. A Tecnologia Assistiva: de que se trata? In: Machado GJC, Sobral MN (Orgs.). Conexões: educação, comunicação, inclusão e interculturalidade. Porto Alegre: Redes Editora; 2009. p. 207-35.
3. Brasil. Ministério da Educação. Secretaria de Educação Especial. Política Nacional de Educação Especial na Perspectiva da Educação Inclusiva. Brasília: MEC/SEESP, 2008. Acesso em 22 de Agosto 2013. Disponível em: http://portal.mec.gov.br/arquivos/pdf/politicaeducespecial.pdf.
4. Brasil. Decreto nº 6.991, de 27 de outubro de 2009. Institui o Programa Nacional de Apoio à Inclusão Digital nas Comunidades – Telecentros. BR, no âmbito da política de inclusão digital do Governo Federal, e dá outras providências. Diário Oficial da União. 28 out. 2009.
5. Brasil. Decreto nº 5.296, de 2 de dezembro de 2004. Regulamenta as Leis nº 10.048, de 8 de novembro de 2000, que dá prioridade de atendimento às pessoas que especifica, e 10.098, de 19 de dezembro de 2000, que estabelece normas gerais e critérios básicos para a promoção da acessibilidade das pessoas portadoras de deficiência ou com mobilidade reduzida, e dá outras providências. Diário Oficial da União. 3 dez. 2004.
6. ABNT. NBR 15599:2008. Acessibilidade: comunicação na prestação de serviços. Comitê de Acessibilidade ABNT/CB-040. Rio de Janeiro: Associação Brasileira de Normas Técnicas; 2008. 39 p.
7. Brasil. Ministério do Planejamento, Orçamento e Gestão, Secretaria de Logística e Tecnologia da Informação; Ministério da Educação, Secretaria de Educação Profissional e Tecnológica. e-Mag Modelo de Acessibilidade em Governo Eletrônico. Brasília: MP, SLTI; 2011. p. 69.
8. Brasil. Convenção sobre os Direitos das Pessoas com Deficiência. 4 ed., ver. e atual. Brasília: Secretaria Nacional de Promoção dos Direitos da Pessoa com Deficiência; 2011. p. 100.
9. Brasil. Decreto nº 7.612, de 17 de novembro de 2011. Institui o Plano Nacional dos Direitos da Pessoa com Deficiência - Plano Viver sem Limite. Diário Oficial da União. 18 nov. 2011.
10. Brasil. Viver sem Limites – Plano Nacional dos Direitos da Pessoa com Deficiência. Brasília: Secretaria de Direitos Humanos da Presidência da República/Secretaria Nacional de Promoção dos Direitos da Pessoa com Deficiência; 2013. p. 92.
11. Gradim LCC, Castro SS, Tavares DMS, Cavalcanti A. Mapeamento de recursos de tecnologia assistiva utilizados por idosos. Rev Ter Ocup Univ São Paulo. Jan-Abr 2016;27(1):72-9.
12. International Organization for Standardization. ISO 9999:2007. Produtos de apoio às pessoas com deficiência: classificação e terminologia. 2007. Disponível em: https://ifap.ru/ictdis/iso001.pdf.

13. Gruber C, Merino EA, Merino GS, Vergara LG. O vestir na vida dos idosos: contribuições da ergonomia e das tecnologias assistivas. ModaPalavra e-periódico, 2017;10(19):150-78.
14. Soares JM, Fontes AR, Ferrarini CF, Borras MA, Braatz D. Tecnologia Assistiva: revisão de aspectos relacionados ao tema. Revista Espacios, 2017;38(13):1-14.
15. Radabaugh MP. Study on the Financing of Assistive Technology Devices of Services for Individuals with Disabilities - A report to the president and the congress of the United State. National Council on Disability, March 1993.
16. Organização Mundial da Saúde. Towards a common language for functioning, disability and health ICF. Geneva: Organização Mundial da Saúde; 2002.
17. Bersch R, Sartoretto ML. Introdução a Tecnologia Assistiva. Porto Alegre: Centro Especializado em Desenvolvimento Infantil; 2008.
18. Scarpellini M, Loro MM, Kolankiewicz AC, Rosanelli CL, Gomes JS, Zeitoune RC. A importância do cuidador de idosos na assistência ao idoso. Editora Unijuí: Rev Contexto & Saúde, 2007.
19. Alves-Silva JD, Scorsolini-Comin F, dos Santos MA. Idosos em instituições de longa permanência: desenvolvimento, condições de vida e saúde. Psicologia: Reflexão e Crítica Porto Alegre, 2013;26(4):820-30.
20. Almeida AV, Mafra SC, Silva EP, Kanso S. A Feminização da Velhice: em foco as características socioeconômicas, pessoais e familiares das idosas e o risco social. Rev Textos & Contextos Porto Alegre. Jan/Jun 2015;14(1):115-31.
21. Grabowski DC, O'Malley AJ. Use of telemedicine can reduce hospitalizations of nursing home residents and generate savings for medicare. Health Affairs. 2014;33(2):244-50.
22. Fraga Júnior R. Telemedicina e assistência em ILPI. Paraná: Faculdade Evangélica Mackenzie; 2019.
23. Neves da Nova Fernandes CS, Ângelo M. Estratégias lúdicas utilizadas em enfermagem - Uma revisão integrativa. Av Enferm. 2018 Apr;36(1):88-98.

AÇÃO PEDAGÓGICA COMO PROCESSO EMANCIPATÓRIO

CAPÍTULO 10

Milena Amorim Zuchetto ▪ Lisiane Capanema Bonatelli
Soraia Dornelles Schoeller ▪ José Miguel dos Santos Castro Padilha
Sandra Urbano dos Santos

RESUMO

O presente capítulo apresenta o princípio de que a reabilitação deve ser emancipatória, cuja finalidade é o bem viver das pessoas – viver a vida sendo amado, respeitado e estimado. Para isso a prática pedagógica torna-se instrumento essencial ao trabalho em saúde e aponta técnicas e práticas pedagógicas capazes de empoderar o sujeito em reabilitação. O profissional de saúde é facilitador das conquistas em metas estipuladas em conjunto.

INTRODUÇÃO

A reabilitação é a especialidade que intervém para a melhora de habilidades cotidianas, com base na individualidade e medidas de inclusão social. A intenção central da reabilitação é construir, colaborativamente, ambiências harmoniosas que propiciem a participação das pessoas em suas próprias vidas. O profissional que trabalha nessa perspectiva de saúde compreende a experiência do cuidado como um potencial mecanismo de aprendizagem para o autodesenvolvimento e desenvolvimento com o outro. Algo que ainda é pouco evidenciado na literatura, porém, e é muito claro na experiência cotidiana, refere-se ao processo pedagógico que perpassa a trajetória de reabilitação. É muito difundida, na literatura, a fortaleza educacional em que o profissional da saúde está imerso, entretanto, ainda são superficiais as descrições metodológicas e estratégicas de como exercer um papel pedagógico no contexto da reabilitação.

A concepção pedagógica em meio a este cenário possui fundamentos em terminologias centrais que propiciam o entendimento do processo global da reabilitação. Dentre esses termos, a Aprendizagem emerge como um processo dialógico de mudança constante e interminável pautado em atitudes emocionais, neurológicas, relacionais e ambientais. Ou seja, a aprendizagem é uma troca resultante da interação entre o profissional, a pessoa em reabilitação, a rede de apoio e a comunidade. A aprendizagem pedagógica do processo de reabilitação envolve a manutenção de habilidades e competências para o despertar criativo e inquieto de novas formas de exercer uma mesma tarefa. À medida que são (re)pensadas as formas de lidar com determinados problemas cotidianos, são admitidas noções conscientes e críticas sobre potenciais mudanças que acarretarão facilidades ou obstáculos para executar a tarefa.

Esse processo de aprendizagem reabilitatório é transversal à vida, não possuindo início ou fim do processo, mas uma concepção cíclica de aprender a reaprender todas as atividades de vida diária constantemente, mantendo-se em movimento e latência para a possibilidade de melhorar a própria qualidade de vida. Para além da aprendizagem, outro conceito importante no sentido da reabilitação pedagógica é a Educação. Como o nome já diz, educação requer atitudes, orientações e posicionamentos para o aprimoramento de dimensões da vida, tanto pessoal quanto coletiva. É em meio aos costumes, culturas e valores que a educação surge para instituir movimentos sociais organizados para a construção de uma sociedade civil que respeite as dimensões éticas, étnicas e morais de todos os sujeitos.

A educação, nesse sentido, corrobora para a aplicação vivencial do processo de aprendizagem na perspectiva de sistematizar comportamentos factíveis às necessidades individuais e do grupo. Em meio a este conceito, o Ensino articula-se como o eixo metodológico e estratégico para a constituição de conhecimentos, princípios e ideais importantes para que a elaboração comunitária seja preservada. Outros dois termos importantes que atravessam a aprendizagem são: a formação e o desenvolvimento. Ambos os termos supracitados possuem relação com estratégias para a aplicação do ensino, sendo que a Formação refere-se a capacitações e treinamentos que possibilitem o refinamento de alguma habilidade já apreendida pelo sujeito durante a vida, e o Desenvolvimento condiz com o processo de amadurecimento humano a partir de autorreflexões críticas para o crescimento pessoal e impacto comunitário. Em outras palavras, a formação tem a intenção de atualizar conhecimentos, enquanto o desenvolvimento busca o aproveitamento máximo do potencial de cada um.

Dentre tantas definições, os presentes autores acreditam que o processo pedagógico da reabilitação acontece em virtude de Mediações intencionais de desenvolvimento reflexivo, orientado e relacionado com a práxis humana com o objetivo de facilitar tomadas de decisão, estimular o pensamento crítico, fomentar a criatividade e potencializar a autorrealização de satisfação e sucesso. Logo, o presente capítulo abordará não somente um tema invisível da literatura internacional, mas também representará um pontapé inicial para a discussão dialética do conceito de Reabilitação Pedagógica.

REABILITAÇÃO PEDAGÓGICA: DEFINIR O INDEFINIDO

A pedagogia é compreendida na literatura como o movimento de reflexão sistemática sobre o fenômeno educativo, assumindo papel de instância orientadora da aprendizagem. Na prática escolar, por exemplo, a pedagogia é identificada como docência, porém, é fato que as práticas educativas compõem todas as esferas sociais da humanidade, pois ela está em todos os lugares e associadas, inclusive, a diversos veículos de comunicação como televisão, tecnologia, livros entre outros.

No contexto da saúde, a pedagogia assumiu, desde os primórdios da história do conhecimento, o papel de promover bem-estar e prevenir agentes nocivos, visando facilitar a transmissão de saberes cotidianos aos diversos grupos populacionais. Em exemplo, atualmente vivemos uma situação de pandemia que revela o papel crucial da pedagogia no cenário da saúde, à medida que o principal método "remédio" para combater o vírus é, na verdade, o conhecimento.

O conhecimento é o elemento chave da pedagogia, não sendo necessariamente acadêmico, mas um instrumento que oportunize o alcance educativo em qualquer ambiente como no trabalho, na escola, na família, no lazer, na rua, mas sempre através das relações interpessoais. Vivemos a ação pedagógica de forma ampla e múltipla, num infinito de informação e intenções que vinculam em todos os espaços, não se limitando apenas aos muros das escolas.

No contexto da reabilitação, o ato educativo é uma atitude de mediação. Essa afirmação apresenta o caráter dialético de produzir e compartilhar conhecimentos, habilidades, técnicas ou valores culturais dentro de uma dinâmica sociocultural. Para compreender esse papel de mediador, o profissional deve reconhecer sua intencionalidade no cuidado e relevância na prática social. Ou seja, atos intencionais, críticos e conscientes são chamados de ação pedagógica.

Se pensarmos que a intencionalidade é o que move a reabilitação pedagógica, os profissionais que consideram as individualidades do sujeito elencam prioridades de forma conjunta, objetivam ações passíveis e traçam metas para o alcance de resultados possíveis, agindo pedagogicamente sobre o processo de viver humano. Posto isso fica claro que é fundamental analisar quais as reais necessidades do indivíduo, bem como o nível de entendimento do que está sendo apresentado ou repassado e qual a melhor forma de poder acessar sua compreensão.

Acreditar na ação pedagógica mediada é abraçar a modificabilidade cognitiva do indivíduo, é crer em seu potencial e procurar medidas que facilitem a apreensão do conhecimento e sua aplicabilidade em resolução de problemas diários. Quanto mais experiências forem ofertadas a uma pessoa, mais ela terá recursos para interagir com o mundo. A ação educativa voltada à mediação oportuniza uma aprendizagem que contempla as demandas de uma sociedade tecnológica e fundada em paradigmas *just in time*, formando sujeitos autônomos e capazes de pensar e agir de forma consciente e crítica.

Adotar uma postura pedagógico-educacional não necessariamente significa assumir uma postura mediadora, pois esta relação não é instantânea, ela precisa ser construída fazendo necessário pensar muitas vezes em novas formas de atuação, proposição de desafios e incentivo à exploração de novas habilidades. A reabilitação pedagógica envolve um processo de internalização de conceitos, conhecimentos, habilidades e funções cognitivas que possibilitam a aplicação na vida privada e coletiva. Adotar uma conduta mediadora é sempre acreditar na possibilidade de mudança do indivíduo.[1]

FORMAÇÃO PROFISSIONAL: APRENDER PARA ENSINAR A CUIDAR

Como mencionado anteriormente, essa atitude pedagógica da reabilitação não é algo presente em todos os profissionais, sendo necessário refletir a formação deles para compreender quais os fundamentos que podem influenciar esse caráter transformativo de educação ampliada. A formação profissional deve ser revisitada por ainda apresentar-se em moldes tradicionais e focado no desenvolvimento discente, sem necessariamente favorecer o despertar para o papel de educador que o próprio aluno assumirá no processo de reabilitação.

Diante da oportunidade de troca de convivências e saberes, a reabilitação pedagógica transitará em uma linha tênue entre aprender e ensinar, na medida em que reforça condutas que ultrapassam os desafios da participação na sociedade e promovem o envolvimento ativo na autogestão. Nesse sentido, a formação profissional não será vista como um livro fechado e reservado, mas sim um portal para o desenvolvimento de competências que apoiem atitudes de autocuidado e exercício de cidadania no outro.

Todavia, os processos formativos tradicionais analisam apenas aspectos fisiopatológicos e alterações de funções ou estruturas corporais, materializando a doença como centro do cuidado. O desafio da reabilitação pedagógica é transcender o corpo e vislumbrar o ser. Com isso, passa a ser considerada como ponto-chave a questão do Empoderamento.

É a partir de uma formação empoderada que se desenvolvem estratégias adaptativas para conduzir a própria vida, sob uma inspiração autoconfiante, estimada e eficaz, na lógica de gerenciar impactos físicos, emocionais e sociais que as adversidades podem provocar.

A formação profissional possui função ímpar na fundação e validação da dimensão de empoderamento, ao passo que requer relações de mutualidade, reciprocidade, cooperação, partilha, tomada de decisão, competências instrumentais, acordos, negociação e diálogo. Isto posto, os profissionais, no exercício das suas competências disciplinares, devem apoiar a atitude consciente e crítica dos sujeitos, favorecendo a efetiva apropriação de papéis na gestão da vida. De maneira geral, o profissional deve agir como mediador entre as fontes de informação e seu utilizador, assegurando que em todo o momento a informação utilizada para a decisão é a informação certa, na hora certa e para a pessoa certa.

A formação tradicional também fortalece o cuidar "do outro", isso influencia a responsabilização unilateral e relações insuficientes entre os grupos. A reabilitação pedagógica acredita no cuidar "com o outro", partindo do pressuposto de competências de autocuidado, fomentando e garantindo a sustentabilidade dos sistemas sociais e, simultaneamente, o controle de fatores que impactam na qualidade de vida. Logo, a promoção de uma conscienlização facilitadora da mudança de comportamento é um aspecto determinante para o reconhecimento da própria necessidade de mudança.

A reabilitação pedagógica é resistir à formação tradicional, sendo na verdade a (trans)formação ativa e participativa na gestão da vida comunitária. É eficiente a reabilitação pedagógica quando a pessoa não somente é autônoma nas próprias tomadas de decisão, mas também quando as decisões são colocadas em pauta e dialogadas de forma horizontal.

METODOLOGIAS E ESTRATÉGIAS EDUCACIONAIS EM REABILITAÇÃO

Mas você deve estar se perguntando: Como coloco em prática a reabilitação pedagógica? Para isso entendemos a metodologia educacional como a possibilidade de criar oportunidades para os indivíduos vivenciarem práticas que efetivem o contato com o novo, com o mundo e com outras pessoas. A organização desse caminho se dá pelo planejamento. Planejar é parte fundamental do sucesso da pedagogia de reabilitação, pois corresponde ao processo organizacional e sistemático de registros (escritos, fotográficos ou de imagem), visando à intervenção.

O registro contínuo e progressivo é de suma importância, ao passo que o desenvolvimento e a evolução da reabilitação variam de pessoa para pessoa. Nessa direção, a organização e o planejamento são os primeiros passos para pensar sobre a reabilitação pedagógica, necessitando do apoio de uma equipe multiprofissional e transdisciplinar como suporte para o delineamento de metas passíveis e possíveis, a curto, médio e longo prazos. Essas metas devem ser analisadas sob um olhar ampliado, traçadas de forma clara e atreladas às estratégias de ensino para atingir resultados mensuráveis. Isso se dá pelo fato que de o resultado deve ser evidente aos olhos de quem se reabilita, articulando-se como uma retroalimentação para manter-se confiante sobre o próprio processo de saúde.

As estratégias para um trabalho pedagógico na reabilitação podem acontecer através de momentos individuais ou coletivos (grupos focais), sendo que neste segundo deve-se atentar às generalizações e respeito às individualidades. O profissional necessita conhecer as pessoas que serão abordadas, propondo intervenções que são necessárias ao indivíduo ou grupo, bem como analisando minuciosamente as habilidades e competências a serem desenvolvidas ou refinadas. A partir da proposição da atividade, o ritmo, a frequência, as mudanças estratégicas e as adaptações de abordagens serão essenciais para o processo de aprendizagem reabilitatória.

A equipe multiprofissional e transdisciplinar de reabilitação envolve um grupo de profissionais que ultrapassam os limites das disciplinas de saúde para construir um cuidado ampliado, intencional e crítico. A partir do diálogo desses profissionais, é construído um documento norteador de alinhamento estratégico denominado Plano Terapêutico Singular, pautando-se em premissas no formato de questionamentos que subsidiarão o delineamento e elaboração de metas do processo de reabilitação pedagógica individual.

Esses questionamentos são voltados aos próprios profissionais, com a provocativa de instigar as possíveis atividades que cada um pode realizar para a melhora potencial do sujeito em reabilitação. São refletidos os objetivos pessoais da pessoa como eixo central do diálogo, bem como estabelecidas estratégias compartilhadas para alcançá-los. Outro ponto importante é o arranjo de resultados esperados, percepções apreendidas e alinhamento de expectativas. A partir da discussão e da escrita deste documento, todas as áreas de atuação tomam ciência do que é pensado e direcionado para o indivíduo, para que juntos possam conduzir o processo de reabilitação, pois na prática um atendimento complementa o outro.

As estratégias pedagógicas em reabilitação são organizadas na intenção de potencializar a obtenção de habilidades funcionais, cognitivas, sociais, ocupacionais, domésticas e de saúde, uma vez que compreendemos o ser humano sendo multifacetado. Essa ótica ampliada da reabilitação pedagógica expande as possibilidades de intervenção. O Caderno Pedagógico (CP), por exemplo, funciona como um diário de bordo num mar de informações e conhecimentos em busca do que ainda não foi explorado. Nele deve constar toda a organização descritiva e diária, detalhando ações executadas com base no traçado de objetivos, além disso, constam as áreas de habilidades para cada indivíduo, caso o atendimento seja coletivo. Inclusive, é a partir dos registros do CP que ficam evidentes as necessidades emergentes do indivíduo, sendo posteriormente compartilhado no Plano Terapêutico Singular para delinear o foco do trabalho coletivo.

Currículo Funcional Natural

Um exemplo de metodologia utilizada na reabilitação pedagógica é o Currículo Funcional Natural (CFN),[2] uma proposta filosófico-metodológica com enfoque no desenvolvimento de habilidades que auxilia toda e qualquer pessoa a adaptar-se às possibilidades e ambientes. Essa proposta expressa o eixo de Funcionalidade no sentido de habilidades e objetivos que necessitam ser aprimoradas para melhor desempenho em alguma função diária, podendo gerar resultados a curto e longo prazos, enquanto o eixo da Naturalidade advém do ato de ensinar.

O CFN consiste em situações de ensino que utilizem materiais específicos, procedimentos individualizados e sigam uma sequência lógica para a execução das atividades. Em outras palavras, as habilidades pretendidas devem ser desenvolvidas com base em situações reais e concretas, ao passo que somente assim a aprendizagem promove prazer e motivo. Por exemplo: se vamos desenvolver o uso do dinheiro, precisamos propor atividades em locais comerciais para se fazer a transação financeira; se vamos ensinar a cozinhar, faz-se necessário ser em uma cozinha, com utensílios usados para determinada receita.

Para se fazer uso do CFN é necessário, de antemão, compreender o tripé que sustenta essa perspectiva: 1) O que ensinar? 2) Para que ensinar? 3) Como Ensinar? Essas premissas visam abordar, respectivamente, as dimensões relacionadas com os objetivos, referencial filosófico e procedimentos metodológicos. Em consonância às premissas, o CFN possui princípios norteadores que revelam a centralidade da pessoa-humana para além das suas limitações ou incapacidades; a concentração nas habilidades, focando na eficiência e nas possibilidades individuais; a possibilidade de aprender, inexistindo limites para a aprendizagem; e a promoção da participação da família e rede de apoio no processo de aprendizagem, fomentando o vínculo e a continuidade da reabilitação.

Educação para o Esperançar

Uma estratégia de implantação da reabilitação pedagógica é a concepção teórica e prática de um olhar para o esperançar. A esperança propõe uma análise profunda sobre as associações de pessoalidade e de vivências de cada indivíduo, objetivando a construção do futuro através da emancipação. Em outras palavras, o profissional que assume um papel de agenciador de esperança envolve-se em uma atitude libertadora e move-se como uma mola propulsora na perspectiva do autocuidado, visando a redução de barreiras que obstaculizem a participação social, bem como que atendam as demandas singulares de cada sujeito.[3]

Se pudéssemos contextualizar o poder da esperança na reabilitação pedagógica começaríamos pelo poder de motivar. A motivação emerge no processo reabilitatório como uma fagulha que incandesce as possibilidades que parecem invisíveis aos olhos do coletivo, apontando objetivos e fundamentos que justifiquem o (re)começar, vislumbrando o que o mesmo já não encontra em si: possibilidades na vida.

Outro aspecto importante que a esperança traz para a reabilitação pedagógica é a segurança. É instintivo do ser humano lutar por sobrevivência. Logo, é imprescindível o reconhecimento das necessidades elementares para o aperfeiçoamento do desenvolver do ser humano, sendo a segurança um ponto-chave do planejamento e possibilidade de vislumbrar um horizonte que antes parecia muito nublado.

Além disso, a comunicação, o acolhimento e a escuta sensível são ferramentas importantes para o agenciamento de esperança no processo de reabilitação pedagógica, à medida que se articulam como maneiras de ouvir e observar sem julgamento, com empatia e qualificação para o delineamento de novas formas de executar a atividade. O esperançar é, em essência, o verbo que se movimentar na busca de melhor qualidade de vida, assumindo o papel de protagonista da própria história e, ao mesmo tempo, reconhecendo as fortalezas da rede de apoio na dinâmica de (re)aprender.

Teoria da Modificabilidade Cognitiva Estrutural

A Teoria da Modificabilidade Cognitiva Estrutural (TMCE) foi descrita pelo psicólogo romeno Reuven Feuerstein[4] sob o princípio de que todo ser humano é modificável, independente de idade, condição física, mental ou social. Esse pensador apresenta sua trajetória profissional associada a adolescentes sobreviventes do holocausto, que apresentavam carências cognitivas em decorrência das terríveis experiências vividas naquele ambiente hostil de guerra.

A TMCE apresenta uma concepção de que todo e qualquer ser humano tem potencial para aprendizagem, independentemente de seu desenvolvimento cognitivo, deficiências, condição social, idade, raça ou nacionalidade, todos têm a possibilidade de desenvolver habilidades de pensar e aprender, mas isso precisa ser de maneira organizada e estruturada, através de uma mediação adequada.

Essa estratégia propõe experiências de aprendizagem mediadas, onde o profissional mediador se interpõe entre o sujeito mediado e o mundo (conteúdo, estímulo, objeto), conduzindo a reflexão e a interação. Essa abordagem torna o conhecimento mais fácil de ser compreendido, trazendo-lhe significados que potencializam progressivamente a capacidade de aprendizagem deste sujeito. Para que o processo de mediação seja bem-sucedido é necessária a intencionalidade de estimular as funções cognitivas, organizando o pensamento e melhorando seu processo de aprendizagem interagindo diretamente com o mediado.

A reabilitação pedagógica tem muito a desvelar para alcançar sua exata sistematização, entretanto, parece interessante agregar concepções de Feuerstein acerca da ação mediadora como uma abordagem profissional de elaboração de elo relacional.

Teoria da Experiência de Aprendizagem Mediada

Outra teoria escrita por Reuven Feuerstein,[4] intitulada Teoria da Experiência de Aprendizagem Mediada (TEAM), possibilita o desenvolvimento de ferramentas teórico-metodológicas capazes de reproduzir a TMCE. Pautado na capacidade de mudança, assim como na busca de assegurar a mudança estrutural, o autor fortalece a pertinência dos critérios de intencionalidade, reciprocidade, transcendência e significado. Em outras palavras, a TEAM compreende que o mediador deve organizar os estímulos e criar canais de comunicação com foco no interesse, bem como promover generalizações de carências com base nas atividades de vida diária e incentivar a apropriação de conhecimento.

A TEAM pode ser pensada e aplicada de várias formas, partindo do pressuposto que mediar informações é conduzir o sujeito a pensar, produzindo mudanças nos contextos socioculturais e possibilitando o crescimento individual e coletivo. O processo de mediação é muito mais que uma tarefa ou atividade planejada, ou de uma orientação no processo de aprendizagem do indivíduo; é, em essência, a mola propulsora de criatividade e elaboração de espaços transformativos.

A mediação é algo que acontece entre pessoas, sendo assim, é momento de transmissão cultural, onde essas informações trocadas dão origem às transformações no próprio sujeito e na sociedade. A reabilitação pedagógica utiliza dessa estratégia para agenciar ações e relações de aprendizagem. Assim, podemos dizer que a TEAM tem a capacidade de promover o crescimento cognitivo, funcional e evolutivo, ressignificando o "eu" a partir do reconhecimento do outro. A intenção final da mediação reabilitatória é facilitar processos adaptativos, apresentar novas informações, conduzir a apreensão do conhecimento, auxiliar na assimilação do desconhecido, e estimular as pessoas a se sentirem capazes de tomar decisões e de gerir suas próprias vidas.

O PROCESSO PEDAGÓGICO EM REABILITAÇÃO: UM ATO DE EMPODERAMENTO

O fenômeno da reabilitação é imerso em lacunas a serem preenchidas, tanto em relação à formação profissional, quanto ao desenvolvimento de uma perspectiva humanizada do processo pedagógico. Entretanto, é exatamente nessas fragilidades que emergem as possibilidades de refletir o curso da sociedade, alavancando ações de transformação paradigmáticas. Nessa lógica, a reabilitação em si é um ato de empoderamento.

Em essência, reabilitar é empoderar-se de conhecimentos teóricos que fundamentam a práxis humana no exercício da dignidade e autocuidado. Em outras palavras, a reabilitação pedagógica é uma fome insaciável pela transform(ação). É atitude e paciência, é resiliência e persistência, é angústia e esperança, é medo e confiança. É uma relação, dialeticamente, dicotômica e conflitante.

A reabilitação pedagógica compreende o processo de autorresponsabilização sobre o viver individual, singular e coletivo, enquanto protagonista e suporte do bem viver da totalidade. Por isso, é empoderar-se. Não seria apenas um grupo de ações tecnicistas de manejo de um corpo, nem um registro evolutivo de um desempenho mensurado pela capacidade. Mas sim, ultrapassa medidas capacitistas da sociedade para imprimir uma nova forma de pensar: é emancipar. Emancipação por meio de relações recíprocas, mútuas, confiantes, respeitosas, estimadas, resistentes e de autorrealização na busca de relações saudáveis e dignas para todos.[5]

QUEM SÃO OS AGENTES EM TRANSFORMAÇÃO NO PROCESSO DE REABILITAÇÃO PEDAGÓGICA?

A partir do mencionado no item anterior, torna-se importante refletir sobre os atores que agem no processo de reabilitação a partir de uma lógica aberta e não reducionista. Ao nos perguntarmos quem são os agentes de reabilitação podemos cair no erro de entendê-los apenas no contexto de saúde. Contudo, a reabilitação envolve todos os ciclos da vida humana, relacionando-se com o acréscimo de qualidade de vida e experiência cotidiana de tentar e retentar constantemente.[6]

No processo de reabilitação pedagógica os agentes em transformação são: os profissionais de reabilitação, os demais profissionais da rede em saúde, as pessoas em reabilitação, a família e a comunidade. Isto posto, compreender os papéis de cada um destes atores em transformação é fundamental para ressignificar as orientações pedagógicas, visando o desenvolvimento ampliado em busca de um bem-estar integral do ser humano.

Inclusive há uma necessidade urgente de consolidar valores éticos e conhecimentos técnicos na busca de atingir o propósito junto à família e à comunidade para criar condições humanas que proporcionem bem-estar social dos envolvidos. Nesse sentido, a reabilitação pedagógica precisa oferecer a todo o ser humano a possibilidade em satisfazer as suas necessidades nas diversas dimensões contempladas e pertencentes à existência humana.

Assim, o profissional de reabilitação precisa levar em conta a urgência científica e a necessidade de desenvolvimento teórico-prático que proporcione melhor visibilidade da sua prática no campo da pesquisa e da comunidade acadêmica. Essas lacunas fragilizam as ações de promoção, prevenção e educação, impossibilitando a quebra do paradigma patológico e biomédico. É necessário ampliar o olhar e compreender que há um leque de oportunidades de ações pedagógicas que fundamentam o processo reabilitatório em busca do bem-estar.

Para isso é dever do profissional de reabilitação desempenhar seu papel de agente de transformação por meio da sensibilidade, ética, respeito e empatia para reconhecer que cada família é única e que ao receber o diagnóstico espera-se que o mesmo busque informações corretas e seguras referentes às necessidades de forma que vá garantir à família as orientações necessárias para que a pessoa a ser reabilitada seja atendida na sua integralidade. Isso pode evitar danos e desgastes desnecessários aos envolvidos. Portanto, quanto mais clara e assertiva for a comunicação entre os profissionais e a família, mais segura e amparada a família estará. Garante-se, assim, o desenvolvimento de práticas adequadas às necessidades da pessoa em reabilitação.

Para além dos profissionais de reabilitação, cabe a todos os profissionais da rede em saúde ultrapassar as construções normativas da formação tradicional, podendo, a partir dos seus conhecimentos, contribuir para que as famílias exerçam o seu papel de mediador e participem efetivamente da educação no processo emancipatório da pessoa em reabilitação. É ímpar a diferença na vida que o profissional pode exercer quando tem a intenção contribuir para o desenvolvimento de habilidades e compreensão das possibilidades dentro do contexto individual, promovendo e incentivando a autonomia.

A família, por sua vez, possui papel irrevogável na elaboração de autorrealização do sujeito em reabilitação, ao passo que assume a responsabilidade de transformar o ambiente domiciliar e a vivência cotidiana em um cenário saudável e seguro, onde todos podem se apoiar e confiar no processo reabilitatório. É a família que dá o caráter de continuidade à reabilitação, ultrapassando os muros institucionais e elaborando, concretamente, como cada estratégia de autocuidado pode ser implementada no dia a dia.

Além disso, a comunidade é o contexto, são as pessoas e o senso de sociedade. É pela transformação comunitária que a pessoa em reabilitação elabora, expressa e avalia sua estima social. Isso decorre do fato de que a reabilitação pedagógica permite à comunidade estabelecer relações de solidariedade que fortalecem comunicações efetivas, favorecendo a construção humana social de alguém respeitado, valorizado, dotado de direitos e deveres.[7]

Por último fala-se do agente em maior transformação: a pessoa em reabilitação. Esse é profissional, é família, é pessoa e comunidade. São todos ao mesmo tempo, vivendo uma constante mutação atitudinal frente aos desafios do viver. A pessoa em reabilitação não tem cor, raça ou idade definida, não tem patologia ou categoria para inserir em uma planilha. Para a reabilitação pedagógica, a pessoa em reabilitação é todo ser humano que assume sua incompletude, analisa suas potencialidades, dialoga com outros sujeitos para uma tomada de decisão consciente e crítica na intenção de bem viver. Todos somos aprendizes, afinal!

REFERÊNCIAS BIBLIOGRÁFICAS

1. Libâno JC. Pedagogia e pedagogos: inquietações e buscas. 17. ed. Curitiba: Editora UFPR; 2001.
2. Suplino M. Currículo Funcional Natural: guia prático para a educação na área de autismo e deficiência mental. Coleção de Estudos e Pesquisa na Área da Deficiência. 2005 [Internet] Acesso em 30 de Novembro 2020. Disponível em: http://feapaesp.org.br/material_download/566_Livro%20Maryse%20Suplyno%20-%20Curriculo%20Funcional%20Natural.pdf.
3. Bloch E. O princípio da esperança. Rio de Janeiro: Contraponto; 2005.
4. Feurstein R, Feurstein RS, Falik LH. Além da inteligência: aprendizagem mediada e a capacidade de mudança do cérebro. Petrópolis: Vozes; 2014.
5. Honneth A. A luta pelo reconhecimento: para uma gramática moral dos conflitos sociais. Edições 70, Lisboa, Portugal. 2011.
6. Nussbaum M. Educação e justiça social. Portugal: Edições Pedago; 2014.
7. Nussbaum M. Sem fins lucrativos: por que a democracia precisa das humanidades. São Paulo: WMF Martins Fontes; 2015.

CUIDADO DE ENFERMAGEM DE REABILITAÇÃO NA PERSPECTIVA DA PESSOA COM DEFICIÊNCIA ADQUIRIDA – CONSIDERAÇÕES SOBRE AS REAIS NECESSIDADES DE REABILITAÇÃO A PARTIR DA PERCEPÇÃO DA PESSOA COM DEFICIÊNCIA – EXPERIÊNCIAS PESSOAIS E PROPOSTAS

Wiliam César Alves Machado ▪ Paula Rosa Pinto Monteiro
Bento Amaral

RESUMO

Trata-se da apresentação de três narrativas elaboradas por dois enfermeiros e um engenheiro e atleta paralímpico de vela adaptada, cada qual tecendo considerações singulares sobre sua percepção após ser acometido por episódio acidental que o havia imposto a condição de pessoa com deficiência física adquirida, seus enfrentamentos, desafios e superações até alcançar condições satisfatórias para retorno às suas atividades profissionais e ritmo da vida pessoal. Mesmo em se tratando de seres humanos com histórias de vidas desenvolvidas em cenários e contextos tão distintos, há um ponto convergente que os identifica; a manifestação da incontestável e involuntária vulnerabilidade humana, com forte receio de se tornar dependente da ajuda dos outros para o cuidar de si, diante das mudanças corporais após acometimento por lesão neurológica incapacitante. Acredita-se relevante para a área de conhecimento Enfermagem de Reabilitação porque condensa relatos na primeira pessoa do singular, extratos de grande valia para estudantes, docentes, pesquisadores e cuidadores profissionais.

PERCEPÇÕES DE ENFERMEIRO PARAPARÉTICO, PÓS-LESÃO CRANIANA SECUNDÁRIA, SOBRE O VIVER COM DEFICIÊNCIA FÍSICA ADQUIRIDA

A vida é mesmo uma caixa de surpresas que nos coloca estupefatos ante os episódios instantâneos que fogem totalmente à nossa capacidade de controle, intercorrências capazes de mudar completamente o rumo e roteiro de todas as coisas na vida da gente, a partir de uma fatalidade que nos imponha uma nova condição com comprometimento da nossa integralidade física ou sensorial. Episódios que nos pegam completamente desatentos e sem menor possibilidade e tempo para reagir e elaborar mentalmente uma linha de fuga, uma reação imediata que possa neutralizar os danos deles decorrentes.

Nesses momentos, quando mantidas a percepção visual do entorno e a integralidade intelectiva da vítima, geralmente, procura-se preservar ao máximo o que seja possível em termos de respostas funcionais de um membro ou outro do corpo físico, além da sensibilidade tátil e térmica de todo segmento do nosso corpo eventualmente tocado pela equipe socorrista. Às vezes o susto é tão grande que nos espanta por faltar nossa própria capacidade de verbalizar algo, como forma de comunicar e informar o que se passa conosco às pessoas que nos estejam a prestar socorro, aumentando ainda mais nossa ansiedade, angústia e medo sobre as consequências do ocorrido.

Uma pancada na cabeça executada por meliante, em outubro de 1994, tão violenta a ponto de ter perfurado minha cabeça, me fez desacordado por alguns instantes, apenas acordando assustado com movimentação de equipe especializada no atendimento pré-hospitalar. Na ocasião fui encaminhado ao serviço de emergência da Rede Estadual do Rio de Janeiro, onde fui submetido à craniotomia de emergência. No segundo dia pós-lesão, mal acomodado em ambiente insalubre, fui transferido para o Hospital de Ipanema, da Rede Federal, no Rio de Janeiro, onde trabalhava desde 1980. Como meu quadro clínico tinha prognóstico de grave a sombrio, no 13º dia depois de transferido, a equipe de neurologia nos surpreendeu informando da necessidade de realizar uma segunda craniotomia, pois estava instalada infecção hospitalar que poderia redundar em meningite pós-operatória, caso se postergasse uma nova intervenção cirúrgica.

Realizada a nova cirurgia e iniciado intensivo processo de cuidado de enfermagem que se estendeu aos 50 dias, quando algumas alternações dos sinais e sintomas requeriam um programa de estratégias variadas de cuidados pautados tanto em bases metodológicas e procedimentos científicos quanto alternativos, não convencionais, de cunho subjetivo, transcendente. Como o prognóstico médico era péssimo, os enfermeiros que estavam a me prestar cuidados, grandes amigos e incansáveis colegas de muitas batalhas no ensino e prática profissional de enfermagem, não abriram mãos da terapia medicamentosa e mantiveram criteriosos cuidados com meu corpo físico, associados às respostas subjetivas da força de cura que emana do interior de cada um e aguardar que a natureza se manifestasse favorável ao meu gradativo restabelecimento. Passado o período de cuidados e assistência hospitalar fui admitido em programa de reabilitação física, em regime de internação, na Associação Brasileira Beneficente de Reabilitação do Rio de Janeiro, ABBR, onde entrei com diagnóstico de tetraparesia espástica pós-lesão cerebral secundária, em dezembro de 1994, tendo recebido alta em agosto de 1996, para cuidados domiciliares em longo prazo e diagnóstico de paraparesia espástica, em cadeira de rodas.

Então foi quando frequentei uma clínica particular de reabilitação, sendo atendido por fisioterapeutas duas vezes por semana, nos primeiros meses após alta da ABBR. Entretanto, conhecedor dos próprios sinais e sintomas corporais, logo me dei conta de que precisaria fazer exercícios para fortalecimento muscular, prevenção de complicações e preservação da integridade osteomioarticular dos ombros, quadris, MMSS e MMII, contratei profissional com habilidade técnica para me atender em casa, obviamente, preparando os ambientes e providenciando materiais e equipamentos necessários ao programa domiciliar. No início de 2000 fui convocado para avaliação na Rede de Hospitais de Reabilitação Sarah, onde permaneci internado para exames, avaliações de equipe de reabilitação e orientações para cuidados domiciliares, por três meses, e ainda mantenho vínculo ambulatorial, quando necessário.

A deficiência adquirida,[1] como vivência singular de dimensão subjetiva inalcançável em sua totalidade para as demais pessoas, seja física, visual, auditiva, intelectual ou psicossocial, impõe mudanças radicais no estilo de vida de quem a vivencie, trazendo a reboque inúmeras barreiras a serem superadas no dia a dia do pós-lesão. Uma condição humana que traz imensos enfrentamentos internos e externos para quem por ela seja acometido, geralmente, impondo às pessoas superar suas fases, quais sejam: um período de negação, seguido de interiorização para mensurar sua repercussão, do progressivo processo de ajustamento ao hercúleo trabalho de reconstrução.

Muitos emperram na fase de negação[1] e se fecham em casulos intransponíveis, assumindo postura de vítimas, culpando as pessoas mais próximas e significativas pelo acontecido, rejeitando orientações e procedimentos terapêuticos das equipes de reabilitação, retardando quaisquer conquistas funcionais, adquirindo complicações clínicas e psicológicas que apenas os prejudicam. Em seguida, a fase de repercussão, que ocorre quando nos damos conta da irreversibilidade do dano e de juntar o que restou para recompor nosso corpo, mente e espírito. Na fase de repercussão, de acordo com os autores, é momento de essas pessoas fazerem balanço orçamentário e traçarem esquemas mentais do que dispõem frente ao que irão necessitar, de acordo com as demandas apresentadas pelos membros da equipe de reabilitação.

Avançando nas fases de reabilitação, a pessoa se depara com a fase de ajustamento,[1] momento para checar as possibilidades financeiras fundamentais ao processo de adaptações dos ambientes domiciliares, de modo a possibilitar retorno com maior grau de mobilidade em casa. A depender do tipo de lesão, pode ser preciso reaprender a escrever, readquirir movimentos coordenados para se alimentar sozinho, habilidades psicomotoras para as higienizações corporais, desempenhar com ajuda as atividades de cuidar de si, vestir-se, executar transferências de cama/cadeira/bacia sanitária, com melhor grau de independência funcional, entre outras atividades cotidianas.

Por fim, adentra-se na fase de reconstrução,[1] momentos em que se requer paciência, força e determinação para maiores enfrentamentos, desde a captação de recursos financeiros para construção de imóvel a partir do solo, de preferência com toda sua extensão linear, para facilitar sua mobilidade dentro e nas imediações externas do imóvel. Há que se retornar aos estudos e às escolas regulares públicas e/ou do setor privado não estão preparadas para receber cadeirantes e demais pessoas com algum tipo de deficiência.

Uma vez superados enfrentamentos das quatro fases da reabilitação, novos desafios se apresentam no caminho da pessoa com deficiência física adquirida, entre os quais estão o acesso e sistematicidade nos processos de cuidados em longo prazo, considerando que ainda não houve tempo de maturação das diretrizes da Portaria nº 793/2012,[2] que criou a Rede de Cuidados da Pessoa com Deficiência, implementada no âmbito do Sistema Único de Saúde, no Brasil, e responsável pela articulação entre a Urgência e Emergência Hospitalar, os Centos Especializados de Reabilitação e a Atenção Básica de Saúde. Ademais, é fundamental considerar que o processo que envolve a reabilitação física dessas pessoas mantém vínculos subjacentes com questões intersetoriais indispensáveis ao que se compreende por plena inclusão social, entre eles figuram o acesso aos transportes e mobilidade urbana, educação e profissionalização, esporte e lazer, trabalho e emprego etc.

Cuidado de Longo Prazo de Pessoa com Deficiência Adquirida

Ao se tecer reflexões sobre o cuidado e assistência de enfermagem para pessoas com deficiência adquirida,[3] faz mister considerar que diante de necessidades de saúde cada vez mais complexas, as habilidades de pensar crítica e criativamente são consideradas essenciais aos enfermeiros, em especial, os enfermeiros de reabilitação, ao se apresentarem dispostos a desenvolver e descobrir novos conhecimentos que emergem do compartilhamento de experiências do autocuidado junto aos clientes e seus cuidadores. Um dinâmico processo de coconstrução de conhecimento para nortear práticas do cuidar de si, desenvolvendo habilidades psicomotoras e pensamento crítico reflexivo, envolvendo enfermeiros, clientes e familiares na dinâmica do cuidado de curto, médio e longo prazos, no ambiente domiciliar.

De início, quando a pessoa ainda está sob o impacto do susto pelo ocorrido, fechado em seus pensamentos sobre o incidente que causou a lesão neurológica incapacitante, cabe aos enfermeiros atuantes nos ambientes agir com raciocínio lógico e buscar coerência para tornar sistemático o processo de cuidar e assistir os clientes em sua integralidade. Assim, faz mister atentar para o diagnóstico de Enfermagem Síndrome Pós-Trauma – Código 00141,[4] que requer do enfermeiro de reabilitação muita criatividade para identificar estratégias de cuidado calcadas na motivação, tornando-se fundamental ouvir e dar *feedback* ajustado às expectativas da pessoa com deficiência, mas com uma presença positiva, pois o cliente se apresenta recluso, mergulhado em seus labirintos mentais, medos e enfrentamentos emocionais característicos da fase de negação.[3]

Ainda no ambiente hospitalar de Urgência e Emergência, onde as pessoas apresentam histórico de lesão neurológica incapacitante,[3] há que se atentar para o implemento de estratégias que viabilizem a intervenção precoce, consideradas essenciais para que os clientes sejam cuidados e orientados pelos enfermeiros na presença de cuidador familiar, requerendo disposição dos envolvidos para participar com empenho e interesse de aprender, sanar dúvidas e adquirir habilidades decisivas que contribuem para melhoria dos resultados das intervenções da equipe de reabilitação. Contudo, muitos clientes são admitidos nos programas de reabilitação sem que tenham superado as fases de negação e repercussão, apresentando-se deveras desmotivados e estagnados. Nesses casos, as estratégias de sistematização do cuidado de enfermagem devem ser focadas no Diagnóstico de Enfermagem Resiliência Prejudicada – Código 00210.[4]

A propósito, a resiliência[5] é compreendida como a capacidade humana de enfrentar as adversidades, proporcionando ao indivíduo ser transformado por esses fatores potencialmente estressores, adaptando-se ou superando tais experiências traumáticas e/ou estressantes. Caracteriza-se pela capacidade de enfrentar as fases de reabilitação, seus medos, angústias, sensação de perdas, para que emerjam suas potencialidades para se conhecer. A resiliência é discutida não apenas como um atributo inato ou adquirido, mas um processo interativo e multifatorial, envolvendo aspectos individuais, o contexto ambiental, a quantidade e qualidade dos eventos vitais, e a presença dos fatores de promoção do autocuidado.

O interesse da pessoa com deficiência adquirida em se perceber necessitando de ajuda para cuidar de si, em si, sinaliza que tenha deixado para trás as fases de negação, repercussão e ajustamento, e esteja pronta para adentrar na fase de reconstrução.[3] Momento propício para que o enfermeiro de reabilitação invista nos diagnósticos de Mobilidade Física Prejudicada – Código 00085;[4] e Disposição para Melhora do Autocuidado – Código 00182,[4] cujas estratégias de orientação e treinamentos devem envolver os clientes e familiares.

Estratégias complementares com planejamento, execução e avaliação dos cuidados de enfermagem para com a clientela PcD adquirida serão implementadas na medida em que sejam abertos canais de comunicação institucionais que se apresentem convincentes e confiáveis, além de proporem continuidade ao estabelecer meta nos programas de reabilitação, no médio e longo prazos. Como egresso da Rede Sarah de Hospitais de Reabilitação desde 2000, mantenho vínculo institucional de categoria *stand by* com atendimentos agendados no seu sistema, para eventuais necessidades de reavaliação da habilidade para o autocuidado, exercícios de fortalecimento muscular, protetização, entre outros. Uma forma de garantir que não fiquemos a ver navios, quando formos surpreendidos com sinais e sintomas fora do nosso domínio de conhecimento, aliás, episódios que periodicamente apresentamos.

Nem mesmo o episódio excludente de me haver sido imposta aposentadoria por invalidez, na Universidade Federal do Estado do Rio de Janeiro, em agosto de 1996, por absoluta falta de acessibilidade para inclusão de docente cadeirante em seus ambientes de ensino, pesquisa e extensão, foi capaz de me abater, descrer nos meus potenciais interiores e constituir razões para me acovardar. Com galhardia e sabedoria, retornei em 2012, na qualidade de docente e orientador nos programas de pós-graduação – mestrado e doutorado da IES, preferencialmente em pesquisas que abordam temas de saúde, reabilitação e inclusão social de idosos e PcD.

A Luta pelos Direitos Fundamentais de Igualdade

A se pautar pela lógica da racionalidade humana havemos de intuir que ninguém, em pleno gozo de consciência, pediria aos Céus para vir ao mundo ou ser acometido por algum tipo de deficiência no decurso da vida, considerando o que todos observamos no dia a dia sobre as dificuldades que essas pessoas enfrentam para viver com dignidade. Não fosse a resiliência individual na forma decisória de optar por continuar vivo, narrando e escrevendo capítulos da nossa odisseia diferente, contando tão somente com a solitária parceria e apoio das nossas famílias, cuidadores e de raras pessoas significativas, provavelmente sucumbiríamos face aos primeiros esforços para superar as inúmeras barreiras ambientais prevalentes extramuros das nossas casas. Por total falta de recursos próprios e/ou apoios governamentais, muitos invisíveis, sequer contam com ambientes domésticos adequados ao atendimento das suas necessidades de cuidados, mobilidade e acessibilidade, que sobrevivem expostos aos riscos de quedas e complicações que geralmente podem lhes custar a própria vida. Lamentável, mas essa é a face cruel que caracteriza nossa desigualdade social.

Nossos incansáveis familiares e pessoas significativas abrem mão de viver as próprias vidas em plenitude, para doar parte do tempo a nos atender em tarefas aparentemente simples para alguém sem deficiência, mas para nós são cadenciadas em grandes dificuldades em decorrência das limitações impostas pela deficiência congênita ou adquirida. São gestos de generosidade humana fulcrados nos mais nobres sentimentos de amor para com o outro, que deveriam pautar os processos de interação cotidiana entre todos os seres humanos que comungam experiências diversas da vida na matéria, porque, em síntese, todos somos seres espirituais vivendo experiências físicas, modalidade exclusiva de evoluir espiritualmente. O envolvimento dos familiares com o suprimento das nossas atividades cotidianas e a preocupação em não nos deixar desassistidos faz com que pouco tempo lhes reste para dar conta dos seus compromissos pessoais, razões para que abdiquem de atuar sistematicamente nas causas de interesse coletivo e social do segmento.

Para além das fronteiras do nosso núcleo familiar, contudo, figuram personagens que se encarregam do desempenho das mais variadas funções, condutas, papéis, frequentemente decisivos e capazes de consolidar cenários que demarcam, constroem, reconstroem e até mesmo destroem nossas perspectivas de inclusão na sociedade. De fato, todo segmento social organizado em prol da defesa dos direitos da pessoa com deficiência está em alerta em decorrência das reais ameaças de perda de garantias constitucionais conquistadas ao longo de décadas de muitas rodadas de articulação política em âmbito nacional. Trata-se de garantias e não de privilégios, como as que estão sendo discutidos nas Assembleias Legislativas Estaduais e no Congresso Nacional, referentes às isenções de impostos para que pessoas com deficiência comprem e mantenham veículos para transportá-las em segurança, já que as condições de mobilidade e acessibilidade urbana existentes em nossos municípios e no sistema de transporte coletivo permanecem inacessíveis, não obstante ao que dispõe a legislação criada nas mesmas esferas políticas onde militam esses movimentos desumanos, excludentes, inconstitucionais.

Cada vez mais escandalosas, injustas e nada republicanas se evidenciam as desigualdades sociais no Brasil, basta que se recorra à imagem da pirâmide de distribuição de renda do país, onde os 10% mais ricos ficam com 43% da renda nacional, de acordo com o IBGE.[5] Panorama insólito em sociedades democráticas, cuja liberdade de opinião dos seus cidadãos e cidadãs não se negocia e funciona como instrumento inibidor de iniciativas corporativistas e quaisquer manobras políticas que favoreçam a instauração de privilégios para grupos específicos. Finalizando, caberia sublinhar que as pessoas com deficiência não podem ser penalizadas com julgamentos tendenciosos acerca da eliminação de garantias compensatórias de seus direitos fundamentais, historicamente violados por quem de competência política não as cumprem e pelos gestores públicos brasileiros que não as viabilizam.

Questões de Barreiras de Acessibilidade no Cotidiano de Pessoas com Deficiência

Uma das coisas que as pessoas com deficiência ou mobilidade reduzida mais observam nas cidades visitadas pela primeira vez é, sem qualquer dúvida, suas condições de mobilidade urbana e acessibilidade, a partir das quais são elaboradas ideias sobre como se processam as articulações administrativas no escopo da sua gestão pública, tanto do executivo quanto do legislativo municipal. No âmbito das competências do executivo municipal, aqui destacado pela inequívoca razão de ser nas cidades que as pessoas residem, alguns aspectos são de extrema relevância priorizar, especialmente aqueles relacionados com a melhoria da circulação de pedestres, ciclistas, veículos e do transporte coletivo.

Quando essa engrenagem pública municipal não funciona em harmonia, os cidadãos que residem nessas cidades são imediatamente os mais prejudicados, destacando-se crianças, gestantes, idosos, pessoas com deficiência e mobilidade reduzida, todas cerceadas no direito constitucional de ir e vir, além da comunidade como um todo, em função do afugentamento dos empresários dos diversos segmentos da economia que pretendiam investir na cidade, desapontados com a falta de planejamento urbano, causando incalculáveis prejuízos aos cofres públicos. Perdem-se recursos primordiais para investimentos na melhoria da mobilidade urbana e acessibilidade, pilares que conferem sustentabilidade da ecologia ambiental, sem os quais, inviáveis se torna a consecução de projetos de serviços voltados para a promoção da qualidade de vida da população.

Caso a primeira visita se dê na condição de turista, inevitavelmente, a imagem que fica é das piores possíveis, pelas desagradáveis lembranças do tempo perdido em ocupar-se no cuidado excessivo para circular sem risco de acidentes ou quedas em suas calçadas repletas de buracos e toda sorte de barreiras que obstaculizam o direito de ir e vir, até mesmo de atletas de alto rendimento. São tantos transtornos que não há menor possibilidade de se recomendar visita para outros contatos que admiram e se ocupam de consumir boas opções de turismo, geralmente idosos e aposentados com mobilidade reduzida ou algum tipo de deficiência, segundo dados do setor de hotelaria nacional e internacional. É importante pontuar que cidades que almejam aumento na arrecadação de impostos com atividades turísticas, a mobilidade urbana e garantias de acessibilidade determinam sua viabilidade e sucesso nos empreendimentos do setor. O empresariado conhece bem e não investe onde inexistam condições propícias ao retorno dos recursos financeiros aplicados.

No Brasil, em janeiro de 2012, começou a vigorar a Lei 12.587[6] que instituiu a Política Nacional de Mobilidade e criou o Sistema Nacional de Mobilidade Urbana, que visa organizar os modos de transporte, a infraestrutura e os serviços que garantam o deslocamento de pessoas e cargas nos territórios dos municípios, demandando que estes elaborem seu Plano Municipal de Mobilidade Urbana. Um aspecto importante desta política é sua fundamentação na acessibilidade e na equidade entre as pessoas. Historicamente, o termo acessibilidade se restringia à remoção de barreiras arquitetônicas e às adaptações de logradouros para pessoas com deficiência física e dificuldades locomotoras, sendo o termo incorporado pelos discursos da política educacional à medida que a inclusão tem ganhado destaque no cenário brasileiro. Tal fato pode estar relacionado com normas de acessibilidade difundidas no país relacionadas com a estrutura física, como a NBR 9050/2020[7] que define a acessibilidade como possibilidade e condição de alcance, percepção e entendimento para utilização, com segurança e autonomia, de espaços, mobiliários, equipamentos urbanos, edificações, transportes, informação e comunicação, inclusive seus sistemas e tecnologias, bem como outros serviços e instalações abertos ao público, de uso público ou privado de uso coletivo, tanto na zona urbana como na rural, por pessoa com deficiência ou mobilidade reduzida.

A Constante Ameaça e Desestabilização dos Conselhos de Direitos e do Movimento Social Organizado da Pessoa com Deficiência

Dados oficiais das Nações Unidas estimam que cerca de um bilhão de pessoas vivam com algum tipo de deficiência e, em razão do prolongamento da expectativa de vida, ao consequente aumento global da incidência de doenças crônicas e a acidentes, desastres e conflitos, esse número tende a crescer nos próximos anos. No Brasil, cerca de 14,5% da população declara ter algum tipo de deficiência, pautado em dados censitários do IBGE, o que significa imenso potencial capaz de influenciar políticas e pleitos eleitorais, considerando que cada pessoa com deficiência (PcD) traz consigo diretamente três familiares ou pessoas significativas, envolvidas nas suas demandas diárias de cuidados e assistência.[5] Embora o Brasil tenha se afirmado um dos países mais inclusivos das Américas, por coordenar medidas administrativas, legislativas, judiciais e políticas públicas, o movimento social das PcD demanda ações práticas de implementação dessas políticas, a fim de atingir a totalidade desse segmento, pois os avanços não são possíveis sem a atuação engajada e militante da sociedade civil organizada.

Diante de tantos discursos políticos focados na acessibilidade e das leis em vigência no Brasil, cabe questionar o que impede esse grupo de realmente sair da invisibilidade e pertencer aos espaços, interagir com outros grupos diversificados e por fim se relacionar com o outro enquanto pessoa humana que compartilha sentimentos e experiências que formam sua história e a constroem como ser no mundo. Ao que se pode observar, o direito a uma vida tão plena quanto possível para esses indivíduos ainda depende da implementação de políticas afirmativas que busquem assegurar os direitos fundamentais dessas pessoas. O movimento da inclusão social indica que a responsabilidade por esse desenvolvimento da PcD deve ser assumida por toda a sociedade. Figuram entre os principais atores as próprias pessoas com deficiência, empresas, governos, instituições, associações de classe, universidades, serviços, comunidades e famílias.

De acordo com o Artigo 8º da Lei nº 13.146, de 6 de julho de 2015,[8] que institui a Lei Brasileira da Inclusão da Pessoa com Deficiência, *"É dever do Estado, da sociedade e da família assegurar à pessoa com deficiência, com prioridade, a efetivação dos direitos referentes à vida, à saúde, à sexualidade, à paternidade e à maternidade, à alimentação, à habitação, à educação, à profissionalização, ao trabalho, à previdência social, à habilitação e à reabilitação, ao transporte, à acessibilidade, à cultura, ao desporto, ao turismo, ao lazer, à informação, à comunicação, aos avanços científicos e tecnológicos, à dignidade, ao respeito, à liberdade, à convivência familiar e comunitária, entre outros decorrentes da Constituição Federal, da Convenção sobre os Direitos das Pessoas com Deficiência e seu Protocolo Facultativo e das leis e de outras normas que garantam seu bem-estar pessoal, social e econômico"*. Nessa perspectiva, surgem evidências indubitáveis de que a desarticulação dos Conselhos Municipais, Estaduais e do próprio Conselho Federal de Direitos da PcD propicia uma miríade de fenômenos ilícitos, anticonstitucionais, gestada em mentes doentes, próprias de políticos e gestores públicos sem escrúpulos que se alimentam do mal causado aos segmentos mais vulneráveis da nossa sociedade. Uma falange das sombras mantida nas esferas administrativas e nos cargos eletivos porque se utiliza da perversa máquina pública, cuja engrenagem política tem sido adulterada para atender seus maquiavélicos projetos de poder, ainda que penosamente responsável pela exclusão, dor e sofrimento de milhões de semelhantes, apenas por se mostrarem diferentes.

Medo e Inseguranças Aguçados ante a Disseminação do COVID-19 no Cotidiano das Pessoas com Deficiência

É fato que a pandemia do novo coronavírus nos pegou de surpresa com novas demandas preventivas e assistenciais em saúde, requerendo planejamentos estratégicos em curto e médio prazos para gerenciar a inevitável disseminação do vírus na sociedade frequentemente desleixados por gestores públicos de estados e municípios, político ou ideologicamente contrários ao governo federal. Nesse vórtice inconsequente de disputas retóricas, muito tempo se perdeu e ainda se perde para construir, estruturar e operacionalizar bases consistentes para enfrentar as novas configurações clínicas e epidemiológicas da doença, alterações biológicas e morfológicas do vírus, deixando as pessoas atônitas pelo bombardeio de informações distorcidas, órfãs do medo.

Entre grupos sociais desassistidos na pandemia destacam-se pessoas com deficiência contaminadas pela doença e seus indispensáveis pais, mães e cuidadores domiciliares que, por óbvias questões de dependência e incapacidade física, sensorial ou psicossocial dos primeiros, e vínculos morais, éticos e fraternais que as unem, seus familiares não as abandonariam, ainda que expostos ao iminente risco de contrair a doença. Pode parecer despropósito, mas não houve sequer mobilização nas secretarias estaduais e municipais de saúde no sentido de viabilizar equipamento de proteção individual (EPI) para oferecer a essas famílias, flagrando total insciência acerca das especificidades e demandas desse segmento da nossa sociedade, que representa nada menos de 14,5% da população brasileira. É imprescindível esclarecer que, como muitos idosos são dependentes de cuidados dos familiares 24 horas diárias, inúmeras crianças, jovens e adultos com deficiência e dependência severa necessitam de dedicação cuidados similares, sem os quais não sobreviveriam. Como o Plano de Contingência Nacional para Infecção Humana pela Pandemia[9] recomenda que pessoas que desenvolvem as formas menos graves da doença sejam mantidas em isolamento domiciliar, cuidadas por seus familiares, sob sistemática avaliação das equipes da Atenção Básica de Saúde, não é razoável aceitar que seus desdobramentos não tenham contemplado suprimento de EPI para seus cuidadores.

É inaceitável que equipes inteiras da Atenção Básica de Saúde, atuantes no Programa Estratégia Saúde da Família (ESF), não tenham recebido treinamento adequado para atender demandas dessa natureza. Indiscutível também do ponto de vista organizacional da gestão pública em saúde, que cabe às equipes do ESF a responsabilidade do diagnóstico, intervenções e cuidados de pequena complexidade das pessoas que residem em sua área de abrangência geográfica. Nesse sentido, também óbvias se descortinam suas responsabilidades na identificação e triagem das pessoas infectadas pelo novo coronavírus na comunidade, orientando familiares sobre formas de cuidar dos seus entes durante o isolamento domiciliar, bem como do encaminhamento para unidades hospitalares dos casos que apresentarem quadros e sintomas mais graves da doença. O que fundamenta a não disponibilização de EPI para assegurar que as famílias dessas pessoas não se contaminem a partir dos seus cuidadores principais, além da falta de seriedade e responsabilidade inerentes ao cargo ou função exercida no serviço público de saúde?

Não há como se calar *vis-à-vis* tamanha discriminação, tampouco proceder complacente com as desculpas elencadas pelos ocupantes de cargos do alto escalão na gestão pública de saúde, tendo em vista vidas e muito sofrimento que poderiam ser poupados, não fosse o obtuso conhecimento sobre a diversidade que caracteriza as necessidades de cuidados e assistência à saúde da população das nossas cidades. Diversidade que se evidenciou incognoscível à percepção e planos de ação dos nossos gestores públicos, lamentavelmente.

Enfrentamentos de Barreiras Quando já se Está (Re)Habilitado para o Trabalho

Por mais esdrúxula que possa parecer a analogia de um *poster*, cuja tela contemple apenas um ponto de interrogação central, imaginariamente instalado na parede frontal da recepção para o gabinete de um prefeito municipal, seu caráter simbólico seria essencialmente democrático, embora não usual, porque constituiria livre espaço de manifestação para registro sobre como a sociedade observa e avalia o governo. Caso o avaliador fosse pessoa com deficiência e/ou com mobilidade reduzida, sua varredura observacional focaria aspectos e condições de acessibilidade do ambiente, mesmo desconhecendo os parâmetros antropométricos oficiais definidos na NBR 9050/2020,[7] a imagem a ser estampada no *poster* corresponderia aos fatores impeditivos e barreiras cerceadoras do pleno direito de ir e vir dessas pessoas.

Uma vez detectados majoritariamente aspectos negativos a partir da realidade observada, o juízo de valor sobre o que se coloca fora do seu campo visual tenderia seguir a lógica da impressão inicial, reproduzida no conjunto dos demais ambientes da administração pública municipal, inclusive, abrindo margem para que se suspeitasse que muito do que se diz por ali não seja de fato o que se deva acreditar, confiar, particularmente em relação às formas de interação com as camadas mais vulneráveis da população. Nesse grupo incluiriam pessoas que perambulam pelas ruas, doentes, indígenas, famílias carentes, pessoas com algum tipo de deficiência, dependentes químicos, doentes mentais, transgêneros, negros, migrantes, imigrantes, entre outros segmentos da sociedade considerados invisíveis ou fora de foco nos projetos, programas, serviços e ações sistemáticas do executivo municipal, exceto quando surgem oportunidades para colocar em prática o jogo das aparências.

Após viver experiência de presidente do Conselho Municipal de Direitos da PcD, por dois mandatos, no período de 2001 à 2008, representante do segmento não governamental diretoria da APAE-Três Rios, sem qualquer estrutura e local definido para reuniões, além de muita dificuldade do então prefeito em receber, assimilar e assumir que os tempos mudaram e que o paradigma inclusivo havia chegado com novas exigências no campo das relações humanas, percebi que era chegada hora de avançar um pouco mais. Naquela época, já havia decidido instalar o quadro imaginário na recepção do gabinete do prefeito, tendo ele permanecido imutável por anos afio. Para o período 2009/2016 foi convidado, nomeado e empossado titular da Secretaria Municipal do Idoso e da PcD de Três Rios, quando pudemos criar e implementar grandes programas de saúde, reabilitação, inclusão digital, inclusão no mercado de trabalho, acessibilidade, comunicação e educação inclusiva, atividades esportivas, recreativas e de lazer. Mudanças que transformaram a vida resgataram a autoestima e trouxeram mais dignidade para milhares de idosos e pessoas com deficiência usuários dos seus programas.

Por outro lado, o *poster* imaginário continuava na parede frontal do gabinete do executivo municipal, embora poucos deles se dessem conta, salvo os mais fraternos, empáticos, sensíveis e humanitários integrantes da equipe, que não compactuavam com qualquer tipo de segregação. Quantas vezes fui visto pelos visitantes sendo rebocado por quatro pessoas para conseguir alcançar o segundo piso da prefeitura, quando se constatava a flagrante expressão de constrangimento de muitos que aguardavam liberação de algum expediente, ou mesmo de atendimentos eletivos no primeiro escalão administrativo do governo. Constrangimentos desnecessários ante situação de tão fácil resolução, bastando tão somente a instalação de plataforma vertical, como as já em funcionamento noutros ambientes da cidade. Contudo, o guardião da chave do cofre da prefeitura que gozava de absoluta credibilidade do executivo, definitivamente, não priorizava despesas com questões dessa natureza. Ainda não havia amadurecido na seara do desenvolvimento interior. Como a causa era maior e muitos benefícios trazia para grupos inteiros de pessoas historicamente excluídas, engolia em seco, e me encarregava do pleno direito de compor o *poster* imaginário com figura representativa daquela densa atmosfera psíquica.

No período subsequente, 2017/2020, cada vez mais obscura a imagem estampada no *poster* se torna, na medida em que se descortinava gradativo processo de deterioração dos programas exitosos implementados pela gestão anterior, além do desaparelhamento e desmobilização dos conselhos municipais de direitos e representação social. Como a esperança é chama indelével que renasce com força inimaginável, resta-nos aguardar até que o senso humanitário desperte e se manifeste em corações e mentes compassivos, porque tudo que virá, virá na base do que já foi concedido. Que o período 2021/2024 possa tornar os ordenadores de despesas do governo municipal mais abertos ao reconhecimento de que a pessoa com deficiência não precisa da pena dos outros, precisa sim de oportunidades para se desenvolver, como qualquer um. Afinal, a imagem do *poster* precisa adquirir formas e contornos mais leves, claros, equânimes, sublimes.

Questões Afeitas à Inclusão e Exclusão da Pessoa com Deficiência na Sociedade: Uma questão de Sustentabilidade e Cidadania

Conceber o outro como um dos nossos semelhantes parece cada vez mais difícil em nossa sociedade, tamanhas distorções dos valores morais e princípios que norteiam as ações humanas no dia a dia, particularmente aquelas dirigidas aos seus grupos minoritários. Nossos traços físicos e nossas características singulares ainda são alvos de discriminação e preconceito, fundamentalmente quando destoantes dos padrões convencionais de determinada sociedade, e constituem objeto de julgamentos que desqualificam pessoas pertencentes a estipulados recortes dessa mesma sociedade. Faz mister pontuar que o relacionamento que a sociedade estabelece com as pessoas com deficiência revela marcas históricas tradicionalmente excludentes, desumanas, em que as pessoas com deficiência eram segregadas, tendo seu convívio restrito a ambientes e instituições especializadas por serem rotuladas incapazes.

O processo de exclusão/inclusão social é multidimensional e determinado por diversos fatores. A inclusão social, enquanto constructo do reconhecimento essencial da igualdade e equidade nas relações humanas, desabrocha em virtude da persistente busca rumo ao amadurecimento do senso de cidadania e civilidade das pessoas e sociedades. Não é um processo simples porque implica em se considerar uma série de valores e princípios que orientam políticas, cultura, atitudes e práticas. Ademais, a inclusão social é um processo de promover direitos, acessos, escolhas e participação, além disso, está relacionada com a possibilidade de as pessoas encontrarem mais realização nas suas vidas e fazerem parte da comunidade. Enquanto a exclusão social é consequência do preconceito, alicerçado por um conjunto de crenças, atitudes e comportamentos que consiste em atribuir a qualquer membro de determinado grupo humano uma característica negativa, pelo simples fato de pertencer àquele grupo.

O lema "iguais na diferença", inspirador da Convenção da ONU sobre Direitos da Pessoa com Deficiência,[10] é bastante feliz. Não se trata de querer que as pessoas sejam todas iguais, mas que elas tenham iguais oportunidades e que suas ditas "deficiências" não sejam empecilhos para o exercício de seus direitos e liberdades. Tudo isso como parte integrante de múltiplos níveis de cidadania ou de uma "cidadania complexa". Quebremos o ciclo da visão assistencialista e paternalista da deficiência! Nenhuma pessoa com deficiência precisa da pena dos outros, precisa sim de oportunidades para se desenvolver, como qualquer um. Oportunidades para mostrar que a deficiência é e sempre será potencializada na medida em que persistirem conjunturas sociais, políticas e atitudinais deletérias aos seus direitos fundamentais de cidadania.

Existem duas formas de pensar a deficiência: uma baseada no modelo médico (mais antiga) e uma baseada no modelo social (tendência atual). A principal característica do modelo médico é a descontextualização da deficiência, enfocando-a como um incidente isolado e enquadrando-a no *rol* das lesões/doenças incapacitantes. O modelo social da deficiência, por sua vez, transcende o meramente aparente e valoriza a diversidade. Surgiu por iniciativa de pessoas com deficiência, reunidas no Social Disability Movement, na década de 1960.

De acordo com o modelo social,[10] a deficiência é uma soma de duas condições inseparáveis: as sequelas existentes no corpo e as barreiras físicas, econômicas, atitudinais, comunicacionais e sociais impostas pelo ambiente ao indivíduo que tem essas sequelas. Sob essa ótica, é possível entender a deficiência como uma construção coletiva entre indivíduos (com ou sem deficiência) e a sociedade.[11] Isto posto, cabe refletir e avaliar a que ponto as conjunturas ambientais, políticas, atitudinais e arquitetônicas das cidades em que vivemos favorecem ou dificultam direitos de plena inclusão das pessoas com deficiência, servindo de instrumento balizador no próximo pleito eleitoral. Se as cidades que residimos não nos oferecem oportunidades para desfrutar do modelo social de deficiência, algo precisa ser mudado. Então, que se mude agora!

Deficiência Adquirida nas Experiências de uma Enfermeira com Sequelas de Lesão Medular

Chamo-me Paula Rosa Pinto Monteiro, nascida a 19/4/1977 em Peso da Régua, distrito de Vila Real, Portugal, com cartão de cidadão nº 11094367 8 ZX8. Resido em Peso da Régua, onde sou também enfermeira na USF do Douro-Centro de Saúde do Peso da Régua. Sou enfermeira desde 8/1998 e na Régua desde 10/2000. Sou divorciada e mãe de dois meninos com 13 e 17 anos respetivamente com quem vivo.

No dia 10/10/2010, minha vida mudou para sempre. Sofri uma queda à porta da casa onde vivia em Santa Marta de Penaguião, escorreguei na neve numa brincadeira em família com o meu filho mais novo (2 anos na época) ao colo e fui bater de costas no portão de vedação da vivenda. O meu bem mais precioso, meu filho, ficou assustado, mas ileso; consegui protegê-lo. Sofri uma fratura grave em D5-D6 com comprometimento medular parcial, que me confere até essa data uma incapacidade motora de 80%. Fui atendida, inicialmente, no Hospital de Vila Real, que me transferiu para o Hospital de Santo Antônio no Porto. Em relação ao atendimento no Hospital de Vila Real lamento a demora excessiva, e acima de tudo a transferência de plano duro; foram indescritíveis as dores. Infelizmente fui transferida de ambulância, dizem que por causa da neve e não poder descolar o helicóptero, mas foi o limpa-neve a abrir caminho para a ambulância; e que caminho. Não desejo a ninguém as dores que passei. Após a cirurgia fiquei no serviço de ortopedia (LVM), na área para lesões vertebromedulares do Hospital de Santo Antônio, dormente, atônita em choque pelo sucedido. Imóvel, com uma sensação de peso no corpo e de dormência que nem me deixava respirar.

Desde muito cedo começou a reabilitação no internamento de ortopedia (LVM) com a vinda do fisioterapeuta a fazer mobilização passiva dos membros inferiores. Expectativas em relação ao futuro nem tinha, nem conseguia imaginar, só sabia que iria ser demorado e difícil.

No fim de 4 dias fui para o serviço de fisiatria do mesmo hospital, onde permaneci por 6 semanas. Aqui começou a luta diária: sentar-me, comer na cadeira de rodas, circular com a cadeira de rodas, aprender a transferir-me... Tudo novo, difícil, desmaiava, desequilibrava, escorregava. Fui sempre muito bem cuidada, orientada e auxiliada por todos na enfermaria e ginásio, desde as enfermeiras, auxiliares, fisioterapeutas, foram sempre incansáveis. O terapeuta que me acompanhou deu-me uma orientação muito específica e elucidativa sobre o que era imprescindível continuar a fazer quando da alta para potenciar minha máxima recuperação. Tive alta do hospital, regressei a casa ainda mal me segurando na cadeira de rodas, continuei a fazer fisioterapia numa clínica perto de casa e na semana seguinte ingressei o centro de reabilitação Rovisco Pais, em Aveiro, a 120 km de minha casa. Que expectativas levava? Muitas e de topo, esperava fazer fisioterapia todo o dia, aprender tudo o que fosse esperado e recuperar, recuperar... para voltar para os meus filhotes.

Ora, não foi bem assim. Felizmente, com a cama articulada, casa de banho adaptada, já não precisava de auxílio para o meu autocuidado. Fui rápida a aprender sim, ficava pronta cedinho, mas supostamente não poderia entrar no ginásio o dia todo. Os fisioterapeutas rodavam de 15 em 15 dias, outra surpresa. Pensei que iria ter um plano de trabalho que seria estabelecido também comigo, mas não, nunca cheguei a saber as metas que tinham para mim. Frustrante. Deparei-me com alguma rigidez mesmo na forma como eram feitos os ensinos. Quando da aprendizagem de subir do chão para a cadeira, passei horrores, a insistência que tinha de ser de costas para a cadeira de rodas. Não tenho altura nem amplitude nos braços para chegar ao assento. Foi traumático e tive mesmo que me magoar para a fisioterapeuta aceitar.

No centro de reabilitação tem um aparelho, o *lokomat*, que é um auxiliar automático da marcha que simula os movimentos do paciente quando este caminha. Proporcionou-me, sem dúvida, a melhor sensação que vivi até hoje em reabilitação. Pena que só experienciei 2 vezes. Não era muito utilizado, desculpavam-se pelo tempo que demorava a colocar o aparelho a funcionar. Acho que até hoje gostaria de repetir a experiência.

À hidroterapia fui poucas vezes, infelizmente. Andava sempre com infeção urinária, aliás, éramos quase todos, o que impossibilitava o acesso à hidroterapia.

Faltou a aprendizagem de entrar e sair da piscina para a espreguiçadeira. Teria sido muito útil. Não existem muitas piscinas com elevador. Ficar na beira da piscina para subir diretamente para a cadeira de rodas, arranho-me toda. Mas só a *posteriori* que me deparei com essa realidade.

Por parte da instituição acho que a maior lacuna foi mesmo da parte da informação sobre os direitos e como proceder para termos direitos, pessoas como eu que trabalhávamos, por exemplo, para o estado, que não tínhamos direito pela segurança social. Não sabia de nada nem a quem deveríamos recorrer. Enviou-me para a entidade patronal, mas sem garantias de nada.

Na verdade, já na altura deveria me ter sido informado que tinha direito sim pelo IEFP à integração à atividade profissional, mas nesta instituição também me foi dito o mesmo e eu, como não tinha ninguém que realmente me informasse, aceitei novamente o não. E tive que tirar do meu rendimento, melhor, das minhas poupanças para o que foi imprescindível para a minha autonomia.

Até hoje não consigo entender como, num centro de reabilitação, há pessoas tão despreparadas para o posto de trabalho.

Acho que durante este tempo de internamento no Centro de Reabilitação fez falta o apoio psicológico que foi colmatado pelo apoio de alguns amigos/utentes/profissionais.

A partilha de experiências com outros utentes deu-me grande leque de aprendizagens quer com aqueles que partilhavam o internamento, quer aqueles que íam treinar ao ginásio de instituição para o desporto adaptado. A forma como cada um se adaptou à sua condição física, o tipo de cadeira de rodas, como faziam as transferências para o carro, o que adaptaram nos carros, o que acharam importante adaptarem nas suas casas foi extremamente benéfico para mim. A todos um muito obrigado. No centro de reabilitação há um treino de capacidades para condições perfeitas ou quase perfeitas. Mas de verdade chegamos à nossa vida fora da instituição e praticamente nada é acessível, nada perfeito. Com alguns amigos que ganhei neste internamento explorei o espaço envolvente aos pavilhões e com eles vivi algumas aventuras em pisos com atritos, subidas íngremes, o que fazer para manter o equilíbrio na cadeira, como colocar o tronco para não cair, para diminuir esforço. Foram, sem dúvida, vivências muito enriquecedoras que, em minha opinião, deveria ser uma das atividades da reabilitação, pois realmente preparam-nos para o exterior/a nossa realidade.

Acho que deveria haver um trabalho mais pormenorizado com a pessoa a mostrar as diversas opções possíveis, de adaptações quer na casa, quer no carro, de cadeiras, de apoios, enfim, para capacitar a pessoa de forma a esta tomar as suas decisões estando bem informada. Penso ser o aspecto em que vi as minhas expectativas foram mais desfraldadas, senti-me abandonada à minha sorte.

Por parte dos serviços de saúde locais, o centro de saúde onde trabalhava e onde era e sou utente enfermeira, a informação e preparação para a minha situação não existia. Pessoas com vontade, mas sem preparação.

Estive no centro de reabilitação até a minha casa ter elevador colocado, a distância dos meus filhos tornou-se insuportável e senti que a fisioterapia feita na instituição poderia ser feita numa clínica perto de casa.

Foi difícil sim, dispendioso também, o fato de não ter nenhuma clínica com acordo com ADSE e com acessos a cadeira de rodas dificultou o processo bem como o fato de eu precisar de mais tempo de trabalho do fisioterapeuta; porém, a felicidade dos meus filhos compensou tudo.

Sei que hoje há mais acesso a outros profissionais nos centros de saúde, como enfermeiro de reabilitação, fisioterapeutas, assistente social, psicólogos, e que quando as equipas de saúde médica ou enfermeiro de família se deparam com alguns problemas nas pessoas com deficiência já conseguem encaminhar e recorrer à ajuda especializada de forma mais rápida e eficaz; porém, ainda não é prefeito não; existem poucos profissionais para tantos utentes, mas é um bom começo. É preciso continuar esse investimento no apoio ao deficiente no seu domicílio. Aprender a procurar outros saberes e delegar funções. Acho que por vezes é difícil para alguns profissionais e isso atrasa e prejudica quem mais precisa. Sei que esta realidade de acesso a estas equipas multidisciplinares ainda não é transversal a todo o país e precisa de maior investimento do governo.

Lutar contra tabus, mentes retrógradas, o egoísmo inato do ser humano e barreiras arquitetônicas está entre outras questões das que mais contribuem para as dificuldades acrescidas de quem já, por si só, lida com a dificuldade da deficiência, **o ser diferente**.

Eu sou diferente, sou deficiente motora, circulo permanentemente em cadeira de rodas, sim.

Se isso me define? NÃO. Define-me tanto como a cor dos olhos ou do cabelo. É o que mais me define, não.

O que mais define é: sou mãe de dois amores; sou familiar, da minha família presente e aconchegante; sou amiga dos meus amigos; sou enfermeira dos meus utentes e de todos os que me procuram; sou uma pessoa autônoma, independente, feliz, realizada e de bem com a vida.

Que todos não lutemos pela nossa independência e pelo nosso prazer de viver um bem-haja a todos os que vencem na adversidade da vida.

DEFICIÊNCIA FÍSICA ADQUIRIDA NA PERSPECTIVA DE UM ATLETA PARALÍMPICO TETRAPLÉGICO

Chamo-me Bento Amaral, tenho 51 anos e sou tetraplégico há 26 anos.

O Acidente

O meu acidente deu-se na praia, num dia lindo de verão. Estava a apanhar uma carona de uma onda para ir até a areia. Para ganhar velocidade não coloquei as mãos à frente. Essa onda projetou-me e fui bater no fundo de areia. Fiquei atordoado e senti um dente partido na boca, tendo ficado transtornado por ter de ir ao dentista. Nos momentos a seguir esse era o meu menor problema. Estava a flutuar de barriga para baixo e sem conseguir virar-me. Por uns segundos, passou-me pela cabeça que não iria sobreviver, pois estava sozinho e sem conseguir respirar. Contudo, passado um instante comecei a ouvir a voz do meu irmão e de outras pessoas a chamarem-me. Com o meu irmão e um amigo, vinha também um desconhecido. Foi este desconhecido que comandou as operações do meu resgate. Apoiou o meu pescoço e disse-me que tinha o curso de socorrista, o que me tranquilizou. Quando chegaram à praia, colocaram-me sobre uma prancha de surfe por ser uma superfície rígida. Por sorte, encontrava-se na praia um casal de médicos que telefonou para o médico amigo deles que estava nas urgências do hospital. A partir desse momento começaram a preparar no hospital a minha chegada. Comentei que sentia as pernas muito leves, a flutuar. Momentos a seguir, referi que deixei de sentir as pernas, o que deixou os médicos muito preocupados. Entretanto, a ambulância que me ia transportar chegou, mas não tinha um colar cervical, pelo que os profissionais de saúde não me deixaram ir. Aguardamos por outra ambulância, esta com o equipamento necessário para me transportar em segurança.

Chegada ao Hospital e Primeiro Impacto

Mal entrei no hospital, fiz uma radiografia. Após visualizar este exame, o médico que me viria a operar veio falar comigo. Informou-me que eu tinha tido um acidente grave com fratura da sexta vértebra cervical e impacto na medula. Faria uma cirurgia para estabilizar a coluna, mas não me deu esperanças de recuperar os movimentos dos membros inferiores e superiores. Nessa altura, não interiorizei o que me disse. Só lhe pedi para me operar, para tirar as dores. Mais tarde, apercebi-me que o que me foi relatado era tão violento que não estava capaz de aceitar, ou seja, entrei em negação.

Quando acordei após a intervenção cirúrgica senti um aperto grande na cabeça. Fiquei sabendo que me encontrava deitado numa cama especial, com uns ferros que ajudavam a esticar a coluna e, dessa forma, diminuir a compressão na medula. O desconforto era grande e ainda me limitava mais os "movimentos". Quando falo de movimentos, é uma hipérbole, pois me fui dando conta de que não tinha o mínimo controle nos braços e nas pernas. A sensibilidade também era nula, nesta altura. O que mais me incomodava era quando tinha necessidade de coçar a cara e não o conseguir fazer. Aos poucos fui recuperando alguma força nos braços, conseguindo atirar o braço para cima da cara e com isso coçar-me. Não era um espetáculo bonito para quem estivesse a assistir; a agredir-me, mas provocava-me grande alívio.

Numa das primeiras conversas com o médico, este me referiu que a operação tinha sido um sucesso e que o caso, desde o acompanhamento na praia até ao resultado da cirurgia, seria apresentado num Congresso na Alemanha. Esta informação aumentou minha esperança, prolongou minha negação sobre o que me tinha sucedido, mas deixou-me mais animado, com mais forças, e aumentou minha expectativa de que teria boa recuperação, que não veio a ocorrer. Concluo, atualmente, que caso não tivesse havido todos estes cuidados médicos, a mobilidade que tenho seria ainda mais reduzida, mas novamente, no momento, recusava-me ou não estava capaz de apreender o que me estavam a dizer.

Porém, ao nível emocional, nem tudo eram rosas. Durante o longo tempo que tinha, deitado na cama, ía pensando no meu futuro e na minha eventual recuperação. Perguntava-me também o motivo pelo qual aquela infelicidade me tinha calhado. Entretanto, fui-me recordando de tanta gente que tinha sofrido, como nos campos de concentração durante a Segunda Guerra Mundial, sofrimento que achava incompreensível e sem razão, mas que não me revoltava, nem me fez mudar de vida. Esta relativização e comparação com outras pessoas que sofreram ajudou-me a situar-me e a perceber que não era o único que sofria. O mundo continuaria a permitir estas injustiças e se quisesse realizar-me e ser feliz, teria de ser eu a investir mais energia e a superar-me, para conseguir alcançar o que noutra situação seria bem mais fácil.

O Olhar dos Outros

Um dos fatos que mais me marcou e que foi importante na minha reabilitação foi o modo como as outras pessoas me olhavam e me encaravam. A capacidade de transformar a vida do outro por meio de um olhar e uma atitude humanizante é um superpoder que temos e que por vezes nos esquecemos. Tive o privilégio de isso me ter acontecido desde os primeiros dias de internamento. Minha família, meus amigos e os profissionais de saúde continuaram a ver-me como o Bento, uma pessoa, e não um incapacitado que jazia numa cama sem a possibilidade de ter uma vida feliz pela frente. Esta atitude foi fundamental para eu continuar a acreditar em mim, a sentir-me um ser humano e que poderia realizar-me no futuro.

Sabendo que o tempo dos profissionais de saúde é escasso, não sendo possível dedicar muito tempo a conversas com os pacientes, de qualquer forma, julgo que não se trata só de uma questão de tempo, mas de atitude, da forma de tratar, de tocar e de falar com o utente. O profissional de saúde deve recordar-se de que o outro se encontra numa situação de fragilidade e de sofrimento; no meu caso, numa situação de luto por perda da minha mobilidade, para além dos meus sonhos para o futuro. Concluindo, não é dar mais tempo, mas o tempo dado ser de qualidade.

Recuperação

Durante o internamento tinha um programa bastante rigoroso a ser seguido. Este consistia em acordar por volta das 7 horas da manhã, tomar o pequeno-almoço por volta das 8 horas, indo, a seguir, fazer fisioterapia. Regressava à hora de almoço. Após a refeição, tinha duas horas de terapia ocupacional para reaprender a "utilizar as mãos". No meu caso, com uma lesão C5-C6, foi de aprender a utilizar os extensores dos pulsos e a espasticidade da mão, para conseguir pegar em objetos e, desta forma, conseguir ser o mais autônomo possível para as atividades de vida diária, como comer, escrever ou barbear-me.

À hora do lanche regressava ao meu quarto e, depois de lanchar, tinha uma hora com visitas, que muito me alegravam e me animavam. Pouco depois jantava e tomava banho antes de deitar-me. Entendo que a programação do meu dia a dia era equilibrada e eficaz.

Estive internado cerca de 7 meses, o que foi ótimo para conseguir uma boa recuperação. O agendamento do meu dia pouco mudou, com exceção dos fins de semana. Após cerca de 3 meses de internamento comecei a passar os fins de semana em casa, para a minha família e eu nos irmos adaptando à nova realidade. Foi algo de muito positivo, tanto do ponto de vista emocional, para a minha integração na vida social e familiar não ser um choque demasiadamente grande, como do ponto de vista de preparação dos meus familiares, para que pudessem me ajudar nos cuidados necessários, com o apoio do pessoal de enfermagem do hospital.

Visão dos Profissionais de Saúde

Como mencionado anteriormente, é certo que os profissionais de saúde devem ter os cuidados e preocupações por estarem a lidar com pessoas em situação de fragilidade e de sofrimento. Por outro lado, também é verdade, e foi algo que tentei ter sempre em atenção, que os profissionais de saúde são seres humanos, com os seus problemas dentro e fora do local de trabalho, que os afetam, havendo dias melhores e piores. Há, certamente, dias em que chegam cansados ao local de trabalho ou com preocupações familiares e que eles próprios estarão fragilizados, contudo, deverão recordar-se com quem irão encontrar-se e que estes seus problemas não deverão ter impacto no trabalho realizado.

De minha parte, como já tive oportunidade de referir, tentei ter sempre em mente que os profissionais de saúde são pessoas, que podem errar sem querer e que estão a fazer o melhor que sabem para cuidar dos seus pacientes. Com esta atitude, não dei importância às pequenas falhas não propositadas, assim como aos dias em que me apercebia que os enfermeiros, auxiliares e médicos não estavam tão bem, independentemente do motivo que os levasse a esse estado de espírito.

Aspetos a Serem Considerados pelos Profissionais de Saúde em Conversas com Pacientes com Lesões Medulares

No decorrer da sua atividade, o profissional de saúde tem a oportunidade de conversar com o paciente sobre aspetos atuais ou futuros da sua vida e ajudá-lo a encontrar uma vida com sentido. Deixo abaixo algumas considerações, sobre o que abordar em alguns desses assuntos:

Regresso a Casa

O regresso a casa é, por um lado, altamente gratificante por se regressar ao seu lar, mas por outro lado, é o confronto com uma realidade que não está adaptada para a pessoa com deficiência, como acontece no hospital. O cuidador de saúde poderá ajudar o paciente e a sua família, a este embate, que provavelmente irá alterar a vida de todos que vivem nessa habitação. Entre os aspetos a considerar encontram-se as barreiras arquitetônicas e como adaptar a casa a uma cadeira de rodas; a ajuda que os familiares poderão dar à pessoa com deficiência e como tratá-la, sem a infantilizar (ajudando em tarefas que ela é capaz ou deveria ser capaz de fazer), mas também sem menosprezá-la e não lhe dando o apoio de que necessita para ter qualidade de vida. Dependendo do grau de incapacidade, essa ajuda poderá passar desde a higiene pessoal, ou mudar de posição na cama, nos casos das deficiências mais profundas, como é o meu caso; mas para paraplégicos a ajuda é praticamente residual ou inexistente. Contudo, há, certamente, em todos os casos, a necessidade de uma preparação psicológica de todo o agregado familiar.

Integração na Sociedade

Se o regresso a casa é o primeiro embate com a nova realidade, o mais duro é quando a pessoa com deficiência sai pelas primeiras vezes para a rua e se depara com condições de acessibilidade escassas ou inexistentes e com as atitudes, que podem ser preconceituosas, de outras pessoas. O cuidador de saúde poderá ajudar dando recomendações como ultrapassar as barreiras arquitetônicas existentes (se possível), assim como lembrando o paciente que caso se depare com atitudes preconceituosas, a pessoa com deficiência não deverá esquecer-se de que o preconceito é de quem o tem e não do deficiente, não devendo, por isso, deixar-se abalar por esses pensamentos retrógrados.

Procura de Emprego

A possibilidade de uma boa integração profissional ajudará, certamente, à pessoa com deficiência a sentir-se mais realizada. Após o acidente que a deixou limitada, é possível que necessite redefinir sua atividade profissional, se existente, ou seus projetos futuros nessa área. O cuidador de saúde, nas suas conversas informais com o paciente, pode alertá-lo para essas necessidades, assim como referir a existência de centros de requalificação profissional. Poderá, ainda, orientá-lo para atividades que se coadunem mais com a sua situação física ou intelectual atual.

Emprego

Após a conquista de ter encontrado um emprego, é mais do que provável que haja necessidade de adaptar o espaço, principalmente se a pessoa com deficiência se deslocar em cadeira de rodas. Entre essas adaptações encontram-se banheiros ou a necessidade de remodelação dos acessos, através da construção de rampas, elevadores ou espaços mais largos. Deve-se, ainda, levar em consideração a largura e a altura de mesas para poder entrar uma cadeira de rodas. Em países mais frios não deverá ser esquecida a maior sensibilidade ao frio das pessoas com deficiência, com pouca mobilidade.

Apoios Legais

Não conhecendo a realidade do Brasil, reporto-me à realidade em Portugal. Existem vários tipos de apoios para as pessoas com deficiência, desde um subsídio mensal (dependendo da incapacidade), a ajudas para aquisição de casa ou de viatura, assim como para uma infinidade de equipamento e de adaptações para tornar sua vida profissional funcional. O cuidador de saúde deverá estar atento para ter a informação necessária para poder informar ou esclarecer sobre os diferentes apoios que existem e que facilitam a integração familiar, social e profissional.

Desporto

O desporto pode ser uma ótima atividade para integração da pessoa com deficiência. Aí encontrará outras pessoas que passam por dificuldades semelhantes e poderão partilhar experiências para se superarem. Acresce que é uma forma de realização e confirmação de que a sua vida não é inútil, sendo capaz de ter momentos de lazer de grande qualidade e, eventualmente, participar em competições desportivas. Por isso, o cuidador de saúde deverá ter conhecimento das diferentes práticas desportivas adaptadas que existam localmente, para podê-las sugerir ao seu paciente. Foi assim que tive conhecimento de que era possível fazer esqui na neve. Uma das grandes realizações que tive na minha vida foi ser campeão do mundo de vela e poder viajar por diversos países a praticar esse desporto.

O Amor

Após o acidente, é natural que o paciente tenha baixa autoestima, pela alteração (e percepção) do seu aspecto físico. Durante esse período, dificilmente será possível que alguém se interesse sentimentalmente por ele. Nesta fase, o cuidador de saúde pode dar exemplos de pessoas que também passaram pelo mesmo e que mais tarde encontraram o amor na sua vida.

Epílogo

Como conclusão e com o propósito de poder dar um sinal de esperança a outras pessoas com deficiência, gostaria de testemunhar que 26 anos após o acidente que me deixou tetraplégico, sou uma pessoa totalmente realizada, tendo atingido metas que nunca imaginei ser possível. Termino referindo que entendo que quem nos limita mais não é a sociedade, nem os outros, somos nós próprios.

Breve Nota Biográfica (Pós-Acidente)

- Conclusão do curso de Engenharia Alimentar (1995).
- Casado (2007).

- Desporto:
  - Recordista mundial oficioso de esqui alpino adaptado (2000, França).
  - Vice-campeão do mundo de vela adaptada (2004, Austrália).
  - Campeão do mundo de vela adaptada (2005, Itália).
  - Jogos paralímpicos - 9º lugar (2008, China).
- Trabalho:
  - Apoio técnico para a Microsoft (1998-1999).
  - Professor convidado em vários cursos universitários; na disciplina de prova de vinhos (1999 – até ao momento).
  - Orador motivacional (2004 – até ao momento).
  - Chefe do Serviço de Prova do Instituto dos Vinhos do Douro e do Porto (1999-2013).
  - Diretor de Serviços Técnicos e de Certificação do Instituto dos Vinhos do Douro e do Porto (20013 – até o momento).
- Publicações:
  - Sobreviver (autobiografia, 2013).
  - Capítulos testemunhais em diversos livros.
  - Coautor de diversas publicações científicas na área de vinhos.
- Distinções mais relevantes:
  - Prêmio Mérito e Excelência da Essência do Vinho (2004).
  - Oficial da Ordem do Infante D. Henrique pela República Portuguesa (2009).
  - Condecorado como "Chevalier dans l'Ordre du Mérite Agricole" pelo Governo francês (2014).
  - Nomeado para Wine Person of the Year pela prestigiada revista norte-americana Wine Enthusiast (2020).

REFERÊNCIAS BIBLIOGRÁFICAS

1. Figueiredo NMA, Machado WCA, Martins MM. Reabilitação: nômades em busca de sentido para o cuidado da pessoa com deficiência adquirida. CRV. Curitiba; 2018. p. 342.
2. Ministério da Saúde (Brasil). Portaria nº. 793, de 24 de abril de 2012 Institui a Rede de Cuidados à Pessoa com Deficiência no âmbito do Sistema Único de Saúde. [Internet]. 2012. Diário Oficial da União 25 abril 2012;Seção 1.
3. Machado WCA, Silva HF, Almeida WG, Figueiredo NMA, Martins MM, Henriques FMD, et al. Autocuidado para pessoas com deficiência adquirida: reflexão sobre intervenções de enfermagem frente aos enfrentamentos da reabilitação. Enferm Foco. 2019;10(5):109-116.
4. NANDA International. Diagnósticos de enfermagem da NANDA: definições e classificações 2018-2020. Porto Alegre: Artmed; 2018. p. 364.
5. Machado WCA. O cotidiano na perspectiva da pessoa com deficiência. Curitiba: CRV Editora; 2017. p. 167.
6. Brasil. Presidência da República. Lei nº 12.587, de 3 de janeiro de 2012. Institui as diretrizes da Política Nacional de Mobilidade Urbana; revoga dispositivos dos Decretos-Leis nos 3.326, de 3 de junho de 1941, e 5.405, de 13 de abril de 1943, da Consolidação das Leis do Trabalho (CLT), aprovada pelo Decreto-Lei no 5.452, de 1o de maio de 1943, e das Leis nos 5.917, de 10 de setembro de 1973, e 6.261, de 14 de novembro de 1975; e dá outras providências. [Internet]. Brasília: Diário oficial da União. Disponível em: http://www.planalto.gov.br/ccivil_03/_ato2011-2014/2012/lei/l12587.htm.
7. Associação Brasileira de Normas Técnicas (ABNT). NBR 9050:2020. Acessibilidade a edificações, mobiliário, espaços e equipamentos urbanos. Rio de Janeiro. 2020. Quarta Edição, 161p. Disponível em: https://revistareacao.com.br/wp-content/uploads/2020/08/NORMA-4599ae_d2637821a1914383a6a49ef4f828adf7.pdf.

8. Brasil. Lei nº 13.146, de 6 de julho de 2015. Institui a Lei Brasileira da Inclusão da Pessoa com Deficiência. Disponível em: http://www.planalto.gov.br/ccivil_03/_ato2015-2018/2015/lei/l13146.htm.
9. Brasil. Ministério da Saúde. Plano de Contingência Nacional para infecção humana pelo novo Coronavírus COVID-19. 2020. Disponível em: https://portalarquivos2.saude.gov.br/images/pdf/2020/fevereiro/13/plano-contingencia-coronavirus-COVID19.pdf.
10. Ferraz CV, Leite GS, Leite GS, Leite GS (Org.). Manual dos Direitos da Pessoa com Deficiência. São Paulo: Ed. Saraiva; 2012.
11. Werneck C. Ninguém mais vai ser bonzinho na sociedade inclusiva. 2. ed. Rio de Janeiro: WVA, 2000. p. 64.

ÍNDICE REMISSIVO

Entradas acompanhadas por um *f* em itálico ou um **t** em negrito indicam figuras e tabelas, respectivamente.

A
Acessibilidade, 28
  arquitetônica, 29
  conceito de, 29
  digital, 32
  programática, 29
Ação Pedagógica
  como processo emancipatório, 177
    definir o indefinido, 178
    formação profissional, 179
      aprender para ensinar e cuidar, 179
    metodologias e estratégias
      educacionais em reabilitação, 180
        currículo funcional natural, 181
        educação para o esperançar, 182
        teoria da experiência de aprendizagem mediada, 183
        teoria da modificabilidade cognitiva estrutural, 182
    processo pedagógico, 183
      um ato de empoderamento, 183
    quem são os agentes em transformação no processo de reabilitação pedagógica?, 184
    resumo, 177
Acupuntura, 90
  acupontos, 92
    meridianos regulares, *92f*
      trajeto dos, **93t**
  condições dolorosas, 97
  definição, 90
  para reabilitação, 95
    em neurologia, 98
      no tratamento de AVE, **99t**
  resultado terapêutico, 94
  tratamento com, 97

Apoio Financeiro, 81
Apoio Social, 78

C
Capacitismo, 33, 34
Centros Especializados de Reabilitação (CER), 61
Convenção sobre os Direitos das Pessoas com Deficiência, 28
Corpo
  abordagens relacionadas ao, 89
Cuidado
  centrado no sujeito, 5
  integralidade e continuidade do, 6
  interdisciplinaridade, 5

D
Deficiência, 1
  alterações físicas, 1
  modelos de análise conceitual da, 2
    caritativo, 2
    médico, 2
    social, 2
Desemprego
  proteção no, 79
Direitos Humanos, 27
  construção dos, 28
    processo de, 28

E
Emprego
  acesso ao, 79
  apoiado, 82
    definição, 82
    método, 82
      prática baseada em evidência, 83

processo de inclusão, 82
  resultados, 83
  serviços de, 80
Enfermagem de Reabilitação
  cuidado na perspectiva da pessoa com
    deficiência adquirida, 187
    considerações sobre as reais necessidades
      de reabilitação, 187
      a partir da percepção da pessoa com
        deficiência, 187
        experiências pessoais e propostas, 187
          enfermeiro paraparético e
            percepção pós-lesão
              craniana secundária, 187
                barreiras de acessibilidade, 192
                cuidado de longo prazo, 190
                luta pelos direitos
                  fundamentais, 191
          deficiência física adquirida
            na perspectiva de um atleta
              paralímpico
                tetraplégico, 200
                  aspectos a serem considerados
                    pelos profissionais
                      de saúde, 203-204
                  breve nota biográfica, 204
                  chegada ao hospital
                    e primeiro impacto, 201
                  o acidente, 200
                  o olhar dos outros, 202
                  recuperação, 202
                  visão dos profissionais de
                    saúde, 202
  das teorias para a prática, 42
  história
    e cenário internacional, 13
      associação de enfermeiros, 19
      um olhar sobre a, 14
  nos níveis de atenção primária, secundária,
    terciária e quaternária, 135-153
      enfermagem de reabilitação
        na urgência e emergência, 135, 155
          adesão ao regime
            de reabilitação, **140t**
          capacidade para tomar banho, **151t**
          capacidade para vestir-se/
            despir-se, **152t**
          comportamento sexual, **151t**
          deglutição, 143
            foco de atenção, **144t**
          eliminação
            intestinal,**150t**
            urinária, **149t**

  espasticidade, 145
  movimento corporal, **145t**
    andar com auxiliar de marcha, **148t**
  resumo, 135
  usar sanitário, **153t**
  ventilação, 141
    limpeza da via aérea, 138
Espiritualidade
  abordagens relacionadas à, 89
  e reabilitação, 123
Ética, 6
  na reabilitação, 6
Exclusão
  formas de, 32

F
Fundamentos
  da reabilitação, 1
    conceito, 2
    cuidado centrado no sujeito,
      na família e na comunidade, 5
    ética, 6
    integralidade
      e continuidade do cuidado, 6
    interdisciplinaridade do cuidado, 5
    modelos, 3
    prática clínica baseada em evidências, 5
    princípios, 4
    processo de trabalho, 6
    respeito à diversidade, 4
    respeito ao direito das pessoas,
      em especial às com deficiência, 5

H
Honneth
  teoria de, 48

I
Inclusão
  formas de, 32
Intervenção
  do enfermeiro de reabilitação, 50
    modelo da vida, 50
      e modelo da CIF, 50
    referenciais para, 50
  em reabilitação, 25
    fundamentos para a, 25

L
Legislação
  antidiscriminação, 81
Leininger
  teoria de, 47

M

Medidas
  de promoção, 79
Mobilidade
  virtual, 32
Modelo Calgary de Intervenção na Família, 47
Modelo da Vida
  diagrama do, *51f*

O

Orem
  teoria de, 47
Organização Internacional do Trabalho, 59
Organização Mundial da Saúde, 2, 60, 67, 75

P

Participação Social
  na reabilitação, 31
  tecnologias e, 31

Q

Qualidade de Vida (QV), 64
  em situação de deficiência, 67

R

Reabilitação
  baseada na comunidade e
    nas redes de apoio, 59, 60
      a realidade brasileira, 60
      contribuição à família, 62
      contribuição aos profissionais
        de saúde, 65
      contribuição para a qualidade de vida, 67
        em situação de deficiência, 67
      introdução, 59
      resumo, 59
  cuidado em, 89
    principais ações, 89
      abordagens relacionadas ao corpo,
        à sexualidade e à espiritualidade, 89
          acupuntura, 90
          espiritualidade e reabilitação, 123
          reabilitação sexual, 113
            alterações sexuais no homem
              com lesão medular, 114
                ejaculação, 115
                ereção, 114
                  tipos de, **115t**
                orgasmo, 116
                tratamento, 120
                  para disfunção erétil, 121
            alterações sexuais
              na mulher, 116
            gravidez
              e fertilidade, 117
              tratamento, 122
          recursos
            eletrotermofototerapêuticos, 101
              definição, 101
              efeitos biofísicos, 102
              eletroterapia, 104
                analgesia, 104
                estimulação motora, 105
              resumo, 89
              terapia manual miofascial, 107
    enfermeiros na, 39
      cuidado dos, 39
        teorias e modelos teóricos de
          enfermagem, 39
    fundamentos da, 1
      baseada em instituições, 3
      baseada na comunidade, 4
      deficiência, 1
        modelos de análise conceitual da, 2
      integrada, 4
      para a intervenção, 25
        diferentes formas de inclusão e
          exclusão, 32
        diversidade humana, 27
          deficiência e direitos humanos, 27
        importância da participação social, 31
        introdução, 25
        resumo, 25
        síntese, 36
        tecnologias e participação social, 31
    história da enfermagem de, 13
      associação de enfermeiros na, 19
      e cenário internacional, 16
      no mundo, 14
    laboral da pessoa com deficiência, 73
      conceitos, diretos e método inclusivo
        do emprego apoiado, 73
          aplicados, 74
          apoio social, 78
          direito, acesso ao emprego e medidas
            de promoção, 79
          introdução, 73
          método inclusivo, 82
            emprego apoiado, 82
          resumo, 73
    tecnologias assistivas na, 161
Recursos
  digitais, 32
Relatório Mundial sobre Deficiência, 2, 76

S

Serviços de Emprego, 80
Sexualidade
  abordagens relacionadas à, 89
Sistemas
  de cotas, 81

T

Tecnologias
  Assistivas, 161
    na reabilitação, 161
      ajudas para recreação e lazer, 169
        próteses e órteses, 169
      definição, 162
        categorias, 163
          para adequação postural, 165
          para acessibilidade, 166
          para autocuidado, *166f*
          para comunicação, 167
          para escrita e leitura, 167
          para mobilidade, 163
          para transferência, 165
          sistemas de controle
            de ambiente, 168
            controle remoto, 168
      futuro, 173
        jogos terapêuticos eletrônicos, 173
        realidade virtual, 173
        trajes robóticos, 173
      história, 161
      resumo, 161
      nas instituições de longa permanência
        para idosos, 170
          assistência nas AVD, 172
          segurança, 171
          sistema de informação, 171
          telessaúde e telemedicina, 172
          uso recreacional, 171
      e participação social, 31
      seleção e aplicação prática de, 174
Teorias
  de enfermagem, 39
    integração com a prática, 39, 42
    referenciais, 50
    relevantes, 44
Terapia
  manual miofascial, 107
    abordagem no manejo da dor, 107
      fatores provocativos
        primários e secundários, **109t**
          cefaleia tensional
            e dor cervical, 110
          dor lombar
            e dor referida no membro
              inferior, 112
          dor no joelho, 112
          dor no ombro, 111
Tinneti
  Índice de, 147, 157
Trabalho
  capacitação para o, 81